5年生存率50％！あらゆる心疾患の終末像「心不全」

高齢化と生活習慣の欧米化に伴い、心不全患者が急増し心不全パンデミックが起こる！

２人に１人が罹るという「がん」は、日本人の死因のトップですが、近年、死因の第2位である「心疾患」の中の「心不全」に罹患する人が急増しています。罹患者数でみると、２０２０年のがん患者数は約１００万人。一方の心不全患者数は約１２０万人で、がんよりもはるかに多く、２０３年には全国で１３０万人以上に達するとも言わています。日本は世界1位の長寿大国にこそなりしたが、高齢化による社会問題もあります。その題のひとつが「心不全パンデミック」です。今後増え続ける高齢者が心不全に罹患する可能性は高く、そうなると、コロナのときのように医療施設が入院治療の必要な患者を受け入れられなくなる「パンデミック」状態となってしまうのです。

また、心不全は突然死や要介護状態の原因となって重い医療費の負担を強いられるなど、生活、さらには人生をも狂わせてしまうほどのものです。この本では、心不全について正しい知識を持ち、心不全にならないため、さらには心不全となってしまってないための方法をお伝えしていきます。

◆ 心不全患者数の推計

JN039549

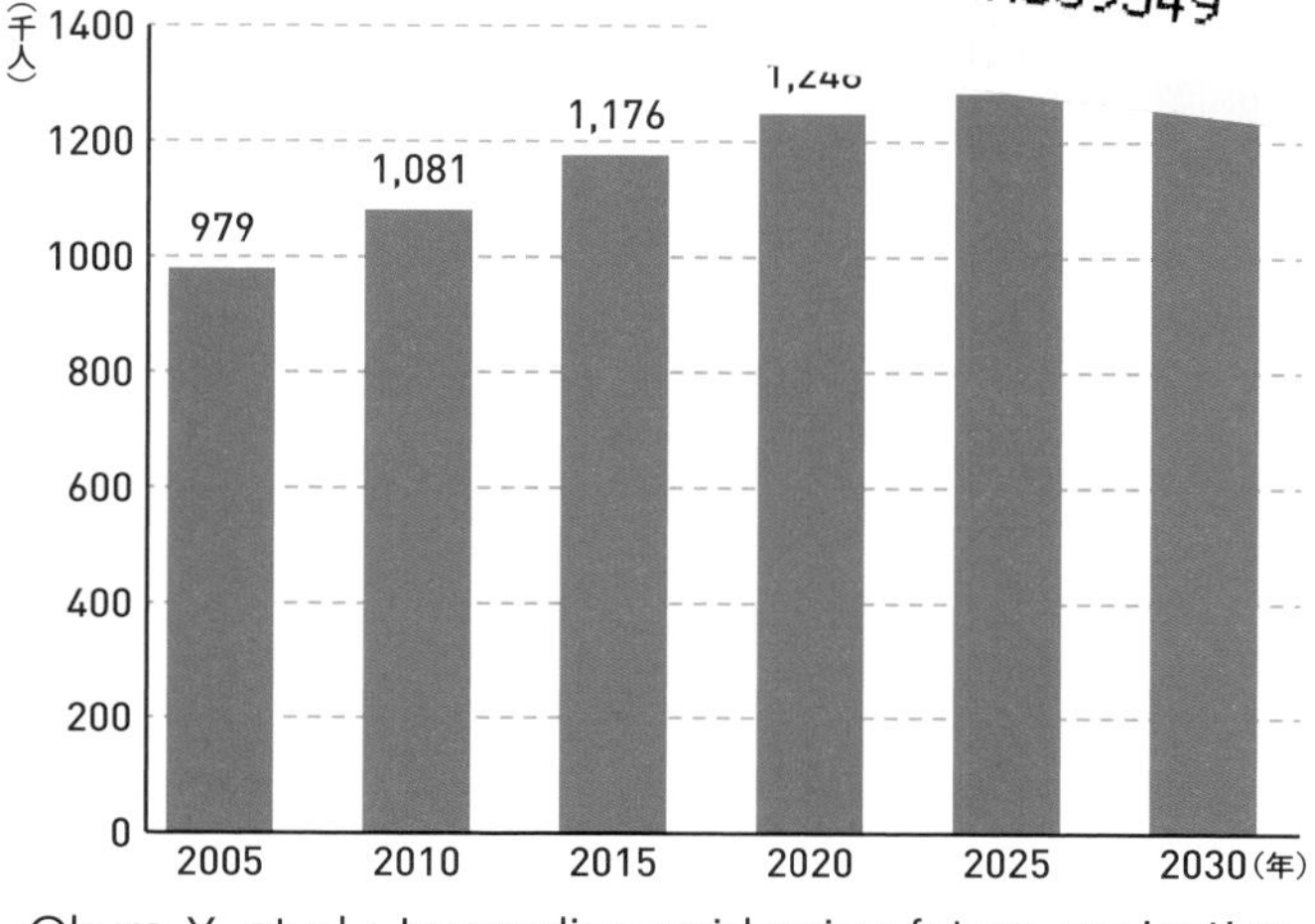

Okura Y, et al : Impending epidemic : future projection of heart failure in Japan to the year 2055. Circ J 72 : 489-491, 2008.より

心不全とはどのような病気なのか？

動悸・息切れからはじまって生命の危険まで、心不全には４つのステージがあります。

心不全とは、心臓の機能が悪いために息切れやむくみが起こり、だんだん悪くなって、生命を縮める病気です。心不全の原因となる心臓の病気には、狭心症や心筋梗塞、心筋症、心臓弁膜症、不整脈などがあります。原因となる病気をきちんと検査し、治療していくことが大切です。現在、心不全はＡからＤの４つのステージに分けられています。

◆ 心不全の４つのステージ

ステージ A	高血圧や糖尿病など心臓病につながるリスク因子がありますが、心臓病はなく心不全の症状もない状態です。リスク因子の治療によって心臓病の発症を予防します。
ステージ B	心筋梗塞や弁膜症などの心臓病がありますが、心不全の症状はない状態です。心臓病の治療をしっかり行い、心不全のステージが進まないようにします。
ステージ C	心臓病があり、心不全の症状もある状態です。過去に症状があった方も含まれます。心不全に対する適切な治療が必要となります。
ステージ D	適切な治療にもかかわらず短期間に入院を繰り返し、強い症状が持続する状態です。生命の危険がより大きくなり、補助人工心臓や心臓移植などの特別な治療や、終末期ケアについて考えることが必要になります。

◆ 心不全はこのように経過する

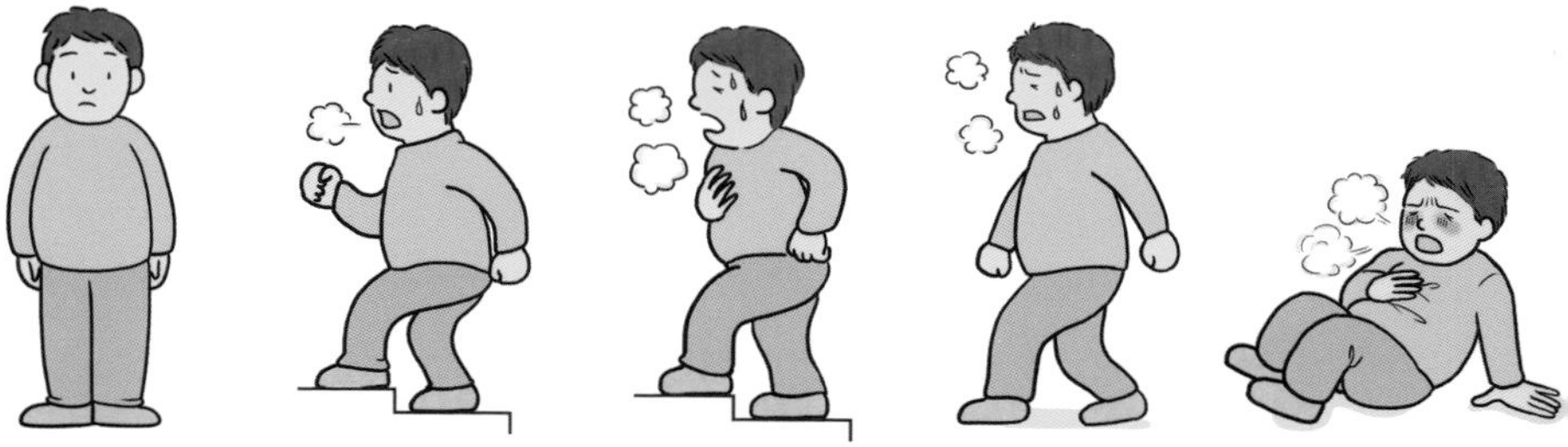

リスク因子	無症候性	軽症	中等症	重症
ステージA ▶	ステージB ▶	ステージC		▶ ステージD

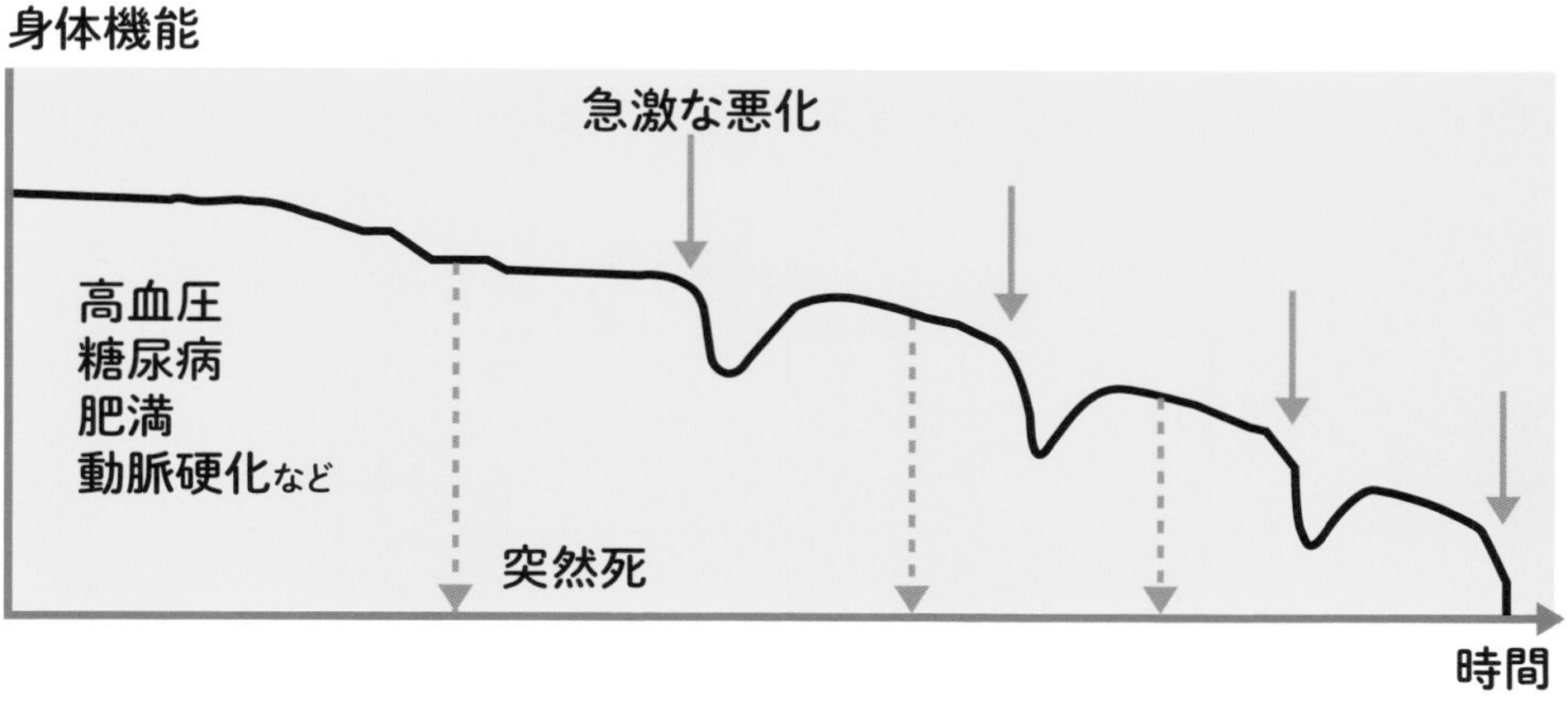

この図は心不全の一般的な経過を表したもので、「病みの軌跡」と呼ばれます。症状がよくなっても心不全が完全に治ったわけではなく、悪化や改善を繰り返しながら、徐々に進行します。

生活習慣に気をつけて急激な悪化を予防しながら、心不全とうまく付き合っていくことが大切です。

以上、心不全学会「心不全手帳」を参考に改変

急性心不全と慢性心不全は何が違うのか？

急性心不全とは、これまで症状のなかった人に、心臓が悪いために、呼吸困難などの症状が急に出た状態を言います。慢性心不全とは、急性心不全が治療によって回復し、安定した状態にある心不全のことを言います。

◆ 急性心不全から慢性心不全への進展

急性心不全を発症し治療を受け、症状が改善したとしてもそれは治ったわけではないので、全力で再発（これを急性増悪という）を防ぐ必要があります。

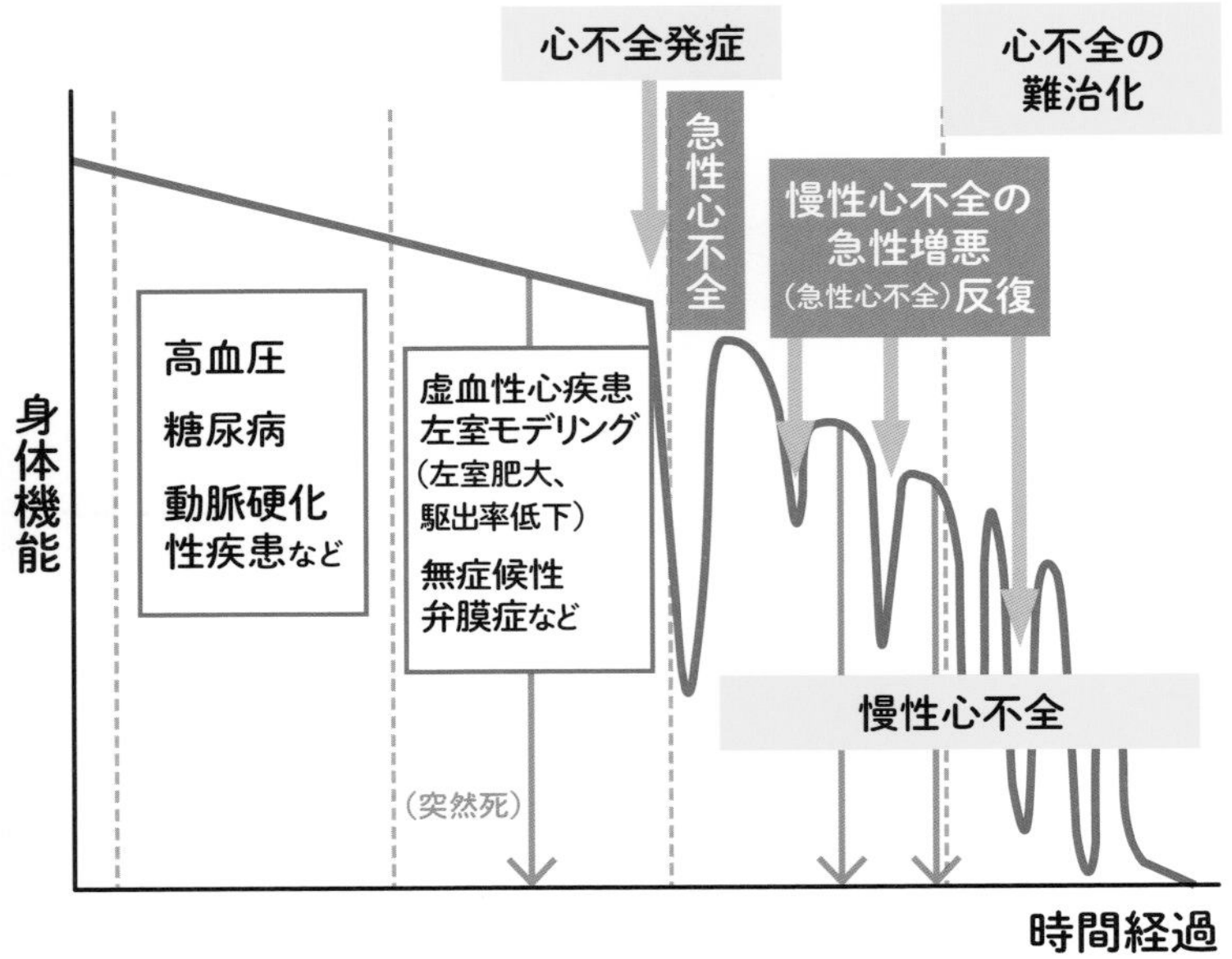

治療目標

- 終末期ケア
- 再入院予防
- 緩和ケア
- 入院予防・死亡回避
- QOL改善
- 症状コントロール
- 心不全の発症予防
- 器質的心疾患の進展予防
- 器質的心疾患の発症予防
- 危険因子のコントロール

日本循環器学会「急性・慢性心不全診療ガイドライン（2017年改訂版）」

◆ 急性心不全と慢性心不全の症状

急性心不全は、ほとんどの場合、呼吸困難の症状で発症します。慢性心不全は、息切れ、疲労、むくみ、動悸、手足の冷え、体重増加などの症状が現れます。

急性心不全

ほとんどの場合、呼吸困難で発症する。

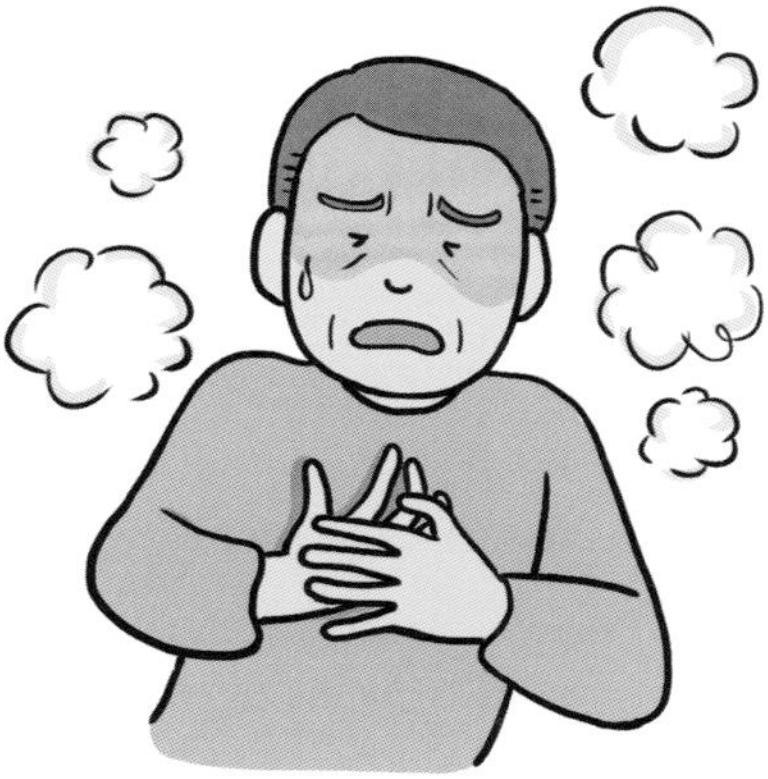

呼吸困難

慢性心不全

急性心不全から回復し、安定した状態の心不全。

息切れ

動悸

疲労

手足の冷え

むくみ

体重増加

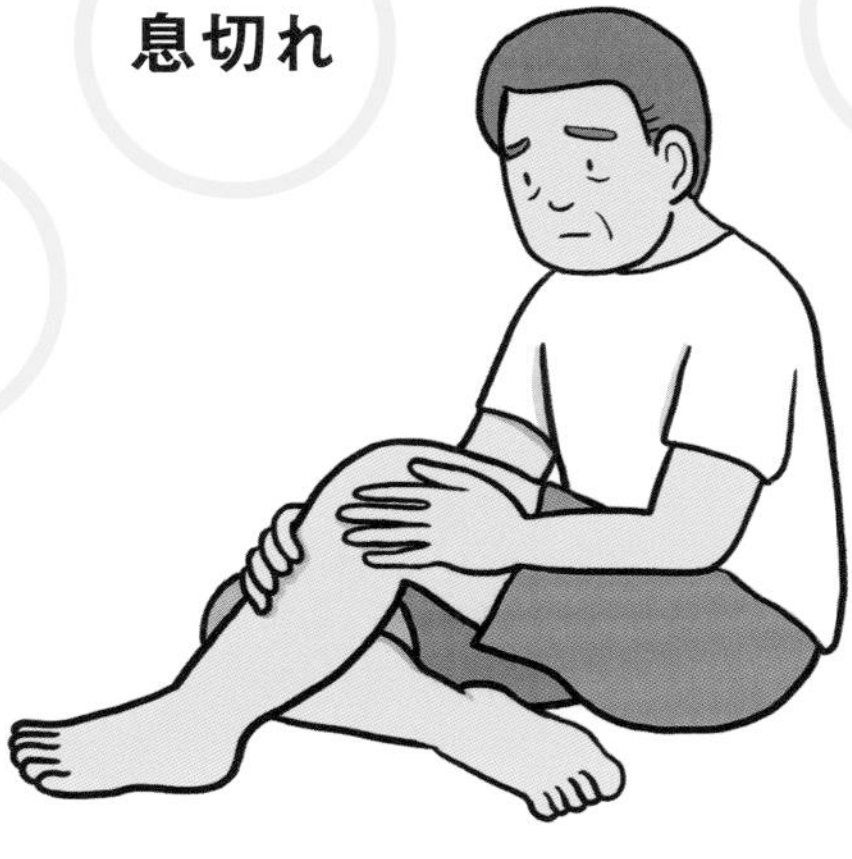

心不全は4回防げる

心不全はステージA（心不全の予備群）、ステージB（心不全の前段階）という発症前の2段階と、ステージC（治療が有効な心不全）、ステージD（治療が難しい心不全）の発症後の2段階の、計4段階で進行します。ステージAに移行しないための取り組みが0次予防（生活習慣の改善・維持）、ステージBに進まない取り組みが1次予防（心臓病にならない）、ステージCに進まないための取り組みが2次予防（1回目の心不全を発症させない）、ステージDに進まないようにするのが3次予防（心不全を再発させない）です。

◆ 心不全は4回防げる。そのステージ

図のように、心不全は4段階で進行するため、それぞれの段階に進まないようにすることが大切です。

心不全は4回予防できる

心不全予備群		心不全	
① ステージA	② ステージB	③ ステージC	④ ステージD
高リスク患者 心機能異常なし 心不全症状なし	**心機能異常あり** 心不全症状なし	心機能異常あり **心不全症状あり** 治療に反応	**難治性患者** 心機能異常あり 心不全症状あり **治療抵抗性**
例 ・高血圧 冠動脈硬化症 ・糖尿病 ・心筋症の家族歴 ・心毒性薬物使用 ・肥満など		例 ・左室肥大 ・心筋梗塞の既往 ・弁膜症など	

心機能の障害 → 心不全の発症 → 寛解と増悪 ↔

市立旭川病院HPより一部改変

心不全はステージAからステージDまでの4つの段階で進行します。そのため、次のステージへ進まず、それぞれの段階でとどまれるよう4回防ぐことができます。

◆ 心不全は4回防げる。その防ぎ方

表のようにすれば、心不全は、それぞれの段階で防ぐことができます。

0次予防	ステージAに進まないために **リスクを減らす**	**よい生活習慣を身につける** 肥満にならない／高血圧にならない／禁煙する／酒を控える／体を動かす
1次予防	ステージBに進まないために **心臓病を防ぐ**	**生活習慣病を管理・治療し心臓病になるリスクを回避する** 脂質異常症にならない／高血圧症にならない／糖尿病にならない
2次予防	ステージCに進まないために **心不全の発症を防ぐ**	**心不全を引き起こす心臓病を予防し治す** 虚血性心疾患の発症・再発を防ぐ／弁膜症を早く発見し治療する／心筋症を早く発見し治療する／不整脈を予防・治療する
3次予防	ステージDに進まないために **心不全に二度とかからないよう予防する**	**全力で心不全の再発（急性増悪）を防ぐ** 入院して症状が改善したら退院→指示された薬を飲み忘れない／運動をすることで心臓・血管の機能を改善する／心臓の負担が少ない生活を送る

いずれも健康診断や定期健診などで聞き覚えのあるものばかりです。それぞれの検査でどのようなことを確認し、わかるのかを見ていきましょう。

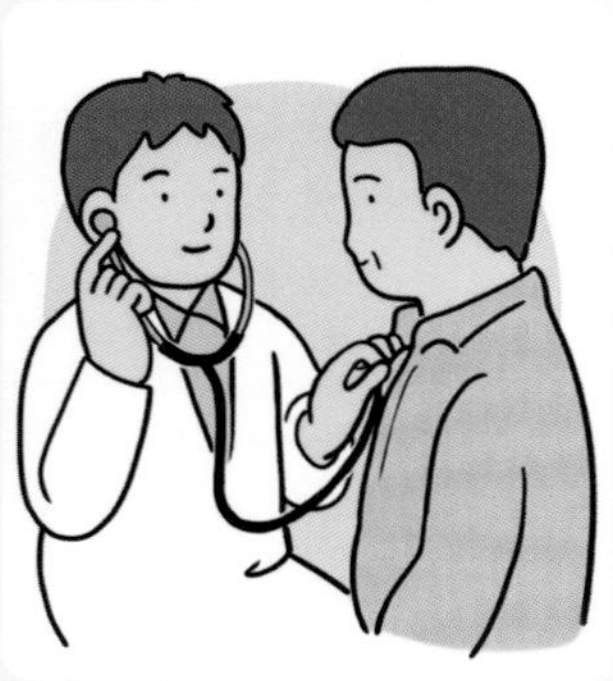

01 聴診

聴診器を胸に当てることで、心臓の拍動や血液の流れる音、弁の開閉の音や雑音、肺のうっ血などをチェック。心雑音の有無とその度合いから、弁膜症などの可能性を確認することができます。

02 血圧測定

一般家庭でも計測できる機器が普及していますが、目的は心臓や血管の病気の危険因子である血圧を測ることにあります。血圧の高い方は心臓や血管の病気を発症するリスクが高いため、医師による定期的な検査と診察が重要です。

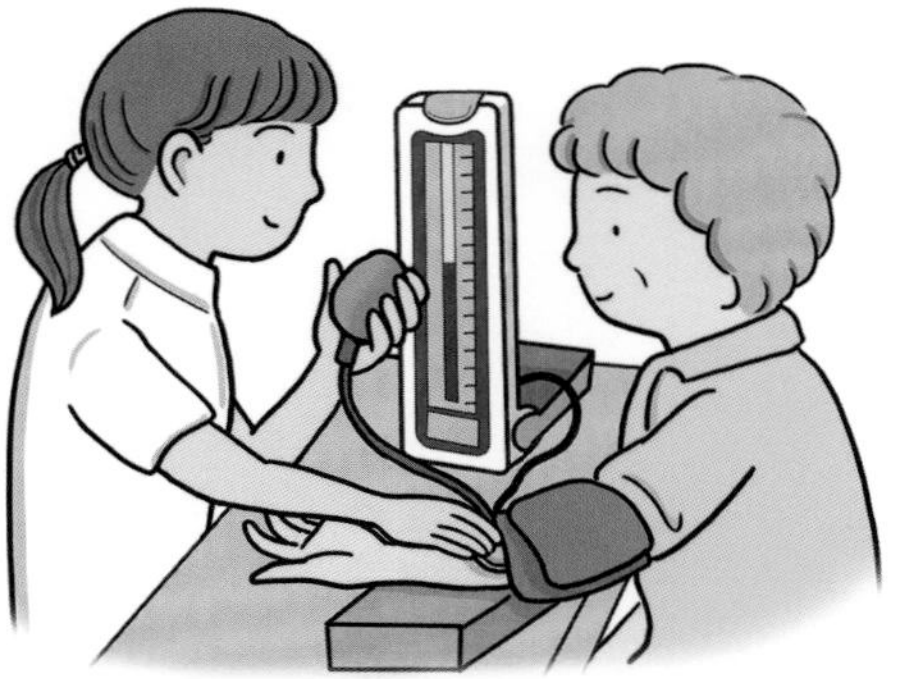

03 血液検査

心不全およびそれに影響を及ぼすリスクや病気に関するさまざまな項目を評価します。

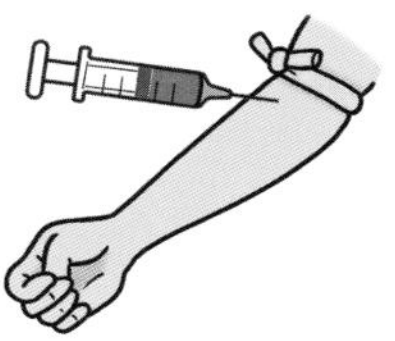

BNP/NT-proBNP

心臓から分泌されるホルモンです。心臓に負担がかかると上昇するので心不全の診断や治療効果の判定に用いられます。個人差が大きいので、基準値が異なりますが、一般的にはBNP値が約100pg/ml、NT-proBNP値は約400pg/ml以上だと、治療の必要が生じます。

クレアチニン、e-GFR

腎機能の検査ですが、腎臓に問題が起きると、心臓にも悪影響を及ぼす可能性が高く、腎臓だけではなく心臓のための検査とも言えます。評価基準は年齢や性別、筋肉の量によって左右します。腎臓の機能が悪化すると、クレアチニンが上昇し、e-GFRは低下し、心臓への負担も増します。

ヘモグロビン

貧血を反映するヘモグロビンも、性別や年齢によって基準値が変わります。おおよその基準値では男性が13.0～16.6g/dL、女性が11.4～14.6g/dLとされており、この範囲よりも低いと貧血、逆に高いと血液が濃くなって血管が詰まりやすくなるため、心筋梗塞や脳梗塞など重大な合併症を引き起こす可能性があります。

HbA1c（ヘモグロビンエーワンシー）

糖尿病の診断や管理の指標となる血糖値を知ることができます。糖尿病が悪化＝数値が上昇すれば、心不全のリスクも高まります。

04 エックス線検査

空港の手荷物検査にも使われているエックス線検査は、透過しにくい心臓や骨を白く映し出し、透過しやすい肺は黒く映し出します。このことから、心臓の大きさや輪郭、大動脈や肺動脈の状況、肺のうっ血や胸水の有無などの様子を確認することができます。

心臓が大きいときは心臓弁膜症や心筋症などの病気、肺うっ血が見られるときには心不全などの状態が疑われます。

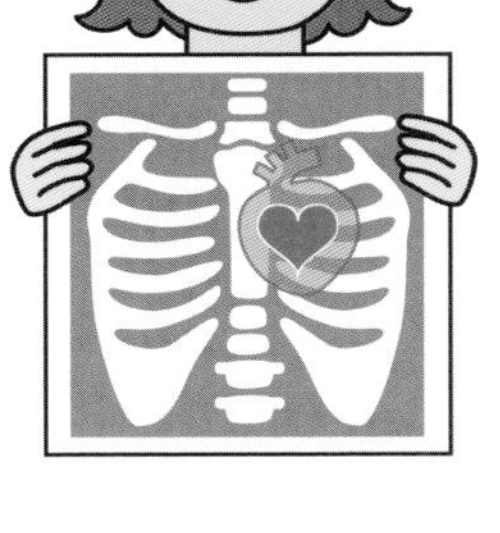

05 心電図検査

心臓は鼓動を打つときに微量な電気を心臓の筋肉から発生します。この電気信号を体の表面につけた電極で検出し、その波形を記録したものが心電図です。不整脈や心筋の異常（狭心症、心筋梗塞、心筋炎など）がわかりますが、短時間の検査なのでたまにしか起こらない不整脈や狭心症などは確認が難しく、症状によっては追加の検査で詳しく調べる必要があります。

さらに詳しく心臓を調べる――。基本検査ではわかりにくかったり、基本検査で異常や異常値が見られたりした場合の精密検査です。

01 超音波（エコー）検査

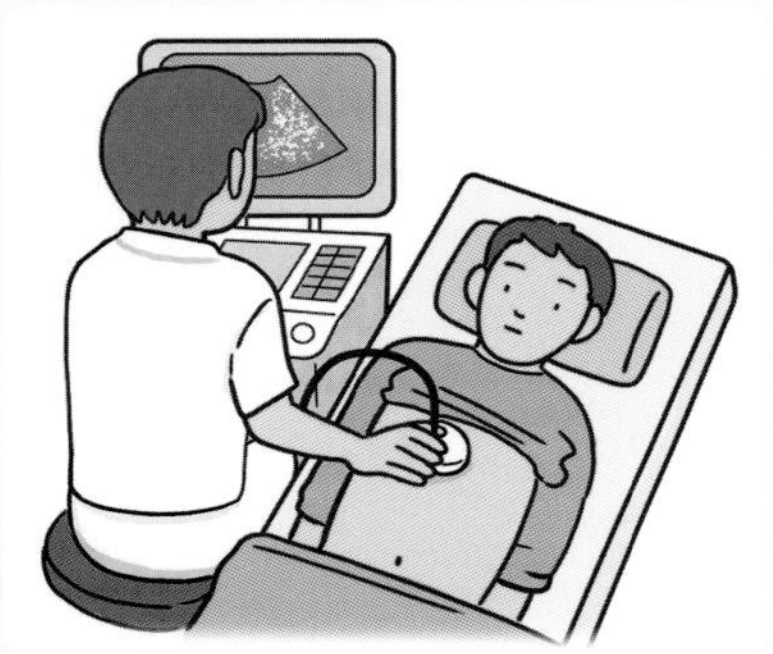

心臓に超音波をあてて、その反射波を画像化することにより、心臓の形・大きさ・動き・弁や血流の異常の有無などを調べ、心不全の原因や重症度、治療効果の判定を行います。

02 CT検査

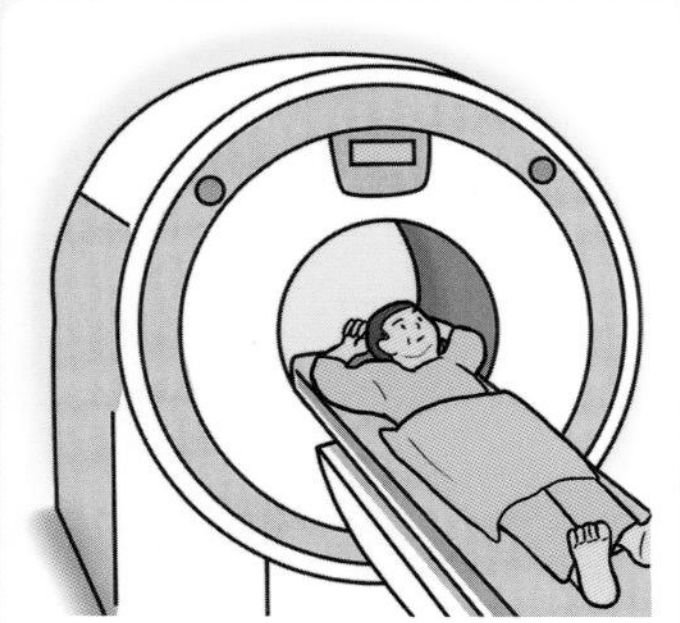

冠動脈の狭窄をCT（コンピュータ断層撮影）で調べる検査です。以前はカテーテル検査でしか調べることができなかった冠動脈の狭窄ですが、CT技術の進歩によって体への負担が軽減されました。

03 MRI検査

MRI（磁気共鳴画像撮影）は、電磁気の力を利用して体の内部を調べる検査です。心臓の収縮や拡張を動画でとらえることにより、心機能解析や心臓の形態、組織性状の評価に適しています。CTやエックス線検査のように放射線による被ばくの心配もありません。

04 ホルター心電図

胸に電極を貼り携帯型記録機によって、 24時間続けて心電図をとる検査です。24時間計測なので、睡眠中や生活のさまざまなシーンでの異常や発作を把握できます。

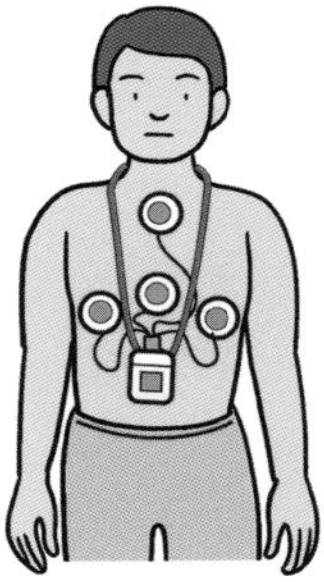

05 イベント型心電計

ホルター心電図同様に携帯型記録機を利用し、症状が出たときにボタンを押すことでピンポイントの記録を可能とします。不整脈や狭心症など、たまにしか起こらない症状の確認に有効です。

06 運動負荷心電図

軽い運動をして心電図をとり、体を動かして負荷がかかったときにどんな発作や異常が見られるかを調べることができます。狭心症の有無を把握することに有効です。

07 シンチグラフィー

特定の組織に取り込まれる性質を持つ放射性医薬品（ガンマ線）を静脈注射もしくはカプセル状の薬を飲み、特殊なカメラで心筋（心筋シンチグラフィー）などを撮影する検査で、狭心症や心筋梗塞を調べることができます。

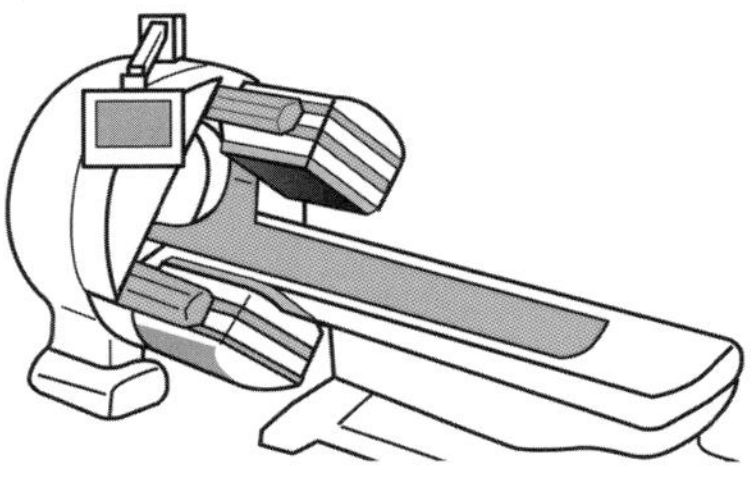

08 心臓カテーテル検査

動脈ないし静脈にプラスチック製の「カテーテル」という軟らかくて細い管を挿入し、その中を進めて心臓まで到達させて行う検査です。心臓の中の圧や弁の前後の圧の差や、血管のつまり具合を調べることができ、狭心症や心筋梗塞、心筋症、弁膜症および先天性心疾患など、構造的心疾患を診断することができます。

心不全の予防と克服を目指す代表的な治療薬と注目の最新治療薬を紹介します。

◆ 心不全の代表的な治療薬

利尿薬	→	尿量を増やして心臓を楽にする
ACE阻害薬		
ARB	→	血管を広げて心臓を楽にする
MRA		
β遮断薬	→	脈を遅くして心臓を楽にする
強心薬	→	心臓を力づける

◆ 心不全の最新薬

——心不全の予防と克服を目指す最新の治療薬とその働きを紹介します。——

SGLT2阻害薬	糖尿病の治療薬(腎臓でのブドウ糖の再吸収を抑え、尿から糖を排出することで血糖値を下げる)だが、利尿作用があり、さらに血圧低下、体重減少、交感神経抑制などの作用があり、心不全の悪化を防ぐ効果が明らかである。
イバブラジン	心拍数のみを減少させる心不全治療薬。β遮断薬とは異なり、β受容体をブロックすることによる悪影響をもたらすことがないため、低血圧を強めたり、心拍出量を低下させることによって、心不全の症状をさらに悪化させるといったリスクが少ないとされている。
アンジオテンシン受容体・ネプリライシン阻害薬(ARNI)	従来から心不全治療に用いられていたARBと心不全に有効であるネプリライシン阻害薬としての作用を併せ持つ。降圧作用に加えて体内に貯留する水分量を減らす作用などがあり、心臓への負担を軽減することにより、ACE阻害薬以上の効果が期待される。
ベルイシグアト	心不全患者は一酸化窒素を利用する能力が低下するため、sGC（可溶性グアニル酸シクラーゼ)が刺激されなくなり、急性増悪や血管障害が起こりやすくなる。このsGCを刺激して心臓の機能を回復させ、心筋および血管障害を抑制する作用がある。
オメカムティブ・メカルビル	心筋のミオシンに作用して心臓の収縮力を増強する心不全治療薬。駆出率が低下した心不全患者の心機能を改善することが示されている。開発が進んでいる。

心不全の最新治療②

最新手術

薬物療法や生活習慣の改善では良くならない心不全には薬以外の治療も行われます。

植え込み型除細動器（ICD）

突然死につながる心室細動を止める除細動器。
心臓が正しい拍動のときは作動しない。

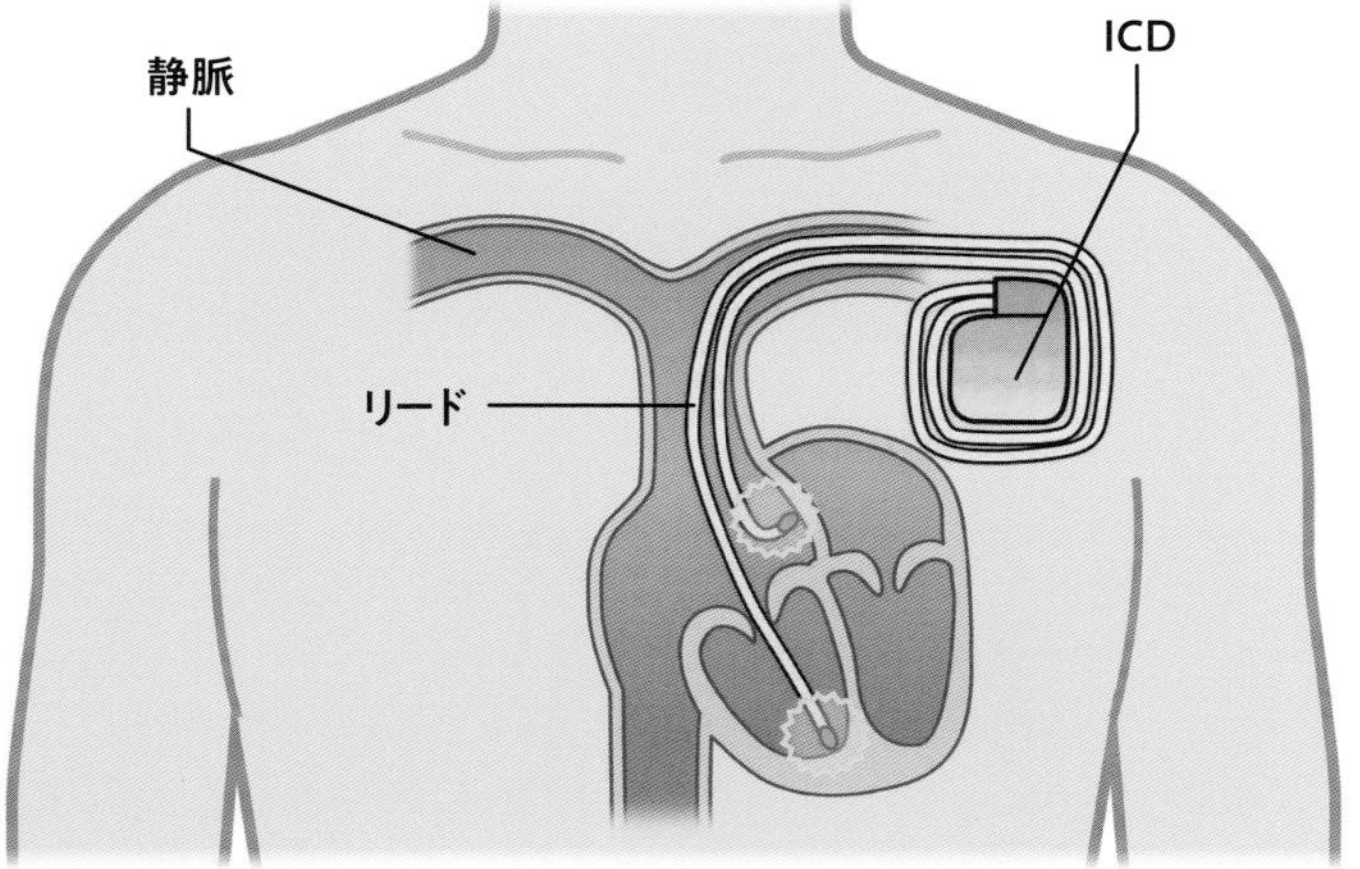

心臓再同期療法（CRT）

心臓のポンプ機能を取り戻すため、
心臓内の電気信号のずれを整える（再同期）。

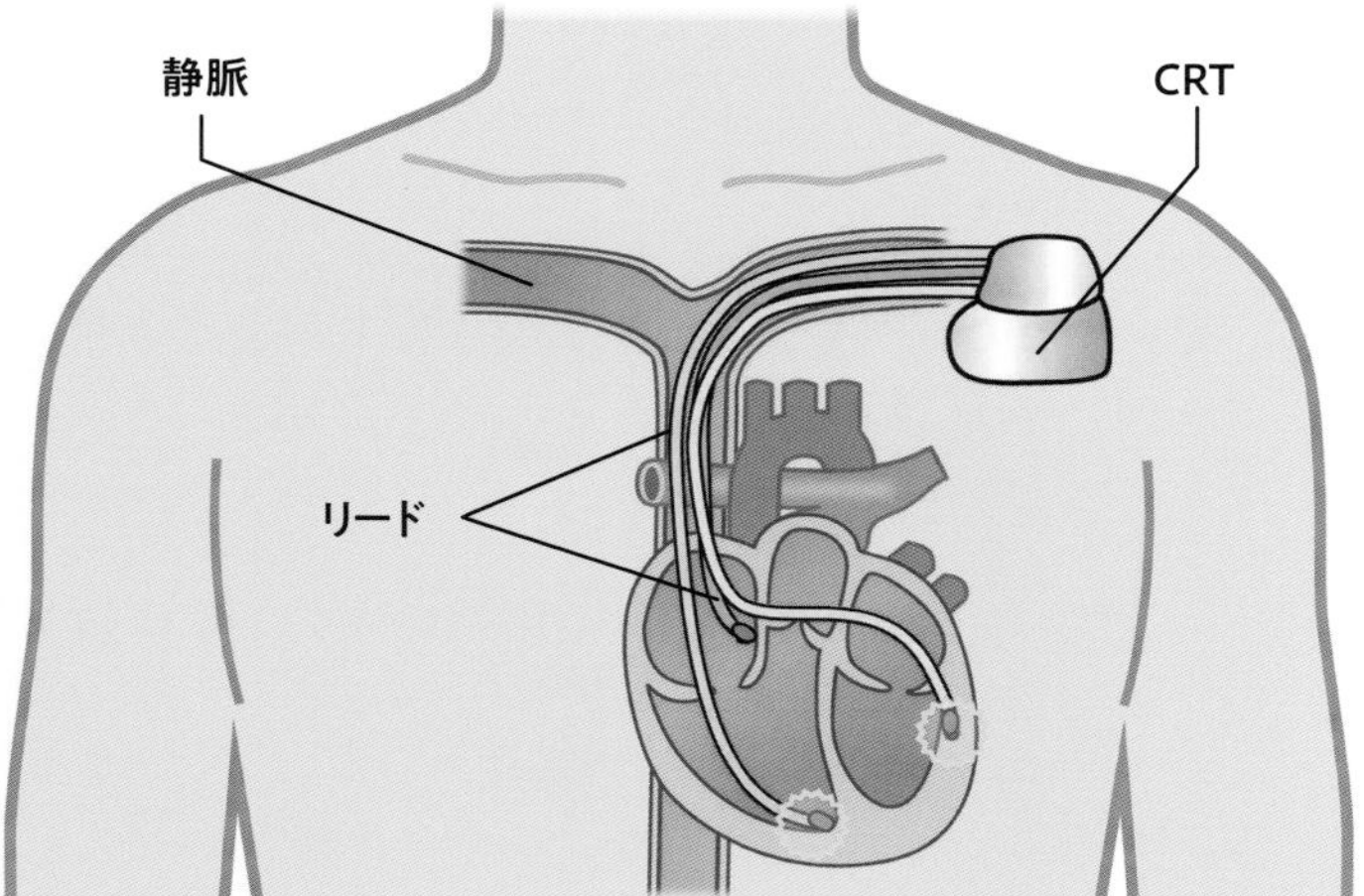

経皮的僧帽弁形成術（MitraClip）

しっかり閉じない僧帽弁の開口部を狭くして、逆流する血液を減らす。

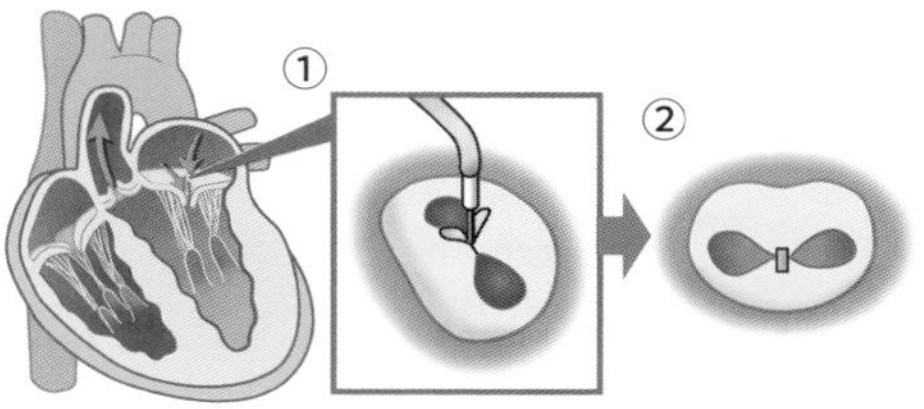
①向かい合う僧帽弁をクリップ状の器具ではさむ。
②カテーテルを抜く。

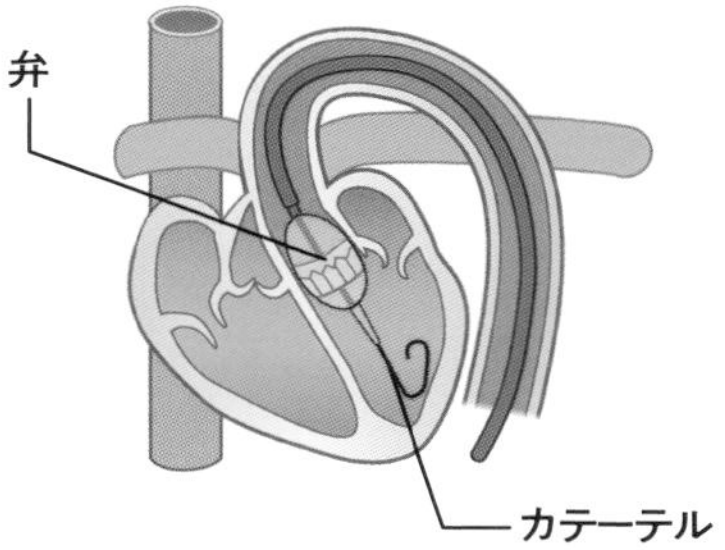

経カテーテル大動脈弁植え込み術（TAVI）

カテーテルで新しい大動脈弁を植え込み、血の流れをよくする。

カテーテルアブレーションによる心房細動治療

異常な電気信号を伝える部位をやけど（焼灼）せさ、拍動を正しいリズムに戻す。

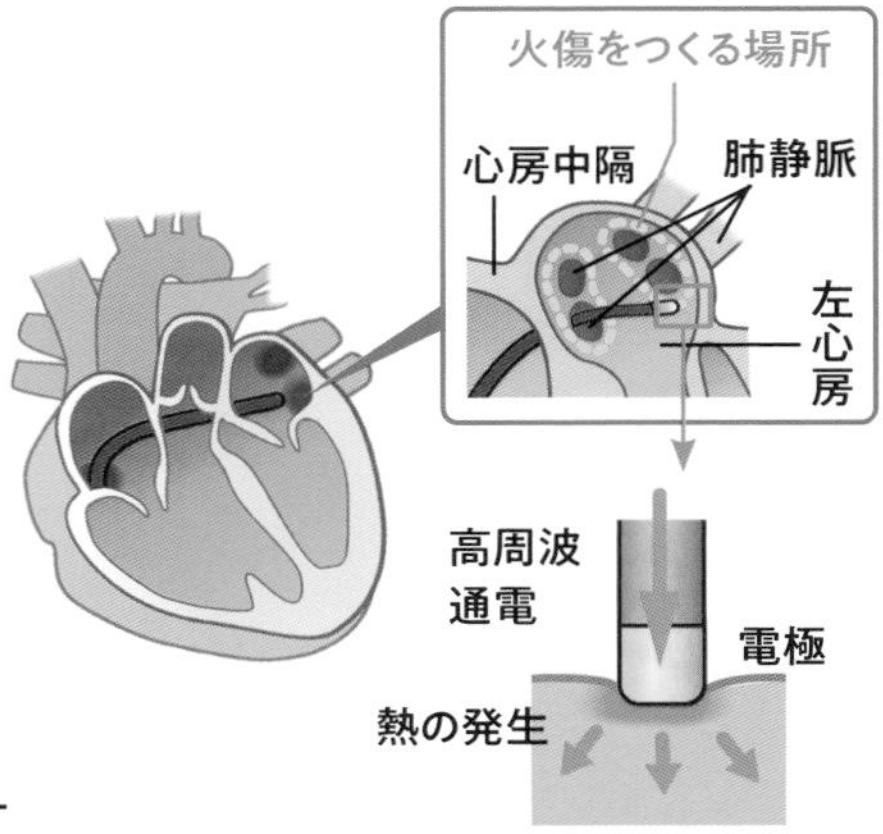

●植え込み型補助人工心臓

以前は心臓移植適応と判定された人の利用に限られた。

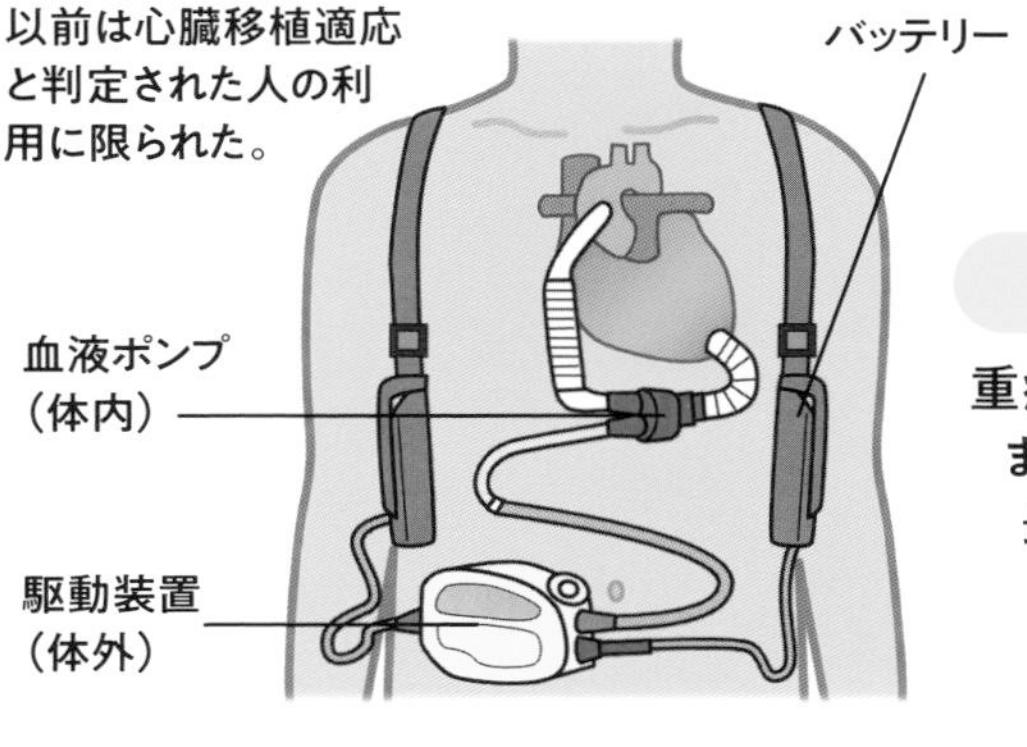

補助人工心臓（VAD）

重症心不全からの回復のため、心臓移植までの橋渡しとして利用されていたが、最近、心臓移植の適応がない人にも認められた。

自分でできる心臓を守る生活習慣

心臓を守るために大切なことは、運動を続け、減塩をし、暴飲暴食・偏食をせず、禁煙し酒を飲みすぎず、体重・血圧を毎日測り、十分な睡眠をとること、の6つ。

1 運動を継続する

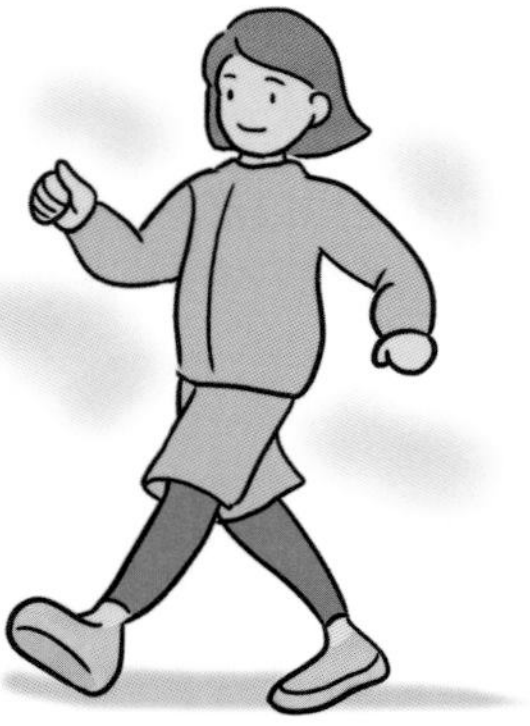

1日5,000歩以上は歩く、
週に2、3回は多少汗ばむ程度の
運動を行うなど、運動を続けます。

2 減塩を心がける

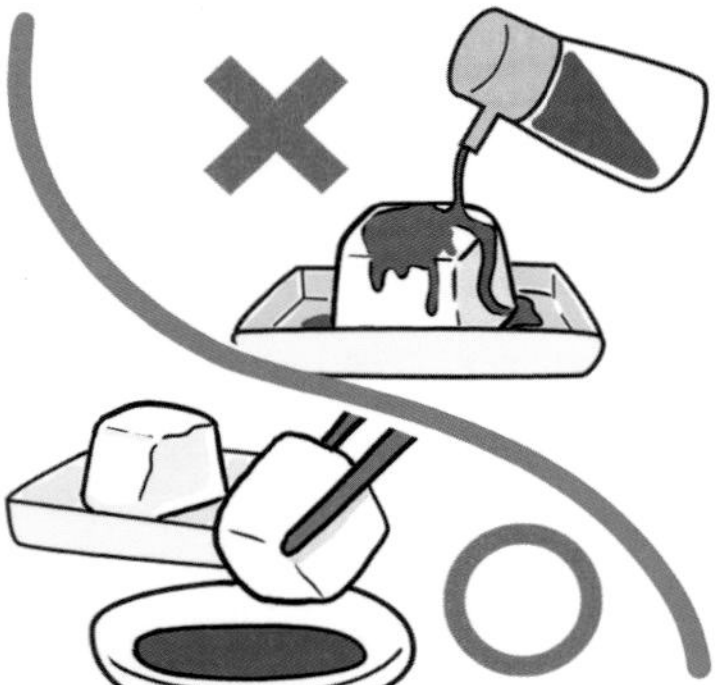

塩分を1日6g未満に減らすため、
薄味を常に心がけます。
しょうゆを直接かけず、
小皿にとって少量ずつつける
など工夫しましょう。

3 暴飲暴食、偏食をしない

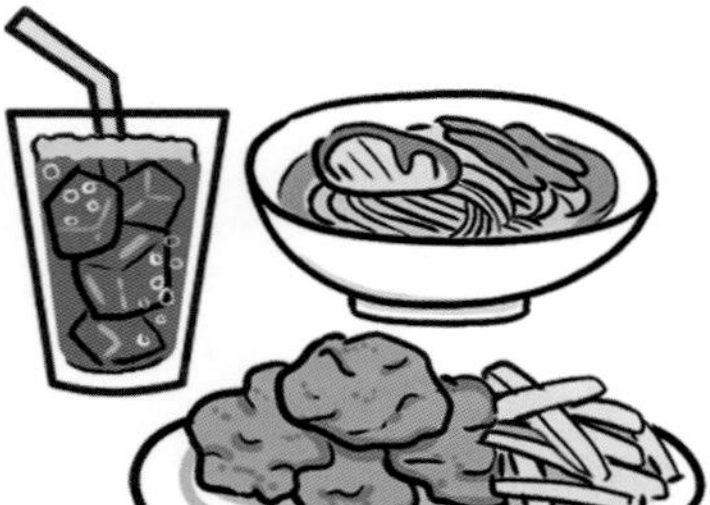

肉、魚、野菜などをバランスよく
食べ、塩分同様に水分は摂り
すぎないように心がけましょう。
体に水分が過剰に溜まると心臓
に負担がかかってしまいます。

4 タバコをやめ、酒を控える

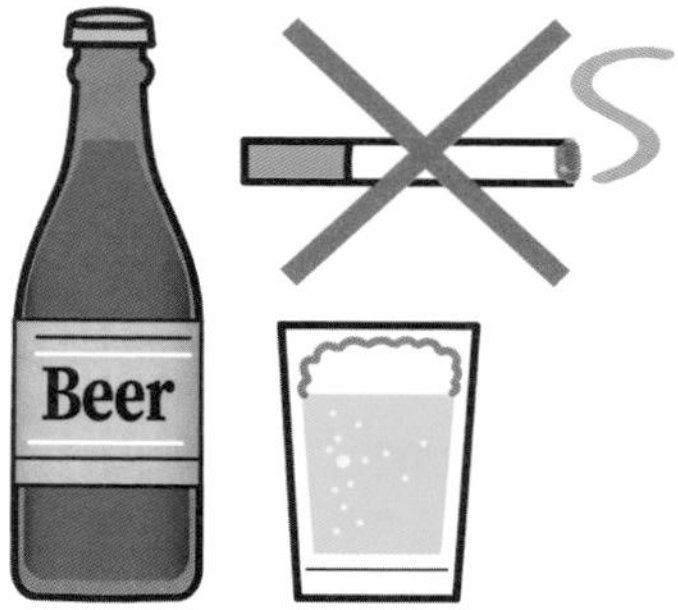

タバコは百害あって一利なし。
禁煙に努めましょう。飲酒はアルコール1日20g（ビール中瓶1本目安）以内にとどめましょう。

5 毎日、体重と血圧を測定する

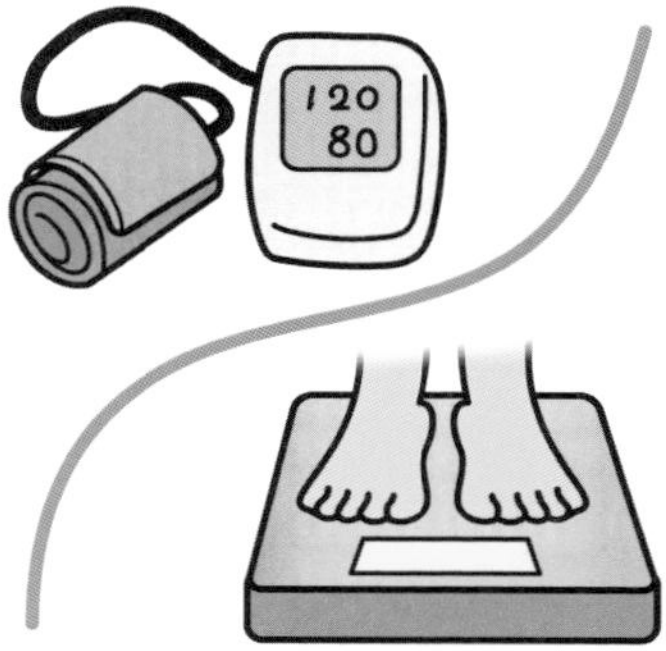

起床後と就寝前の体重測定と、
毎朝の血圧測定を日課にし、
数値の変化に注意を払いましょう。
急な変化が見られたら受診を!

6 十分な睡眠をとる

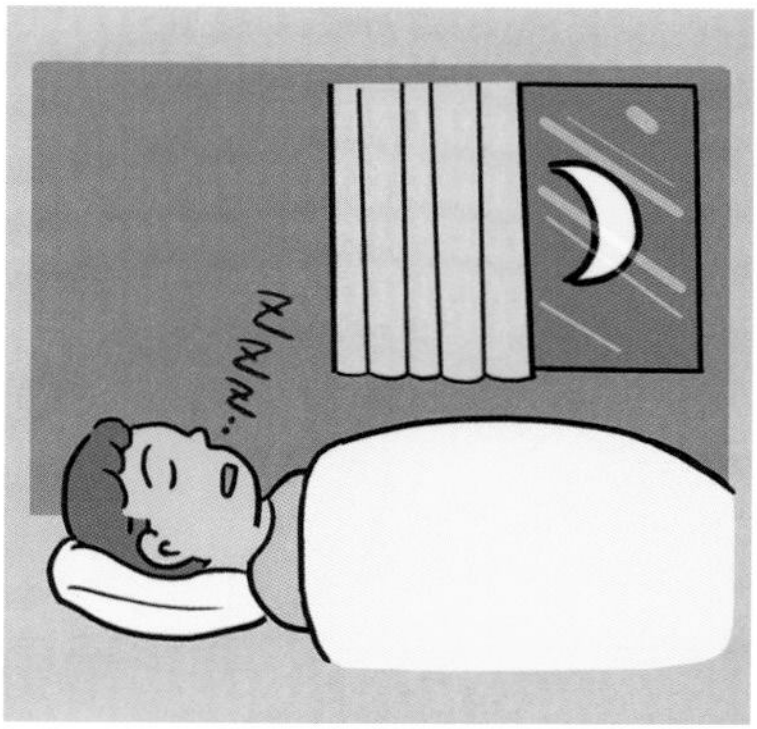

睡眠時間を十分にとり、
趣味を持って楽しい毎日を送るなど
ストレスのない生活を心がけましょう。

心不全の人が行いたい運動と注意点

適度な運動は体力の向上や筋力の維持に効果的で、心臓の負担を減らすことにつながります。医師や理学療法士から自分に合った運動の内容や注意点について指導を受け、積極的に行いましょう。

●運動の強さ

「息切れをせずに、会話をしながら続けられる程度」が目安です。また、自覚症状が「楽である」から「ややきつい」と感じる程度として、翌日に疲れが残らないようにしましょう。有酸素運動がおすすめです。

●運動の時間や回数

1回あたり10～30分を目安に、強めの運動は週に1～2回以上、軽めの運動は週に3日以上を目標にしましょう。

◆ 息切れの目安（ボルグ指数）

スコア	自覚症状
20	
19	非常にきつい
18	
17	かなりきつい
16	
15	きつい
14	
13	ややきつい
12	
11	楽である
10	
9	
8	かなり楽である
7	
6	非常に楽である

●軽く息がはずむ
●軽く汗ばむ

アメリカスポーツ医学会議：運動処方の指針【第7版】・2006年

⚠ 運動をしてはいけないとき

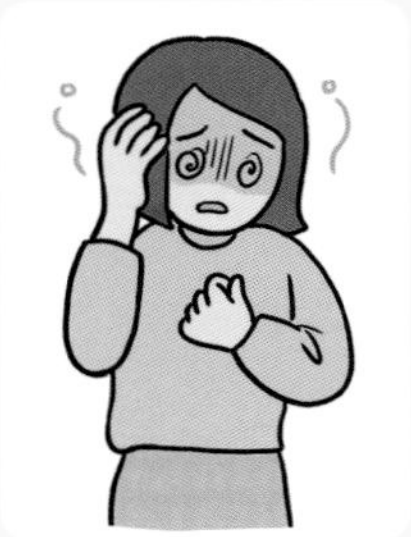

- 体重が増加し、むくみが増えている
- 安静時、運動時の息切れが悪化している
- めまいや動悸がする
- 食欲が著しく低下している
- 睡眠不足が続いている
- 強い疲労感が続いている

⚠ 注意点

- 満腹や空腹時を避け、食後1~2時間はあけましょう。
- 適切な水分補給を心がけましょう。
- 極端に暑いときや寒いときは控えましょう。
- 気分や体調のすぐれないときは休みましょう。
- やりすぎには注意してください。

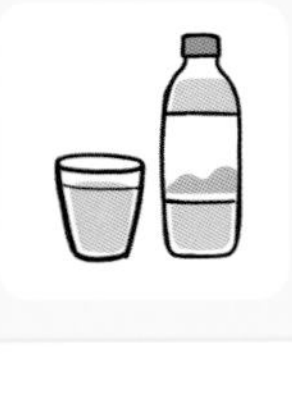

1 有酸素運動

筋肉を動かすエネルギー源として酸素と糖質や脂質を使う運動で、筋肉への負荷が比較的軽く、長時間継続することができる運動です。ウォーキングや軽いジョギング、水中歩行などがおすすめです。

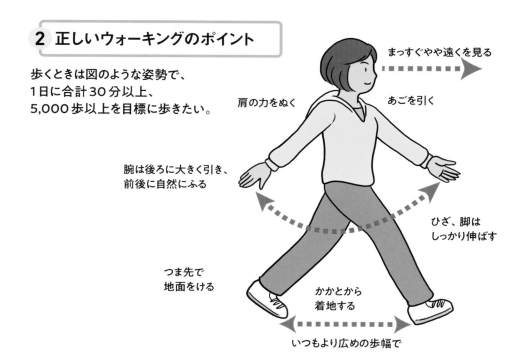

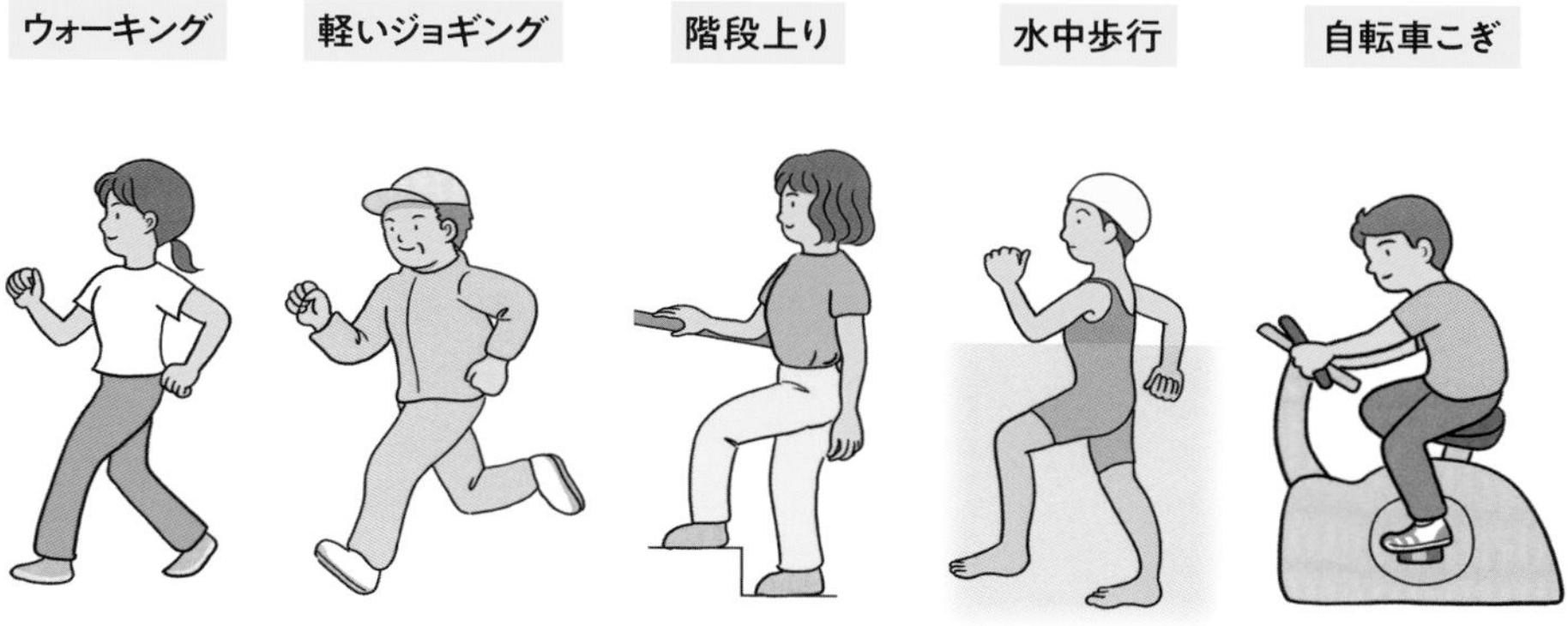

2 正しいウォーキングのポイント

歩くときは図のような姿勢で、
1日に合計30分以上、
5,000歩以上を目標に歩きたい。

食事で重要なのは減塩。塩分を1日6g未満に

心不全に大敵な高血圧対策として、塩分を1日6g未満に抑えます。6gとは食塩で小さじ・すりきり1杯。塩分の多い食品を避け、塩分を減らす工夫を心がけましょう。

◆ 塩分の多い食品

1杯のラーメンを汁まで全部飲むと、種類にもよりますが1日の塩分量の上限と言われている6gに達してしまいます。味噌汁も1日1杯にするなど、塩分の多い食品を減らす工夫しましょう。

塩分量

6.0g

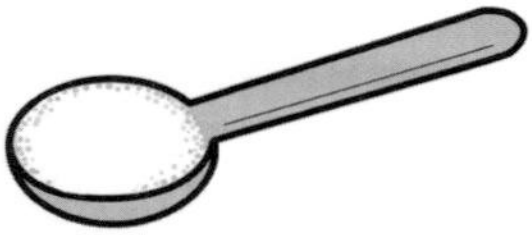

塩(小さじ1杯)

約0.5g

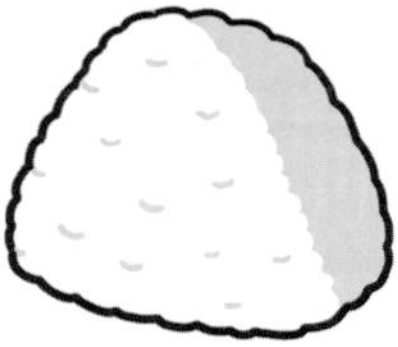

おにぎり(1個/具なし)

約1.5g

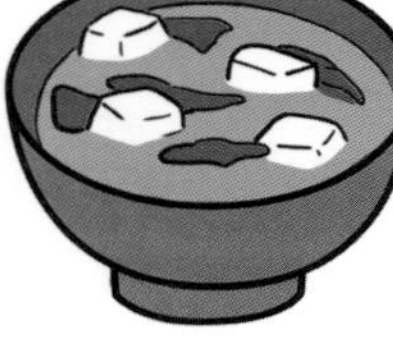

みそ汁

約2.2g

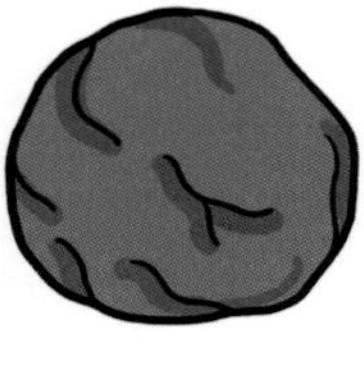

梅干し(1つ)

約6g

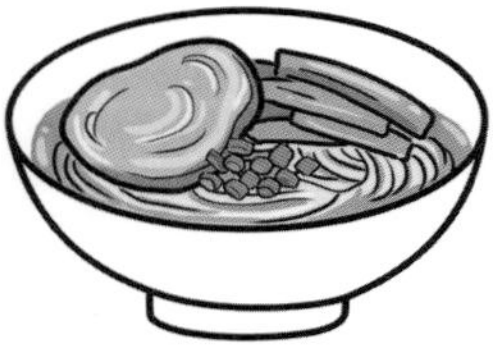

ラーメン(1杯/汁含む)

◆ 減塩のためのポイント

メニューの組み合わせや調理の仕方の工夫次第で十分に減塩はできます。

塩分カットのテクニック［調理編］

ナトリウム量しか明記されていない食品の塩分量は「ナトリウム量 × 2.54」÷ 1000で計算する。

計量する

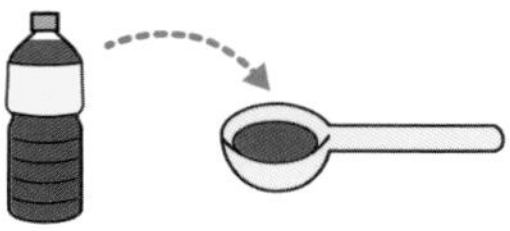

調味料を計量スプーンで 計って使えば、塩分摂取量を正確に把握できる。

新鮮な野菜

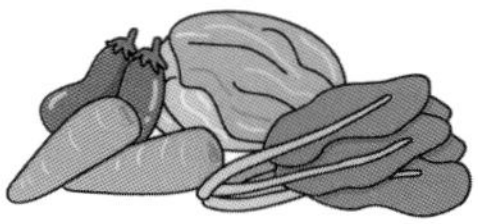

野菜は、たっぷりの湯で茹でれば、よく仕上がる。

塩で茹でない

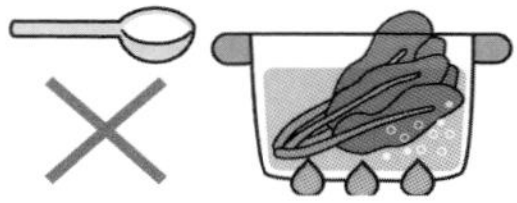

新鮮な野菜を使うと、食材の持ち味で薄味の調理が可能になる。

カリウムを摂る（ただし、高カリウム血症の人は控える）

塩分を体から排出するカリウムの多い食品を摂る。水に溶けやすいので茹でたり水でさらしたりするときは短時間で。

果物は糖分が多いので、1日1回を目安に摂る。

カルシウムを摂る

塩分を体から排出するカルシウムの多い食品を摂る。乳製品や小魚、海藻、大豆食品、緑黄色野菜などに多く含まれる。

牛乳は低脂肪の種類を選ぶ。

低塩・減塩の調味料

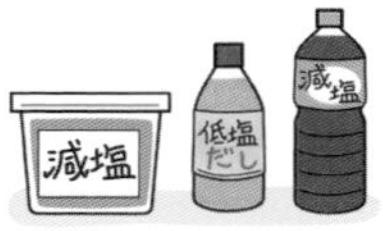

塩、しょうゆ、みそなどは「低塩」「減塩」などと明記された種類を使う。

調味料を減らす

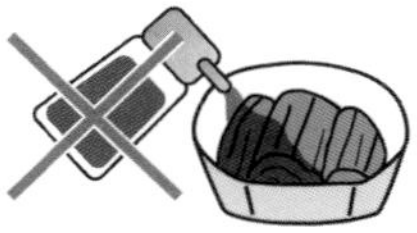

むやみに調味料を使わず、味つけを確かめて使うことが減塩につながる。

加工食品を減らす

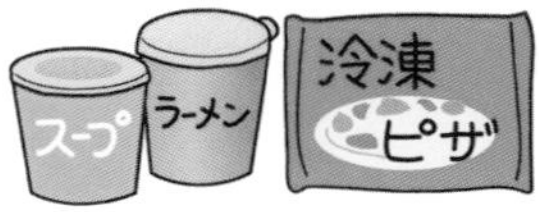

長期保存や味つけのために、一定量の塩を使った食品が多いため。

主な調味料の塩分量

	目安量	塩分(g)
こい口しょうゆ	大さじ1	2.6
うす口しょうゆ	大さじ1	2.9
減塩しょうゆ	大さじ1	1.5
みそ	大さじ1	2.2
ウスターソース	大さじ1	1.5
トマトケチャップ	大さじ1	0.5
マヨネーズ	大さじ1	0.3
和風だしの素（みそ汁1杯分）	小さじ1/3	0.4
ノンオイルドレッシング	大さじ1	1.1

減塩レシピ

塩分控えめでもおいしいレシピを紹介します。
栄養価は全て１人分。『日本食品標準成分表2021年版（八訂）』より

具だくさんみそ汁の定番 豚汁

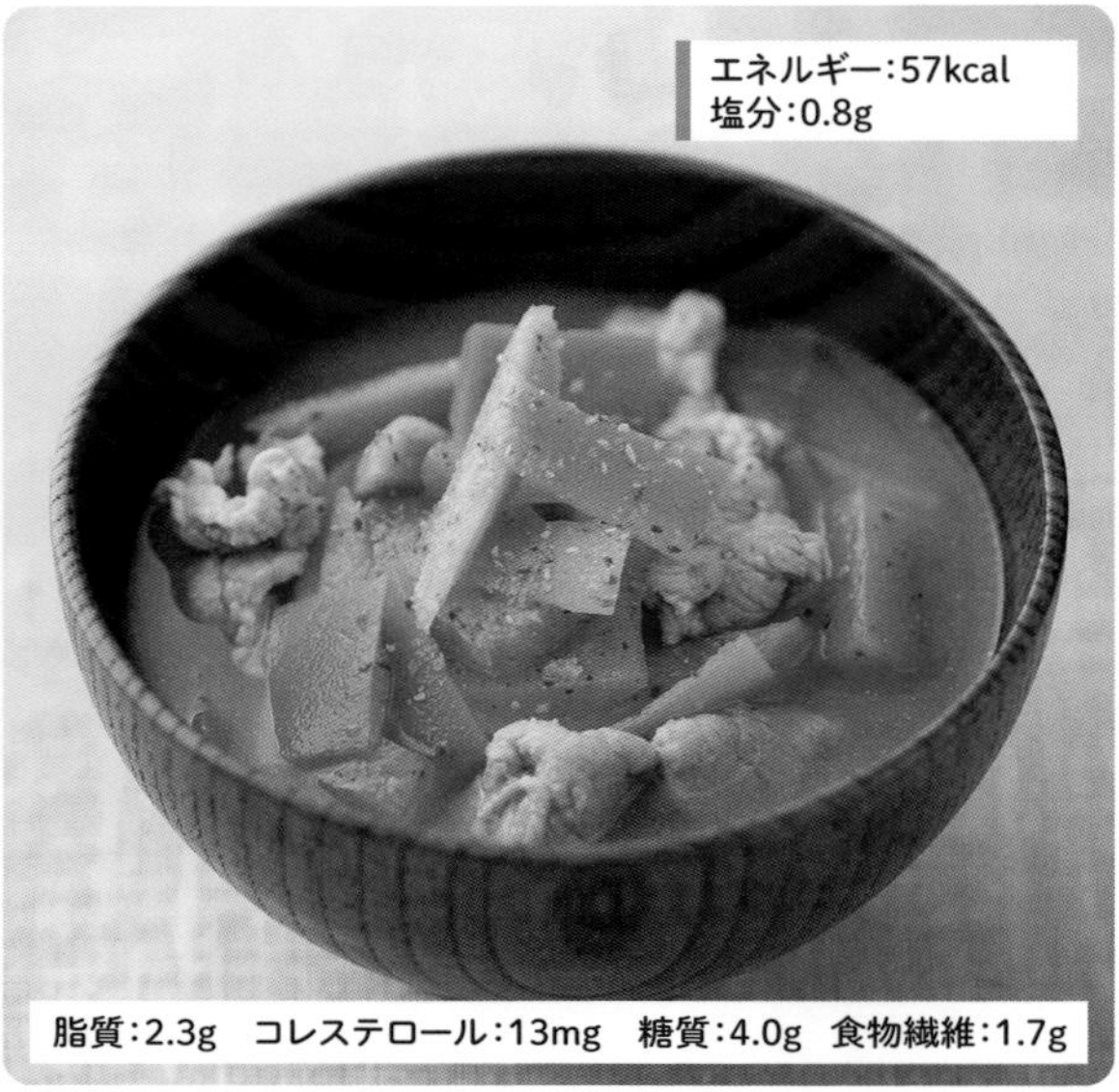

エネルギー：57kcal
塩分：0.8g

脂質：2.3g　コレステロール：13mg　糖質：4.0g　食物繊維：1.7g

材料（2人分）

豚もも薄切り肉 …… 40g
にんじん、ごぼう …… 各20g
こんにゃく …… 40g
にんにく（みじん切り） …… 小さじ1/2
みそ …… 小さじ2
七味とうがらし …… 少々

作り方

1. 豚肉は食べやすい大きさに切る。にんじん、こんにゃくは短冊切り、ごぼうはささがきにする。
2. 鍋に水200mlを入れて煮立て、1とにんにくを入れて煮る。みそを加えて味を調える。
3. 器に盛り、お好みで七味とうがらしをふる。

（秋山里美）

みそを減らし、ねりごまを加えた煮汁で減塩 さばみそ煮

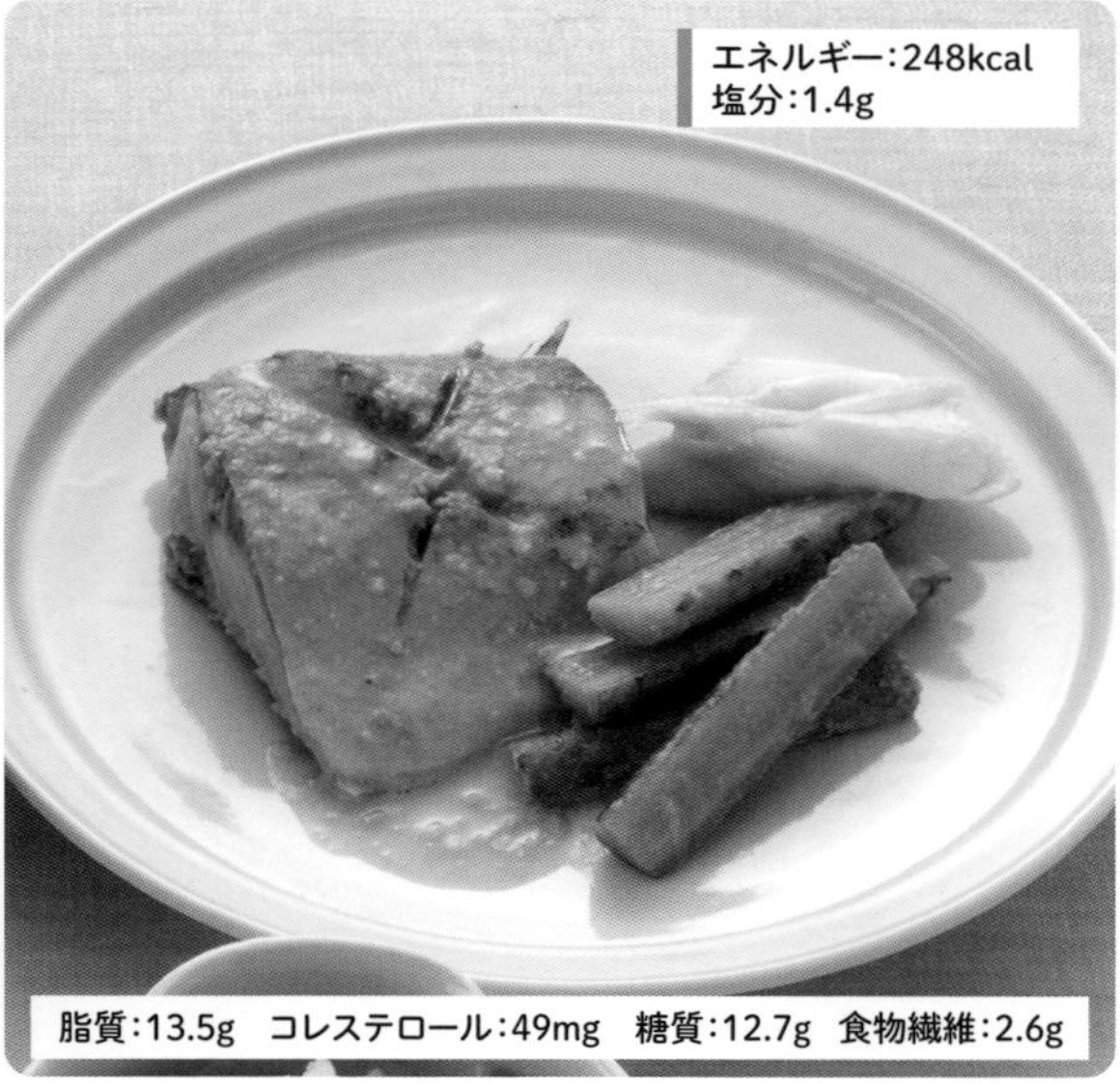

エネルギー：248kcal
塩分：1.4g

脂質：13.5g　コレステロール：49mg　糖質：12.7g　食物繊維：2.6g

材料（2人分）

さば …… 2切れ（160g）
長ねぎ …… 10㎝（20g）
ごぼう …… 1/4本（50g）
A ┌ こんぶ（5㎝角） …… 1枚
A │ 酒 …… 大さじ1
A └ 水 …… 1と1/4カップ
みそ …… 小さじ2
砂糖 …… 小さじ1
ねり白ごま …… 10g
しょうがの薄切り …… 2枚

作り方

1. 鍋にAを入れ、20分ほどおいてだしをとる。
2. 長ねぎは斜め切りにする。ごぼうは4〜5㎝長さにして縦半分に切る。さばは皮に十字に切り込みを入れる。
3. 1を中火にかけて砂糖、ごぼうを入れ、煮立ったら弱火にして7〜8分煮る。中火に戻して煮立て、みそとねり白ごまをとき入れてさばを入れ、長ねぎとしょうがを加える。落とし蓋をし、15分煮て火を通す。

（秋山里美）

心臓病の原因「高血圧」を防ぐ

ナトリウム排泄効果のあるカリウムたっぷり　アボカドとホタテのトマトサラダ

エネルギー:174kcal
塩分:1.1g

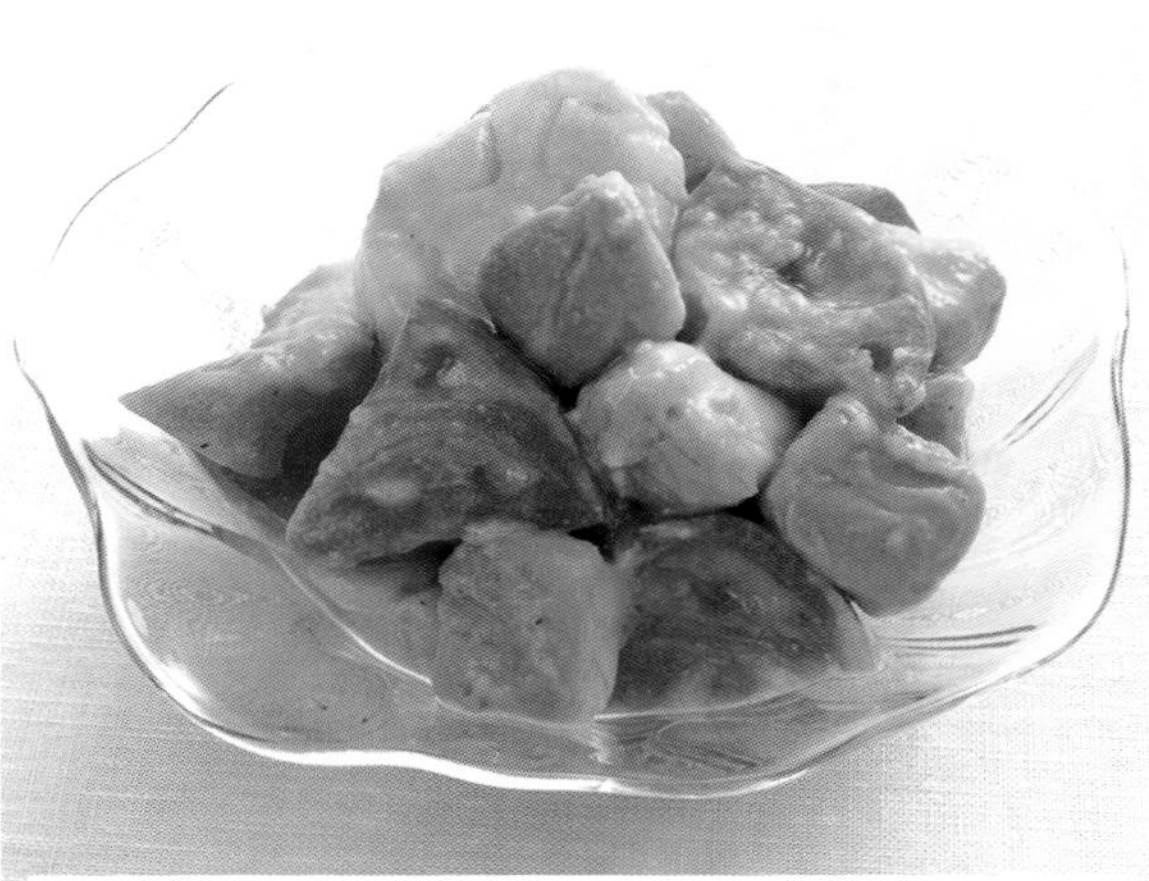

脂質:7.6g　コレステロール:32mg　糖質:12.6g　食物繊維:2.7g

材料(2人分)

- ほたて貝柱(刺身用) …… 6個(180g)
- アボカド …… 1/2個(70g)
- トマト …… 1個(150g)
- A
  - レモン汁 …… 大さじ1
  - オリーブ油 …… 小さじ1
  - にんにく(おろしたもの) …… 小さじ1/2
  - 砂糖 …… 小さじ1/3
  - 塩 …… 小さじ1/4
  - こしょう …… 少々

作り方

1. ほたてはさっとゆでて厚みを半分に切る。皮と種を除いたアボカドとトマトは2cm角に切る。
2. ボウルにAを入れてよくまぜ、アボカドとトマトを加えてまぜる。ほたてを加えて、さっとあえる。　(金丸絵里加)

高血圧をもたらすカルシウム不足を解消　厚揚げの中華風ミルク煮

エネルギー:208kcal
塩分:0.8g

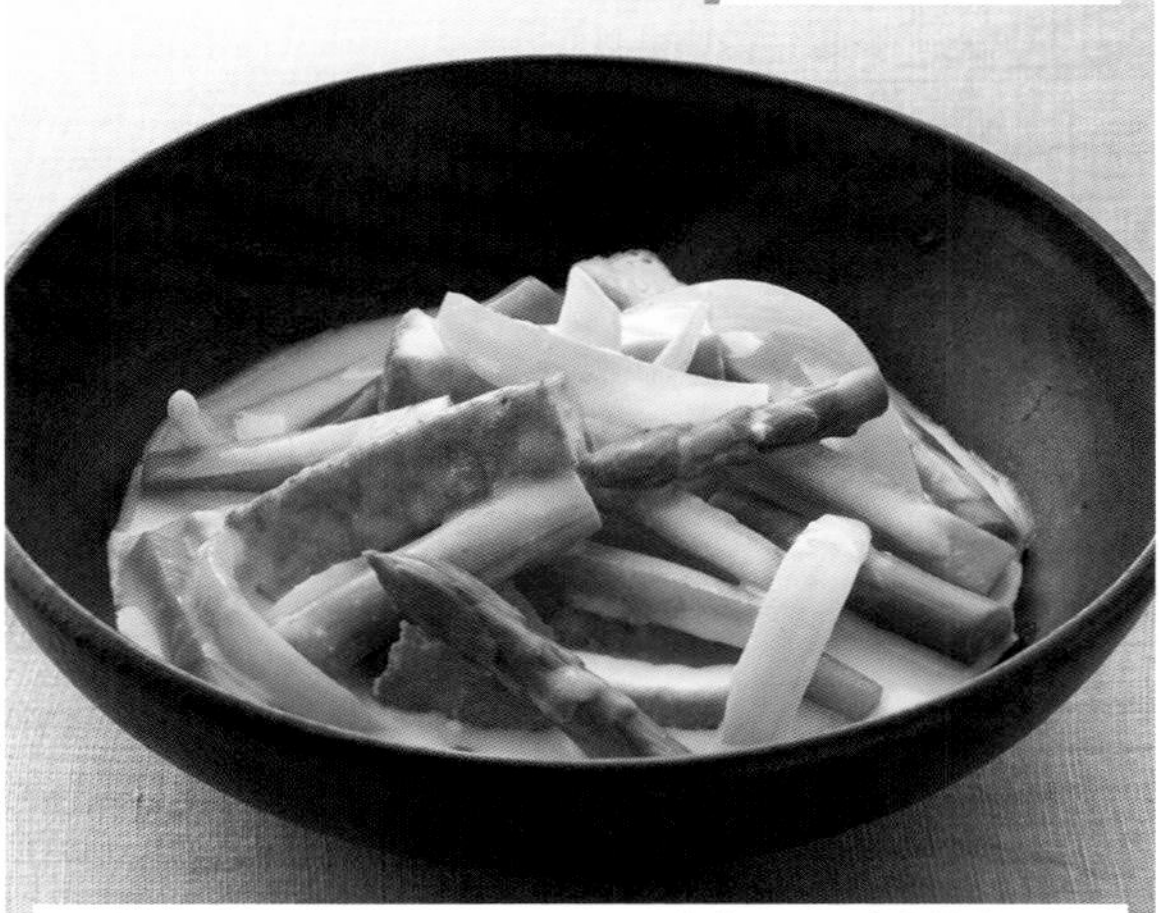

脂質:13.8g　コレステロール:10mg　糖質:9.2g　食物繊維:1.9g

材料(2人分)

- 厚揚げ …… 1枚(150g)
- グリーンアスパラガス …… 3本(50g)
- 玉ねぎ …… 1/4個(40g)
- にんじん …… 1/3本(40g)
- ごま油 …… 大さじ1/2
- A
  - 牛乳 …… 3/4カップ
  - 固形スープのもと(チキン) …… 1/4個
  - オイスターソース …… 小さじ1/3
  - 塩、こしょう …… 各少々
- かたくり粉 …… 小さじ1

作り方

1. 厚揚げは2～3分ゆでて油抜きをし、細長い棒状に切る。アスパラガスは4cm長さに切る。玉ねぎは7～8cm幅に細切りにし、にんじんは5cm角の棒状に切る。
2. フライパンに油を熱し、1を炒める。玉ねぎが透き通ったらAを加える。煮立ったらかたくり粉を小さじ2の水でといて回し入れ、とろみをつける。　(検見崎聡美)

エネルギーレシピ

摂取エネルギーを抑えつつ、栄養バランスの取れたメニューを紹介します。

0次予防

脂身の少ない部位でもパサパサしない ゆで豚のたっぷり野菜添え

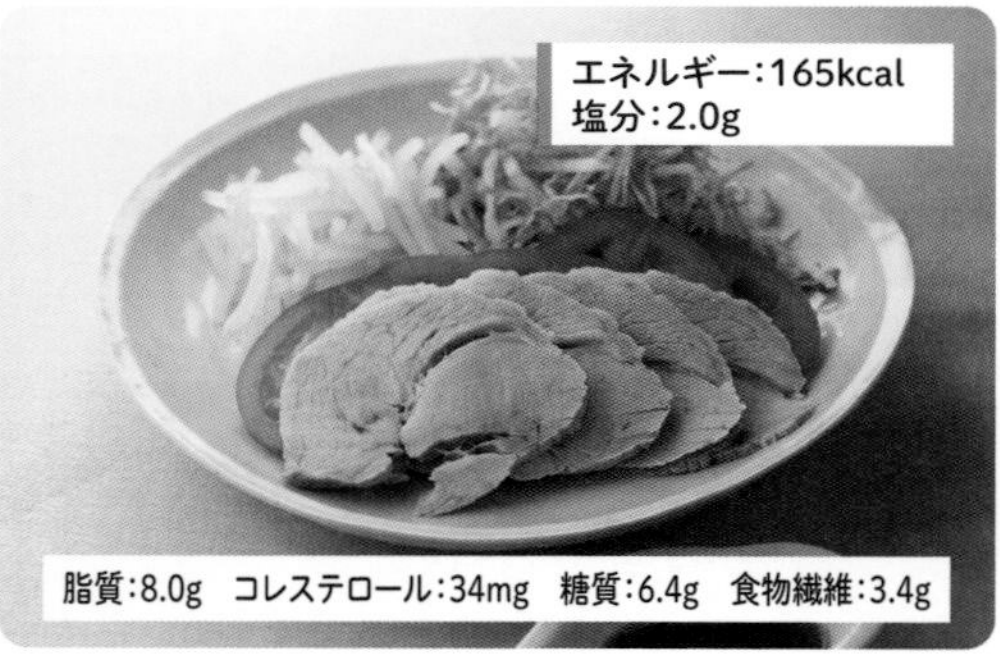

エネルギー:165kcal
塩分:2.0g

脂質:8.0g　コレステロール:34mg　糖質:6.4g　食物繊維:3.4g

材料(2人分・豚肉は作りやすい分量)

	豚もも肉(かたまり)	500g
	もやし	1袋(200g)
	レタス	4枚(100g)
	トマト	小1個(80g)
	長ねぎの青い部分	1本分(25g)
	しょうがの薄切り	1かけ分(20g)
A	塩	小さじ2
A	こしょう	少々
A	酒(あれば紹興酒)	1/2カップ弱(90ml)
	酒	1/4カップ
	水	5カップ強
B	花椒	小さじ1/2
B	酒、しょうゆ	各大さじ1/2
B	ごま油	小さじ1
B	肉のゆで汁	大さじ1

作り方

1. 豚肉にAの塩とこしょうをもみ込み、酒をふって15分おく。たこ糸などで縛り、形をととのえる。
2. 鍋に長ねぎの青い部分、しょうが、酒、水を入れて、肉が隠れる程度まで湯を足す。アクとりシートをのせ40～50分弱めの中火でゆでる。途中上下を返す。
3. 竹ぐしで刺して透明な汁が出たら、火を止めてそのまま冷ます。煮汁から肉が出る場合はときどき返して肉が乾かないようにする。
4. もやしはさっとゆでて水にとり、水気をきる。レタスはせん切り、トマトは薄切りにする。
5. 3が冷めたら薄く切る(1人分50g)。使わない分は冷蔵室で保存する(2～3日保存可能)。器に4と豚肉を盛り、Bをまぜたたれを添える。　(植木もも子)

アボカドにはカリウム・ビタミンEがたっぷり えびとアボカドのワンタンスープ

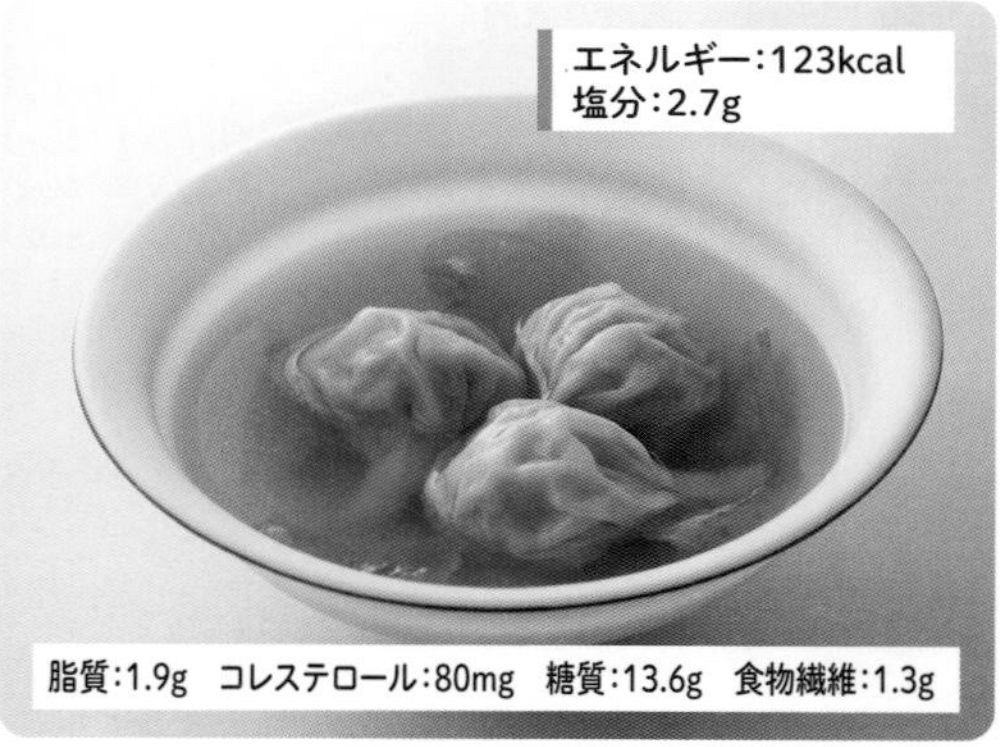

エネルギー:123kcal
塩分:2.7g

脂質:1.9g　コレステロール:80mg　糖質:13.6g　食物繊維:1.3g

材料(2人分)

	むきえび	10尾(100g)
	長ねぎ	3cm(15g)
	しょうが	1/3かけ(5g)
	アボカド(熟したもの)	1/4個(正味20g)
	ワンタンの皮	6枚
A	酒	小さじ1
A	かたくり粉	小さじ1/2
A	塩	小さじ1/5
A	こしょう	少々
B	鶏ガラスープのもと	小さじ1と1/3
B	酒	大さじ1
B	塩	小さじ1/4
B	しょうゆ、こしょう	各少々
B	水	2カップ
	レタス	1枚(25g)

作り方

1. むきえびは塩とかたくり粉各少々（分量外）でもんでから流水で洗い、水気をふいてAで下味をつけ、1cm幅に切る。長ねぎとしょうがはみじん切りにする。アボカドは皮と種を除き、つぶしてペースト状にする。
2. ボウルに1を入れてよくまぜる。
3. 2を6等分にしてワンタンの皮にのせ、縁に水少々をつけて巾着状に形作り、たっぷりの湯で4分ゆでる。
4. 鍋にBを入れて火にかけ、スープを作る。
5. 器に食べやすくちぎったレタスと3を入れ、4をそそぐ。
(菰田欣也)

心臓病の原因「肥満」を防ぐ低

見た目も食べ応えもアップ 豚ひき肉のトマト詰めおろし煮

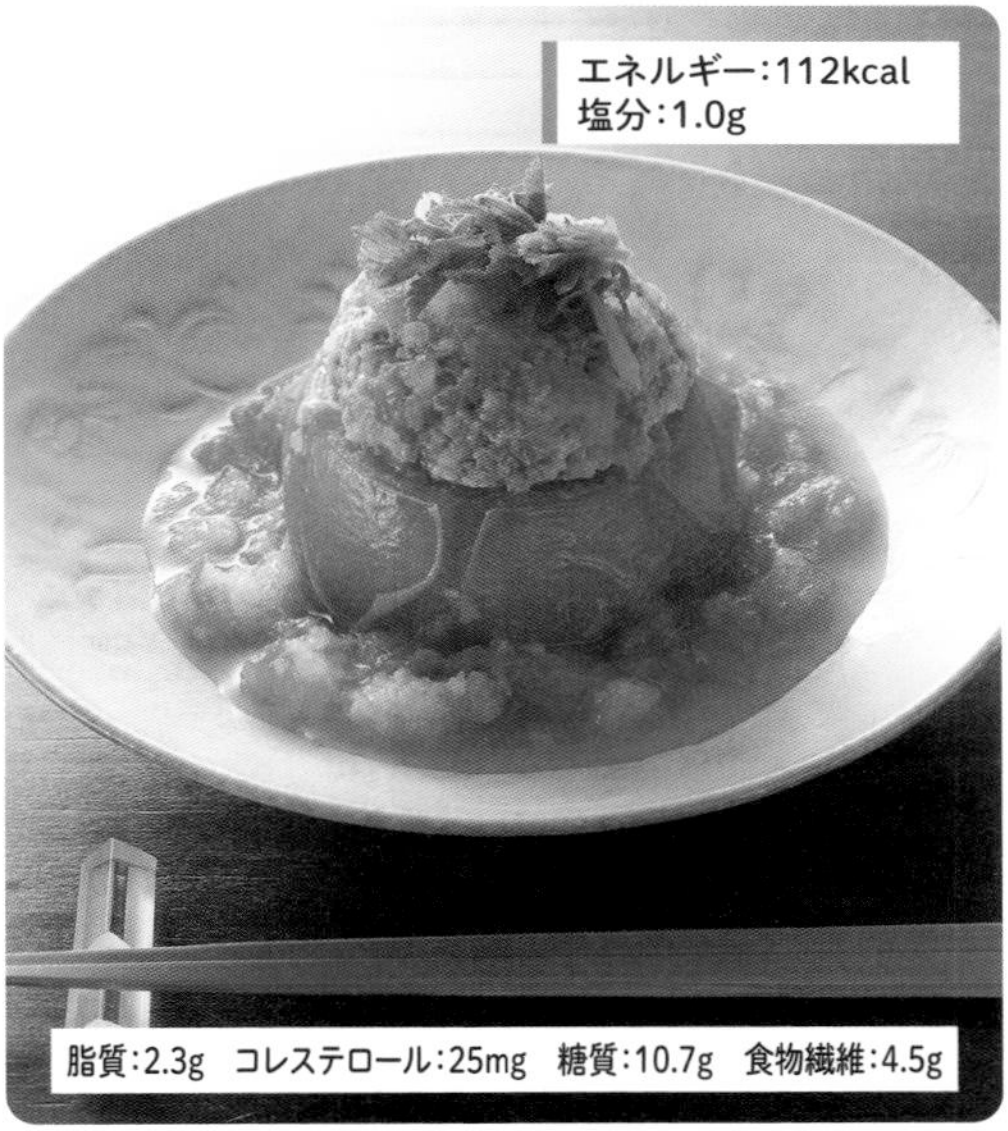

エネルギー:112kcal
塩分:1.0g

脂質:2.3g　コレステロール:25mg　糖質:10.7g　食物繊維:4.5g

材料(2人分)

- 豚ひき肉(赤身)……80g
- トマト……中2個(300g)
- 玉ねぎ……1/4個(50g)
- 大根おろし……100g
- A 塩、こしょう……各少々
- B だし汁……3/4カップ
- B しょうゆ……小さじ1と1/2
- 大根の葉……少々

作り方

1. トマトはへたの逆側を3cm切り落とし、種をくりぬく。
2. 切り落としたトマトは1cm角に切る。
3. 玉ねぎはみじん切りにし、ひき肉とAを加えてまぜる。2等分にし、1に詰める。
4. 鍋にBと2を入れて中火で煮立て、3を入れる。再び煮立ったら弱火にし、蓋をして15～20分煮る。ときどき煮汁をすくいかける。
5. 火が通ったら水気をきった大根おろしを加え、一煮する。煮汁ごと器に盛り、ゆでた大根の葉を刻んで添える。（検見﨑聡美）

えびのアスタキサンチンが細胞の酸化を予防 ほうれんそうとえびの塩炒め

エネルギー:108kcal
塩分:0.6g

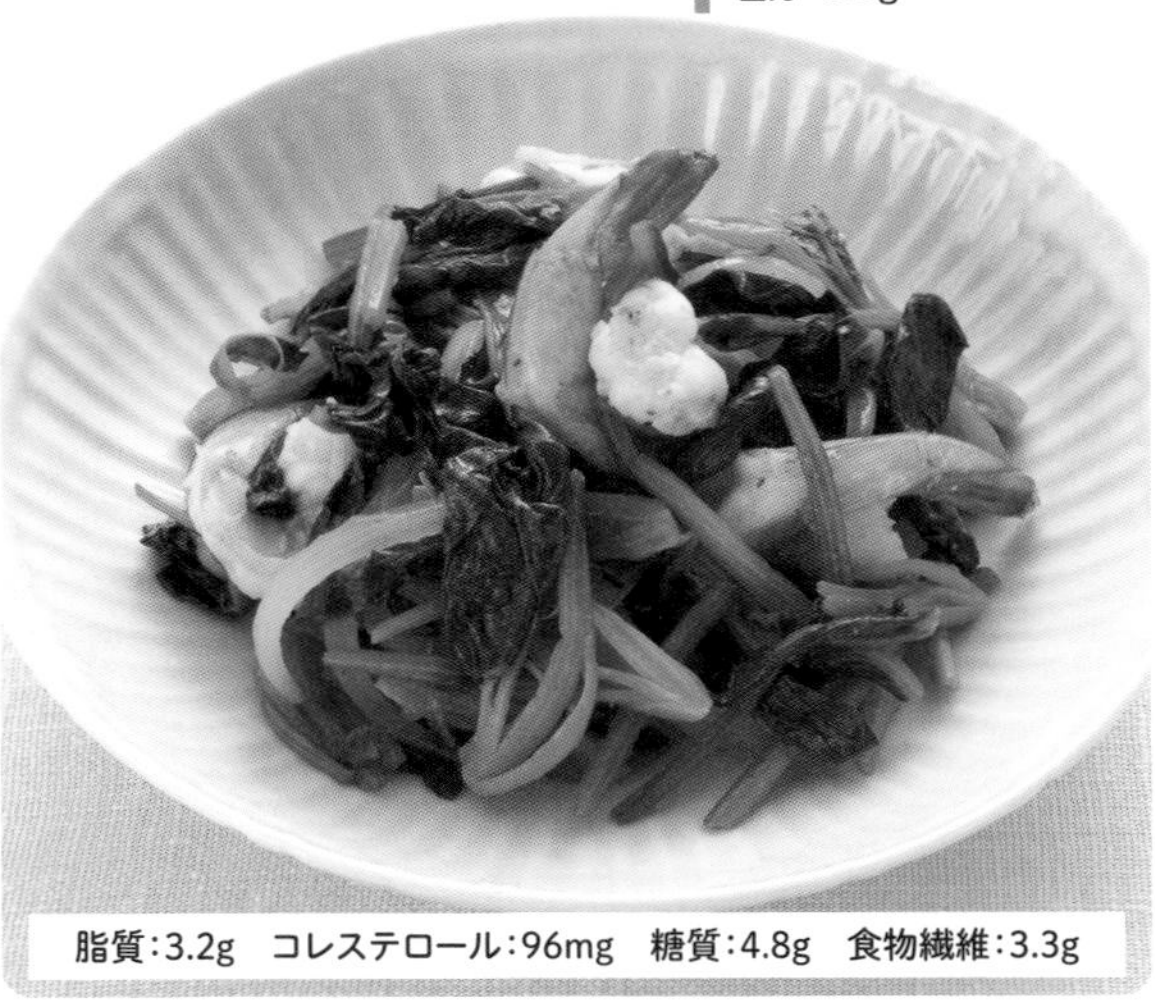

脂質:3.2g　コレステロール:96mg　糖質:4.8g　食物繊維:3.3g

材料(2人分)

- ほうれんそう……2/3束(200g)
- えび……小10尾(120g)
- 玉ねぎ……1/3個(50g)
- にんにく……1/2かけ
- オリーブ油……大さじ1/2
- 塩……小さじ1/8

作り方

1. ほうれんそうは色よくゆで、冷水にとって冷まして水気をしぼり、3～4cm長さに切る。えびは背わたを除き、尾を一節残して殻をむき、背に切り込みを入れる。玉ねぎは5mm幅の薄切りにする。
2. フライパンに油とつぶしたにんにくを入れて熱し、玉ねぎ、えびを入れて炒める。えびの色が変わったらほうれんそうを加えて炒め、塩をふる。（検見﨑聡美）

たっぷりレシピ

悪玉コレステロールを減らして動脈硬化を予防する効果のある、EPA・DHA、タウリン、食物繊維を含む料理を紹介します。

1次予防

EPA・DHAたっぷり いわしの和風カルパッチョ

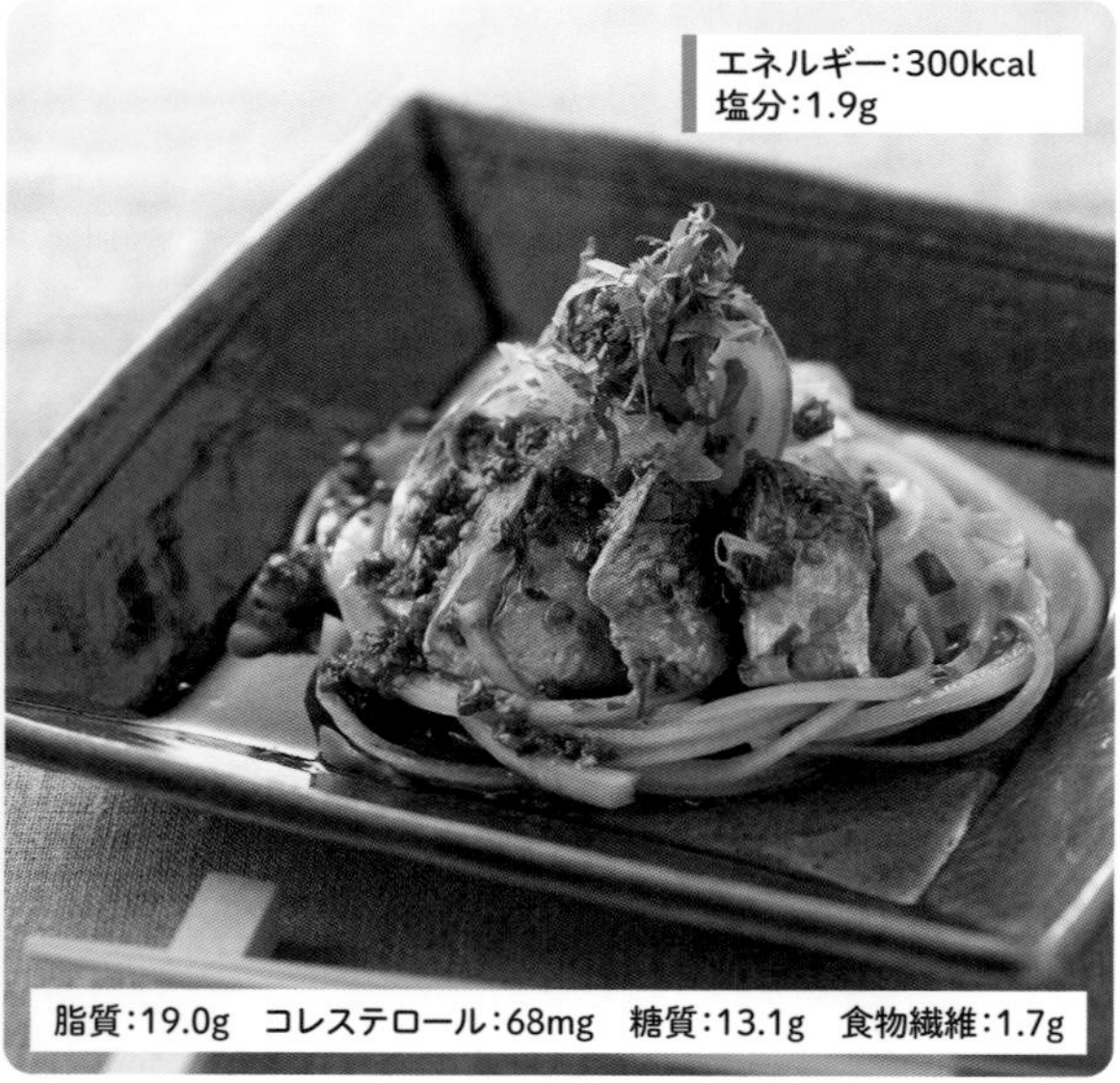

エネルギー：300kcal
塩分：1.9g

脂質：19.0g　コレステロール：68mg　糖質：13.1g　食物繊維：1.7g

材料（2人分）

- いわしの刺身……200g
- 大葉……4枚
- みょうが……2個
- 玉ねぎ……1個（150g）
- A
  - 万能ねぎのみじん切り……大さじ2
  - サラダ油、ごま油……各大さじ1
  - しょうゆ、酢……各大さじ1
  - 柚子こしょう……小さじ1/2

作り方

1. 大葉はせん切り、みょうがは縦半分に切って斜め薄切りにする。
2. 玉ねぎはごく薄くスライスして水にさらし、水けをしっかり絞る。
3. 器に2をしき、いわしの刺身を並べてよくまぜたAを回しかけ、1をのせる。

（野口律奈）

EPA・DHAも野菜の栄養もまるごと摂取 鮭のホイル包み焼き

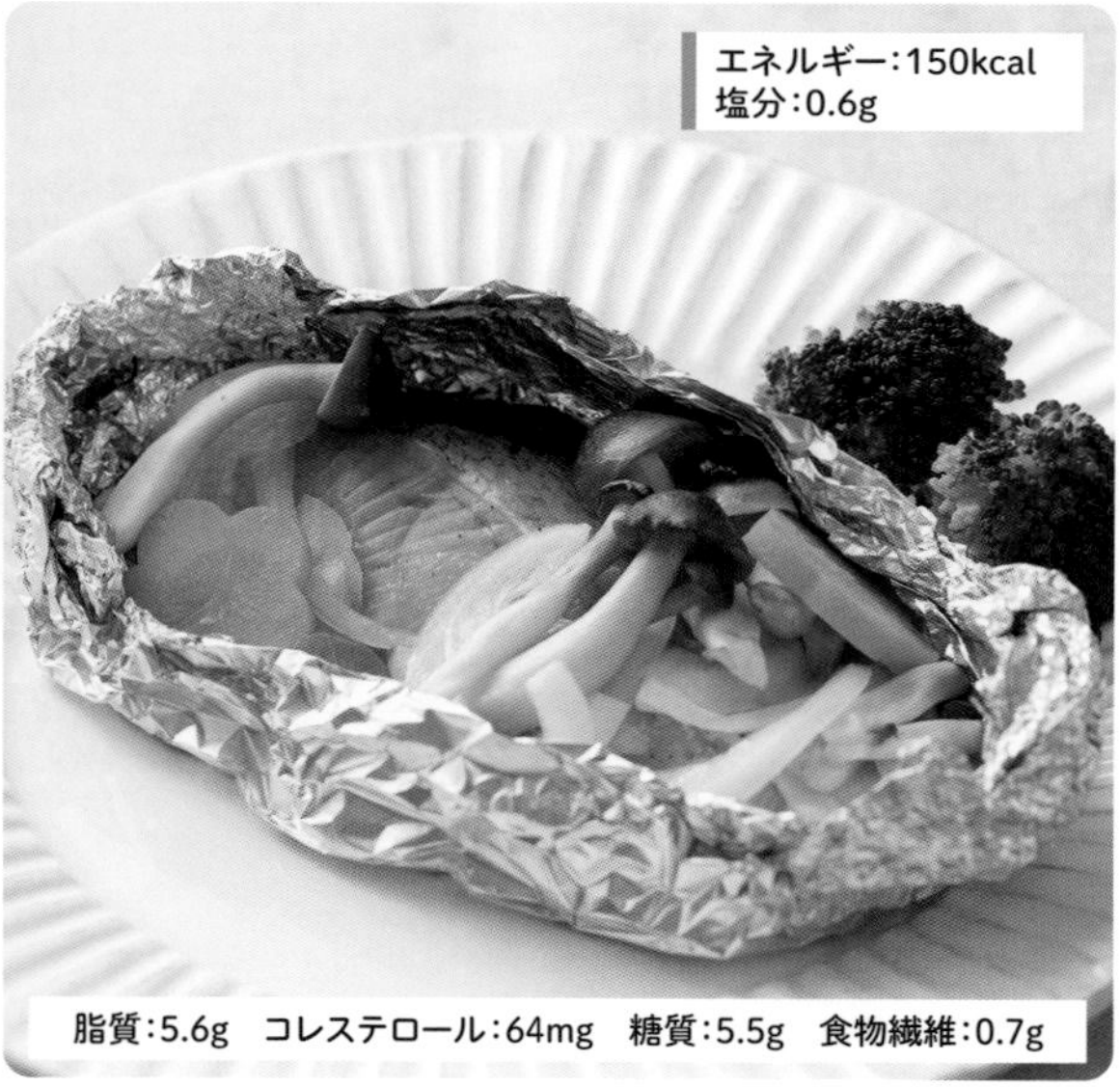

エネルギー：150kcal
塩分：0.6g

脂質：5.6g　コレステロール：64mg　糖質：5.5g　食物繊維：0.7g

材料（2人分）

- 鮭（切り身）……2切れ
- 塩、こしょう……各少々
- 玉ねぎ……1/8個
- にんじん……10g
- しめじ……1/4パック
- バター……5g

作り方

1. 玉ねぎとにんじんは薄切り、しめじは小房に分ける。
2. 鮭は塩、こしょうをふってアルミホイルにのせ、1をのせてバターを散らし、ホイルで包む。
3. オーブントースターで火が通るまで焼く（15分程度）。

（野口律奈）

タウリン豊富で高たんぱく＆低カロリー たことしそのカルパッチョ

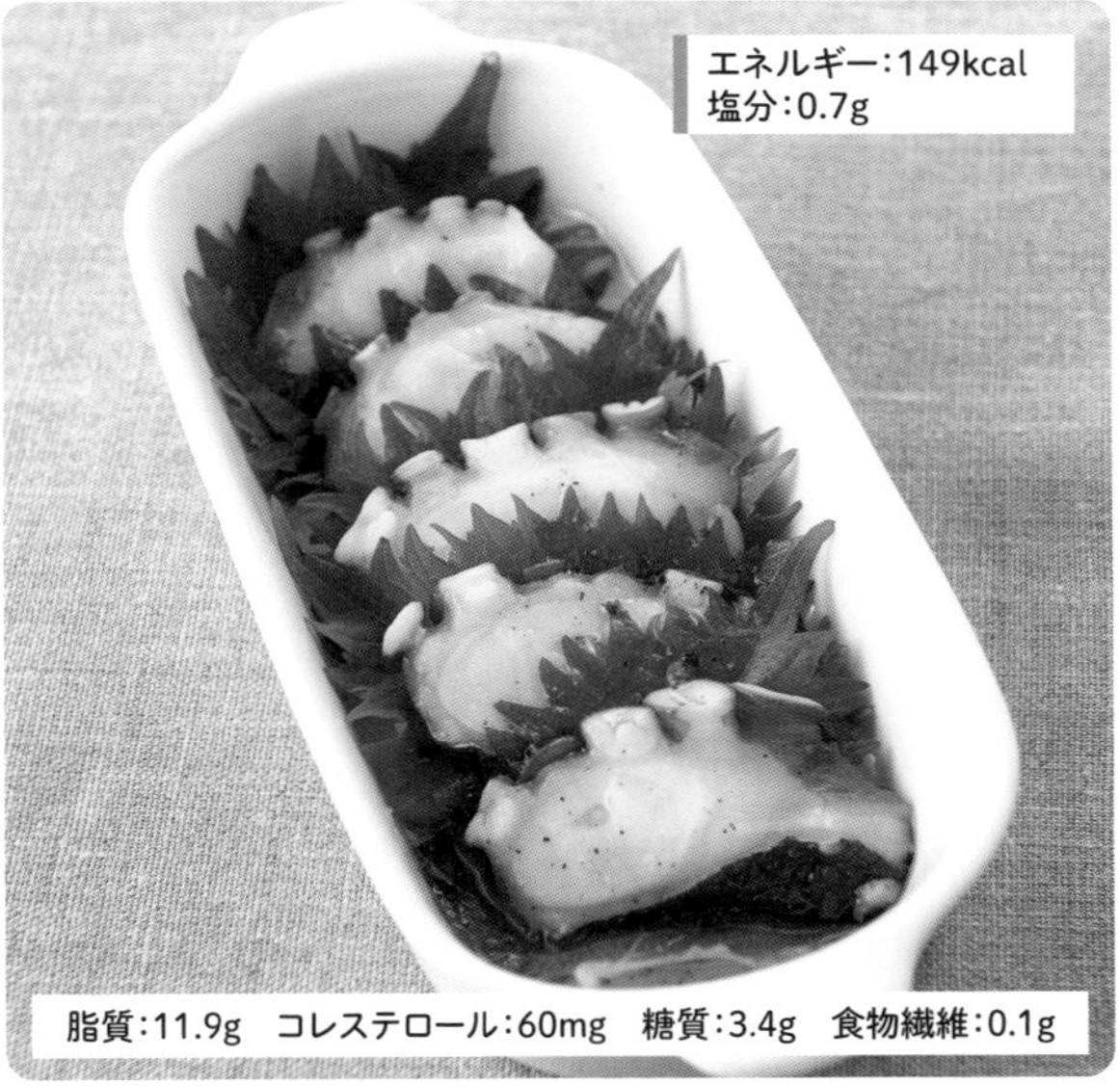

エネルギー:149kcal
塩分:0.7g

脂質:11.9g　コレステロール:60mg　糖質:3.4g　食物繊維:0.1g

材料(2人分)

たこ …… 80g
しそ …… 6枚(3g)
A
- オリーブ油 …… 大さじ2
- 酢 …… 小さじ4
- しょうゆ …… 小さじ1

作り方

1. たこをスライスする。しそは半分に切る。
2. 器にたことしそを交互に盛り、よくまぜたAをかける。（野口律奈）

あさりのうまみで豆腐もおいしい！ あさりと豆腐のレンジ薬味蒸し

エネルギー:143kcal
塩分:0.7g

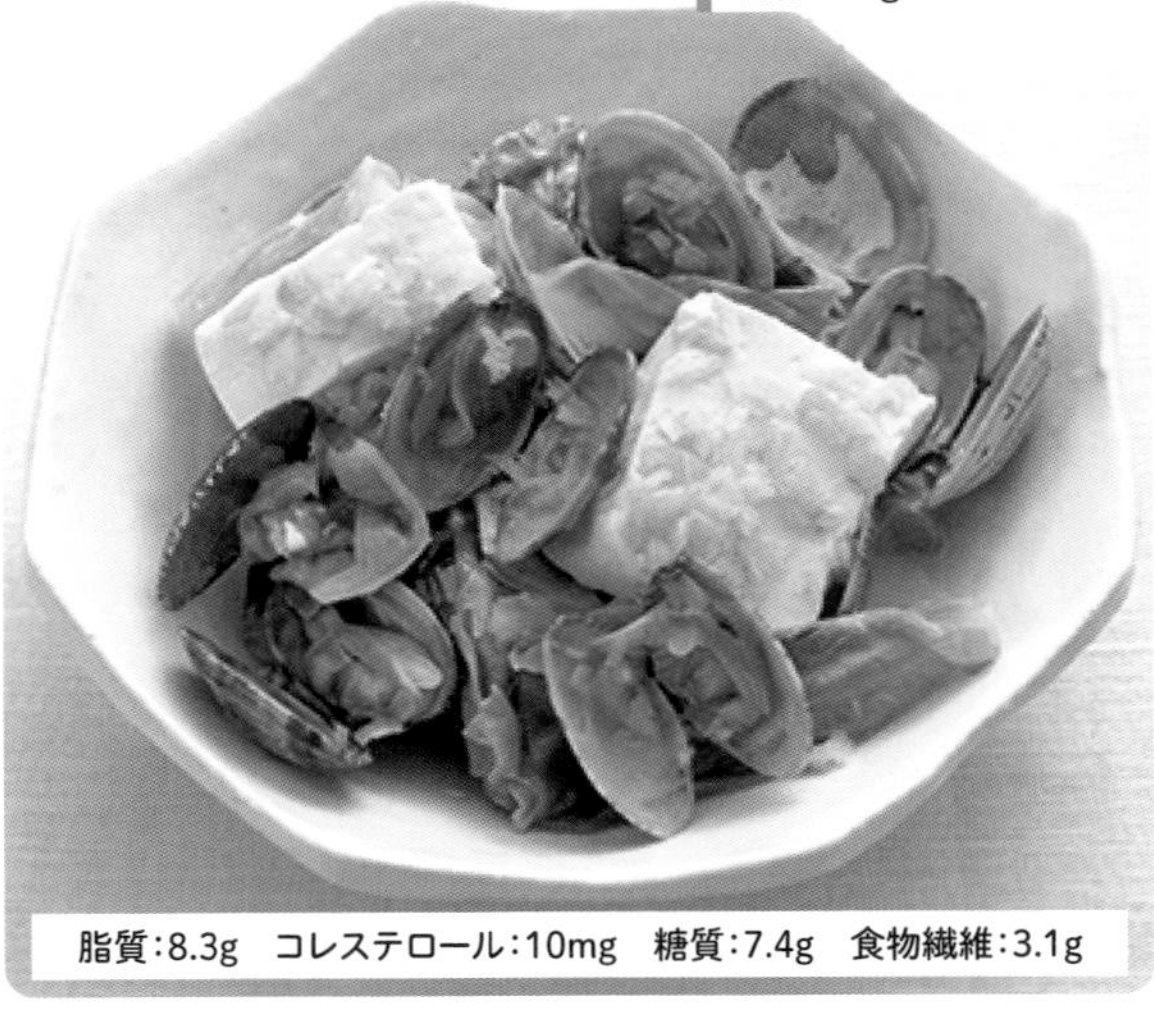

脂質:8.3g　コレステロール:10mg　糖質:7.4g　食物繊維:3.1g

材料(2人分)

あさり(砂出しずみ・殻つき) …… 200g
絹ごし豆腐 …… 1/2丁(150g)
キャベツ …… 4枚(200g)
A
- 長ねぎのみじん切り …… 1/2本分
- しょうがのみじん切り …… 小さじ1
- 酢 …… 大さじ1
- ごま油、酒 …… 各小さじ2

ラー油 …… 適量

作り方

1. 豆腐はざるに上げて10～15分おいて水けをきり、4等分に切る。あさりは殻をこすり合わせてよく洗い、水けをきる。
2. キャベツはざく切りにして耐熱ボウルに敷き、その上に1をのせてよくまぜたAを回しかける。
3. ラップをふんわりとかけ、電子レンジで5～6分加熱する。そのまま1～2分蒸らして器に盛り、ラー油をたらす。（金丸絵里加）

レシピ

糖尿病は予備群の段階から冠動脈の動脈硬化をすすめることがわかっています。糖尿病にならないよう食事に注意しましょう。

1次予防

さっぱり味だが食べ応えは十分 ゆでしゃぶのねぎからし和え

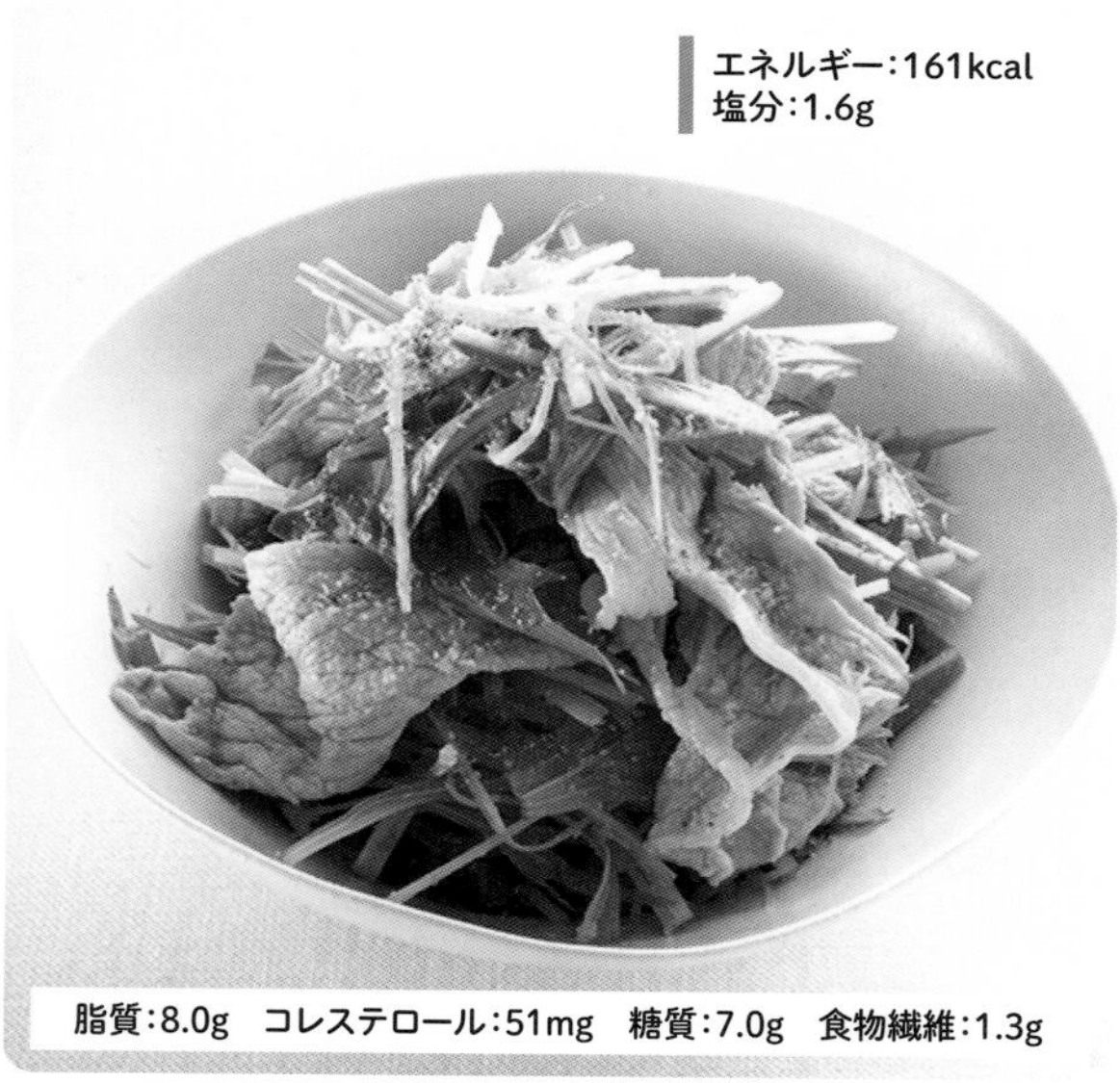

エネルギー：161kcal
塩分：1.6g

脂質：8.0g　コレステロール：51mg　糖質：7.0g　食物繊維：1.3g

材料（2人分）

- 豚もも薄切り肉（しゃぶしゃぶ用）……150g
- 長ねぎ……1/2本（30g）
- 水菜……2束（50g）
- すり白ごま……小さじ1
- A しょうゆ……大さじ1
- A 酢……小さじ2
- A ねりがらし……小さじ1

作り方

1. 長ねぎは4cm長さのせん切り、水菜は3～4cm長さに切る。ボウルにAを入れてまぜる。
2. たっぷりの湯を80度程度に沸かし、豚肉を広げて入れる。さっとゆでて水けをきり、熱いうちに1のボウルに入れ、長ねぎも加えてあえる。仕上げに水菜も加えてさっとあえ、器に盛ってごまをふる。

（金丸絵里加）

食物繊維豊富なしめじやピーマンで血糖値の上昇を抑える 鶏胸肉のトマト煮

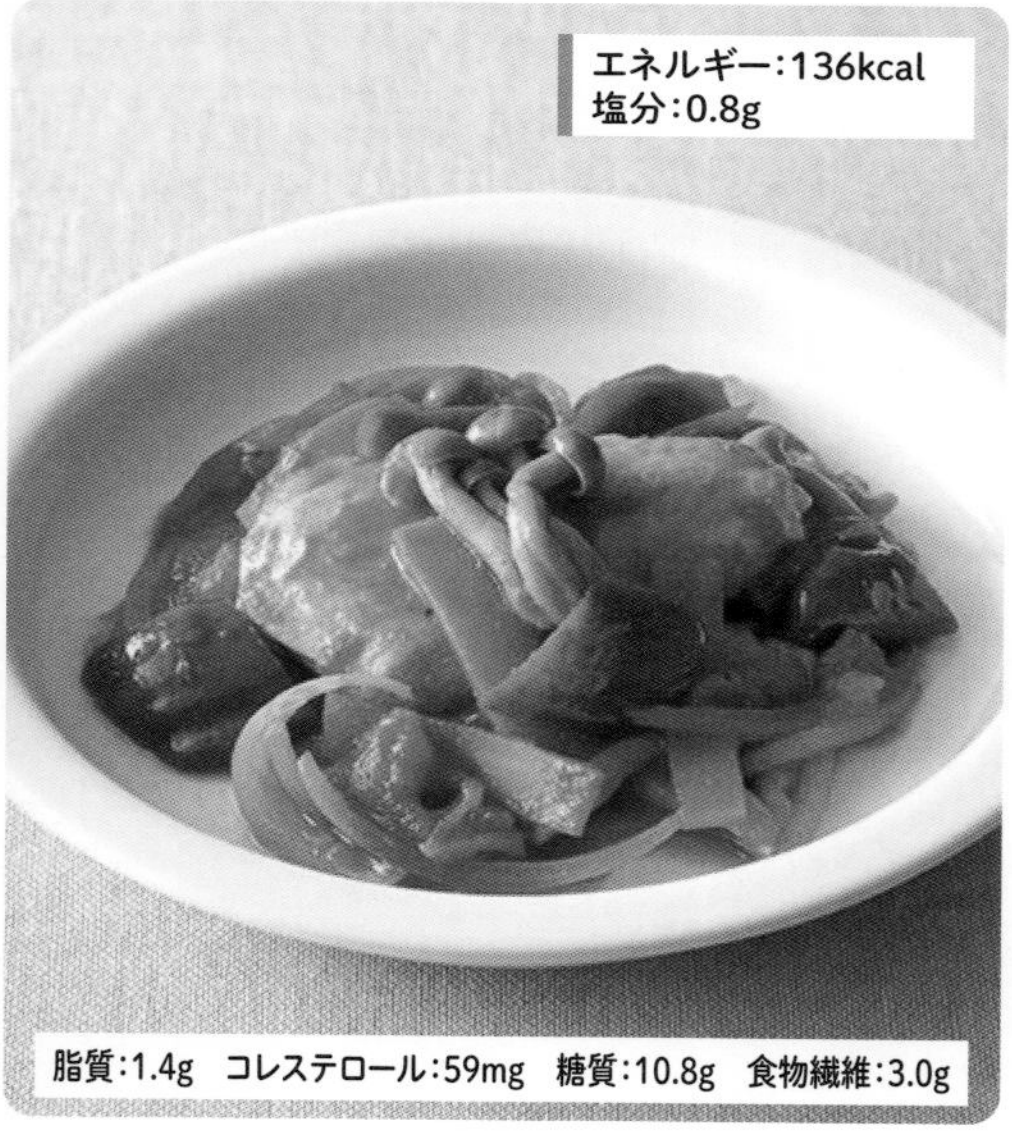

エネルギー：136kcal
塩分：0.8g

脂質：1.4g　コレステロール：59mg　糖質：10.8g　食物繊維：3.0g

材料（2人分）

- 鶏胸肉（皮なし）……160g
- 玉ねぎ……1/4個（40g）
- しめじ……1/2パック（60g）
- にんじん……1/4本（40g）
- ピーマン……1個（50g）
- 塩、こしょう……各少々
- A トマト水煮缶（液汁を除く）……1/2缶（100g）
- A 赤ワイン……大さじ1（15g）
- A ウスターソース……小さじ1（5g）
- A 濃口しょうゆ……小さじ1/2（3g）
- A ローリエ……1枚

作り方

1. 玉ねぎは薄切りにし、しめじは石づきを除き小房に分ける。にんじんは短冊切りに、ピーマンはヘタと種を取ってひと口大に切る。
2. 鶏胸肉は2つに切り、両面に塩、こしょうをふり、深めのフッ素樹脂加工のフライパンで表面に焼き色をつける。
3. 2に1を加えて炒め、Aを加えて約10～15分煮込む。

（森下千波、瀬川由利子、一柳高湖）

心臓病の原因「糖尿病」を防ぐ

カリカリじゃこを添えることで噛む回数が増え、早食いを防止 豆腐ステーキカリカリじゃこ添え

エネルギー:130kcal
塩分:1.2g

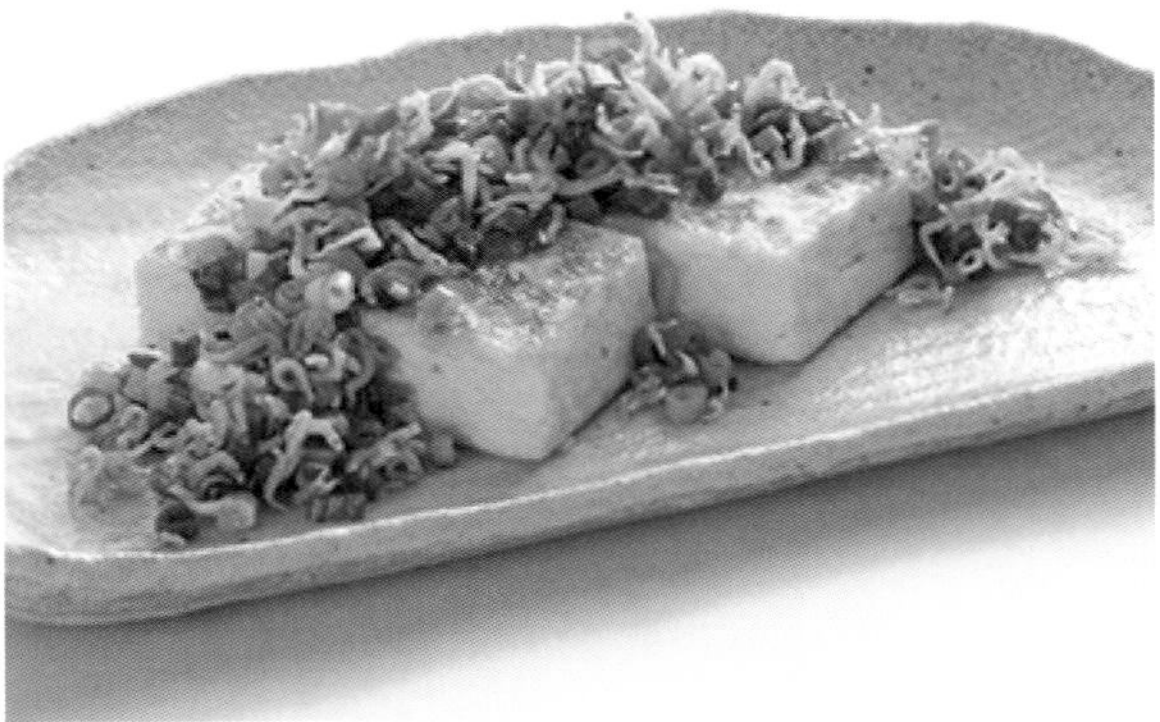

脂質:7.7g　コレステロール:39mg　糖質:3.8g　食物繊維:1.4g

材料(2人分)

木綿豆腐	200g
ちりめんじゃこ	大さじ4(20g)
万能ねぎ(小口切り)	4本分(24g)
ごま油	小さじ2弱(6g)
薄力粉	2g
ポン酢じょうゆ	小さじ4(20g)

作り方

1. 豆腐は半分の厚さに切り、キッチンペーパーに包んで水きりする。
2. フライパンにごま油を熱し、ちりめんじゃこをカリッとするまで炒める。ボウルに移し、万能ねぎ、ポン酢じょうゆとあえる(フライパンは洗わない)。
3. 1に茶こしで薄力粉をまぶし、2のフライパンで両面色よく焼く。
4. 3を器に盛り、2をかける。
(佐藤史織、山崎奈々花、小鳥井あおい)

レンコンの歯ざわりが満腹&満足をもたらす れんこんと豚肉のレンジ蒸し

エネルギー:159kcal
塩分:0.7g

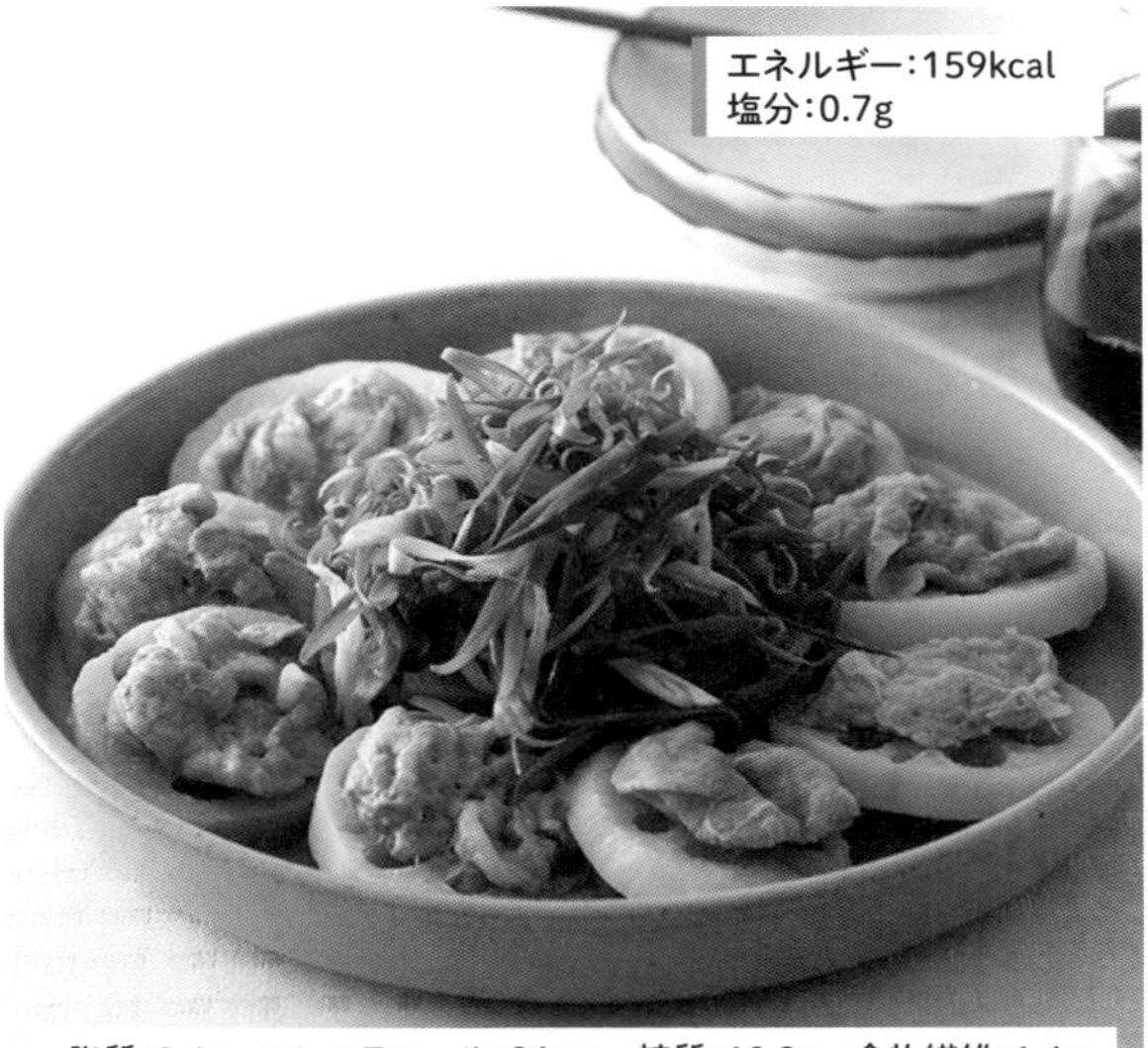

脂質:8.4g　コレステロール:24mg　糖質:10.9g　食物繊維:1.6g

材料(2人分)

	豚ロース薄切り肉(しゃぶしゃぶ用)	80g
	れんこん	100g
	しめじ	1/4パック(30g)
	かたくり粉	少々
A	しょうゆ、ごま油	各小さじ1/2
A	酒	大さじ1/2
	万能ねぎ	1.5〜2本
	ポン酢じょうゆ	適量

作り方

1. れんこんは皮をむいて厚さ1cmの輪切りにし、片面にかたくり粉を薄くまぶす。
2. 豚肉はAをもみ込んで1の枚数分に分け、1のかたくり粉をまぶした面にのせる。
3. 耐熱皿の中央部分をあけて2を円形に並べ、ラップをして電子レンジ(600W)で8分加熱する。斜め切りにした万能ねぎをのせ、ポン酢じょうゆを添える。
(落合貴子)

まだまだある！心不全の予防と悪化抑止

運動や食事以外にも普段の生活の中で、自分でできることはたくさんあります。

便通を整えましょう

便秘による排便時のいきみは血圧を上げ、心臓に負担をかけてしまいます。また、利尿薬を服用していたり、水分を控えている人は、便秘になりやすくなります。

便秘を予防するには

❶ 毎日決まった時間にトイレに行きましょう。
❷ 食物繊維の多い野菜を摂りましょう。
❸ 医師に相談し、下剤を処方してもらいましょう。
❹ 便秘でも医師から決められた水分量は守りましょう。

心臓に優しい入浴をしましょう

心臓に優しい入浴方法を取り入れることで、血液の流れをよくし、心不全の症状を緩和する効果が得られます。

入浴前の準備

❶ 入浴前に脱衣所や浴室を温めておきましょう。
❷ 空腹時や食事の直後、運動直後の入浴は避けましょう。

入浴方法

❶ お湯の温度は40~41℃にしましょう。熱いお湯は血圧を上げて心臓へ負担をかけてしまいます。
❷ 湯船に入る深さはみぞおちあたりまでにしましょう。
❸ 湯船に入ってから出るまでの時間は10分くらいにしましょう。
❹ 入浴後は安静にして、体を休めましょう。

禁煙しましょう

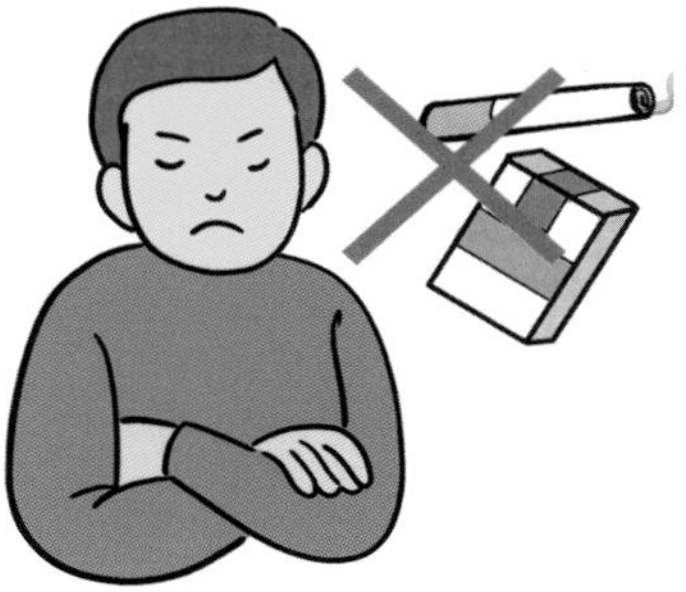

タバコには血管を収縮させて血圧や脈拍を上げ、不整脈を引き起こす作用があります。心不全を悪くしないために、禁煙が必要です。
タバコに含まれるニコチンには依存性があり、やめたい意思があってもやめられない場合は、禁煙外来を利用する方法があります。健康保険が適用できる場合もあるので、医療機関にご相談ください。
また、タバコの煙には有害物質が多く含まれています。ご家族や周囲の人が吸っていても影響を受けます。周囲の人にも禁煙をすすめましょう。電子タバコも同様に有害物質が多く含まれているため禁煙をすすめています。

節酒を心がけましょう

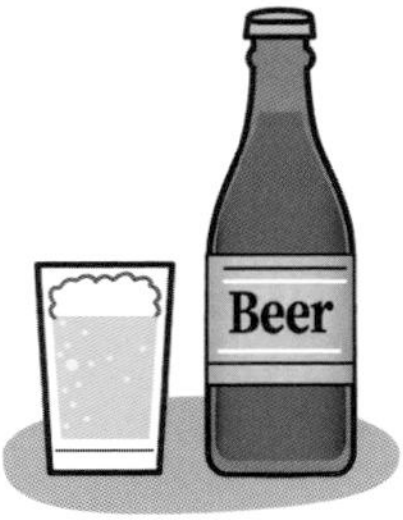

お酒を飲みすぎると、水分のバランスが崩れ、血圧も上がり、心臓の負担になります。
お酒は適量の範囲内で、楽しむ程度に控えましょう。

お酒の適量は、1日にアルコール20g以下です

アルコール20gの目安
◆ビール：中瓶1本（500ml）
◆日本酒：1合（180ml）
◆ワイン：グラス2杯（200ml）
◆ウイスキー：ダブル（60ml）

＊おつまみには塩分を多く含むものが多いので、注意 してください。

感染症を予防しましょう

感染すると、体や心臓に負担をかけて、心不全を悪くする原因になります。しっかりと予防し、いつもと体調が異なると感じたら早めに医療機関を受診することが大切です。

感染症予防のために

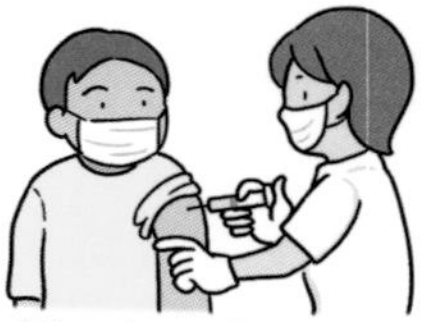

❶ 栄養を摂り、適度に体を動かして、感染に負けない体づくりをしましょう。
❷ 手洗いやうがいを心がけましょう。
❸ 歯磨きの習慣を大切にしましょう。
❹ インフルエンザや新型コロナ 、肺炎球菌のワクチンを接種しましょう。接種時期や保険適用などは医療機関にお問い合わせください。

ストレスとうまく付き合いましょう

心不全は、病気そのものの心配のほか、生活の変化や金銭的な負担などによりストレスを抱えやすい病気です。

ストレスとうまく付き合うために

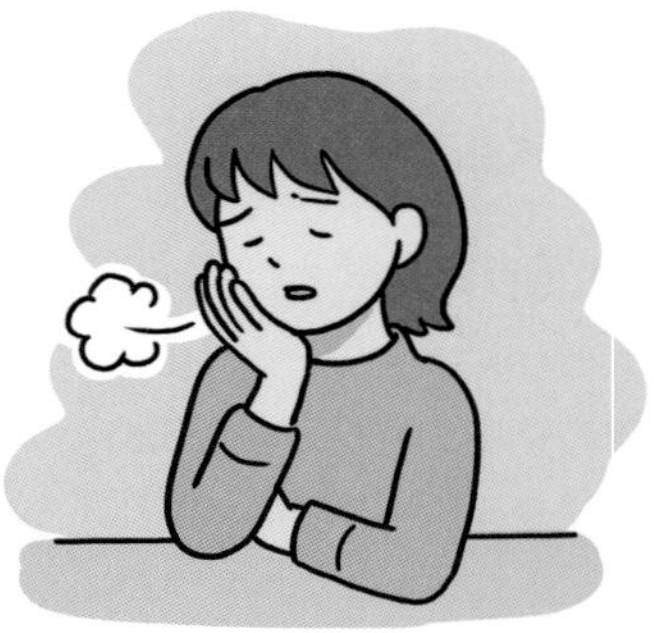

❶ 心配なことや気になることを一人で抱え込まずに、話しやすい人に相談しましょう。
❷ 規則正しい生活をして十分な睡眠や休息をとりましょう。
❸ 眠れなかったり、食欲がなくなったりしていませんか？　物事に対して興味が持てない、あるいは気分がひどく沈み、憂うつになることはありませんか？
これらは心の不調のサインかもしれません。
医師や看護師に相談しましょう。

名医が教える
よくわかる
最新医学

心不全
と重症化の予防

発症から再発までステージごとの予防
術後の生活、食事と運動、お金のこと
自分にあう治療を選ぶために必要な情報のすべて

小室一成

日本循環器協会代表理事
国際医療福祉大学副学長
東京大学大学院医学系研究科
先端循環器医科学講座特任教授

Komuro Issei
M.D., Ph.D.

THE UNIVERSITY OF TOKYO
Project Professor
Department of Frontier Cardiovascular Science
Graduate School of Medicine

主婦の友社

序文

心不全はがんと同じくらい怖い病気ですが、予防できます。さあ、今日から予防をしましょう!

私はよく、心不全とがんを比べて考えます。現在、わが国において心不全患者は約120万人もおり、がんと同様、超高齢化により急増しています。心不全の予後はがんと同じくらい悪く、いったん心不全になると、その後5年間生きることができる確率は50%以下です。

しかし、がんと大きく異なるのは、心不全は予防ができるのです。がんもタバコを吸わないということが予防になりますが、がんになってから食事に気をつけたり、走ってみても、がんは良くなりませんが、心不全はいったんなってからでも悪くなるのを防ぐことができるのです。心不全はあらゆる心血管疾患の終末像ともいわれているだけに、逆に予防のチャンスが多いのです。「運動をして太らないようにする」「食べ過ぎ、飲み過ぎに注意する」「タバコを吸わない」という良い生活習慣を身につけることが、心不全予防の第一歩、0次予防です。

年をとると多くの人が高血圧や脂質異常症、糖尿病といった生活習慣病になりますが、その場合でも生活習慣を改善し、必要があれば薬を飲んでコントロールするといった1

次予防をすれば、心臓病にはなりません。

また、たとえ心筋梗塞や心房細動、弁膜症といった心臓病になっても、2次予防として適切な治療をすれば、「息が苦しい」といった心不全にはならないのです。

さらに、もし一度、心不全を発症したとしても、日常生活に気をつけつつ適切な心不全の薬を飲むといった3次予防をしていれば、再び息が苦しくなって入院することを防ぐことができます。

つまり、心不全は怖い病気ですが、予防ができる病気でもあるのです。

さて、それでは、だれが予防の主役でしょうか？　当然ですが、それは皆さんです。

われわれ医師は、心不全の患者さんが「息苦しい」と言って病院に運び込まれたら、精一杯治療をします。幸い多くの患者さんは初回入院時には退院できるのですが、心不全の問題は、またすぐに悪くなって入院することなのです。そして、入退院を繰り返しているうちに、徐々に退院できなくなり命を落とします。ですから、皆さんに、心不全にならないように気をつけていただかないと、われわれ医師がいくらがんばっても救うことはできません。

そこで、皆さんに心不全について知っていただきたいと考え、この本を書きました。実は、心不全の説明は難しくて、「心不全とは何ですか？」と聞かれても、一言ではうまく説明できません。ですから、この本で一人でも多くの方が心不全について理解し、予防に努めていただけたら、著者としてとても幸せに存じます。

日本循環器協会代表理事　国際医療福祉大学副学長
東京大学大学院医学系研究科先端循環器医科学講座特任教授
小室一成

『心不全と重症化の予防』目次

巻頭口絵

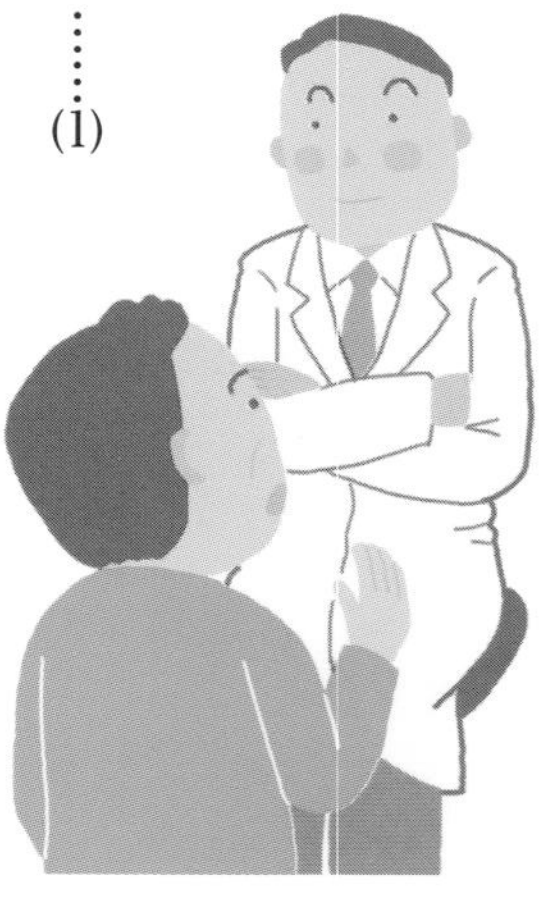

第3章　心不全の発症を予防する［0次予防→1次予防→2次予防］……41

第4章 再発を予防するために治療する［3次予防］……95

Staff

装丁／川村哲司（アトモスフィア）
装画／山本啓太
巻頭口絵デザイン／弾デザイン事務所
本文デザイン／高橋秀哉　高橋芳枝
本文イラスト／竹口睦郁　清水富美江　高橋枝里
編集協力／中村茂雄（りんりん舎）
校正／内藤久美子
編集担当／嘉本富士夫（主婦の友社）　長岡春夫

第1章

「まさか」の心不全に今すぐ備える

急性心不全で緊急搬送され入院した人の約6%は入院中に亡くなります。「心不全」を知り、情報収集で「まさか」の心不全に備えましょう。

心不全は「怖い病気」です 軽んじてはいけません

「死因は心不全」というのをニュースでよく目にするように、心不全は多くの人がかかる、心臓の異常によって起こる病気です。

２０２２年、日本人の死因トップはがん（悪性新生物）で24・6％。2位に14・8％で心疾患（心臓の病気）が続き、その42％が心不全でした。

心不全は、一度発症すると入院と退院を繰り返し、だんだん悪くなって命を縮める病気です。

急性心不全で入院すると約6％は入院中に、そして約22％が1年以内に亡くなります。

一度退院しても約26％が心不全を再発させて再入院し、5年後に生きている確率（5年生存率）は約50％と報告されています。これは、胃がんより低い数字です。心不全患者の約半数は突然死するというデータもあります。

心不全は怖い病気ですが、予防ができる病気でもあります。健康的な生活習慣を維持し、息切れやむくみなどの心不全のサインを見逃さずに適切な治療を受ければ、心不全を予防し、寿命を延ばすことが明らかになっているのです。今日から心不全を予防しましょう。

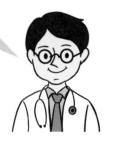

わが国には120万人ほどの心不全患者がいます（2020年：推定）。高齢の方は、ご自分が過労や暴飲暴食、感冒などで容易に心不全を発症する「心不全の予備群」であると自覚しましょう。

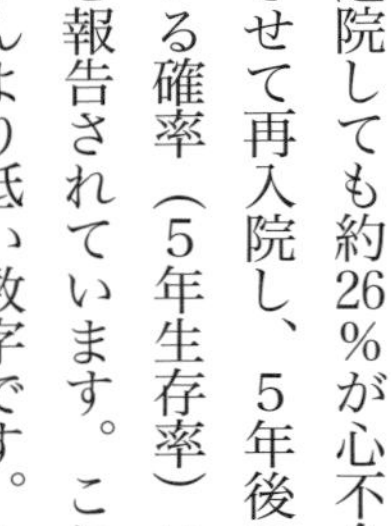

死因第2位の心疾患でトップの死亡率

おもな死因の構成割合（2022年）

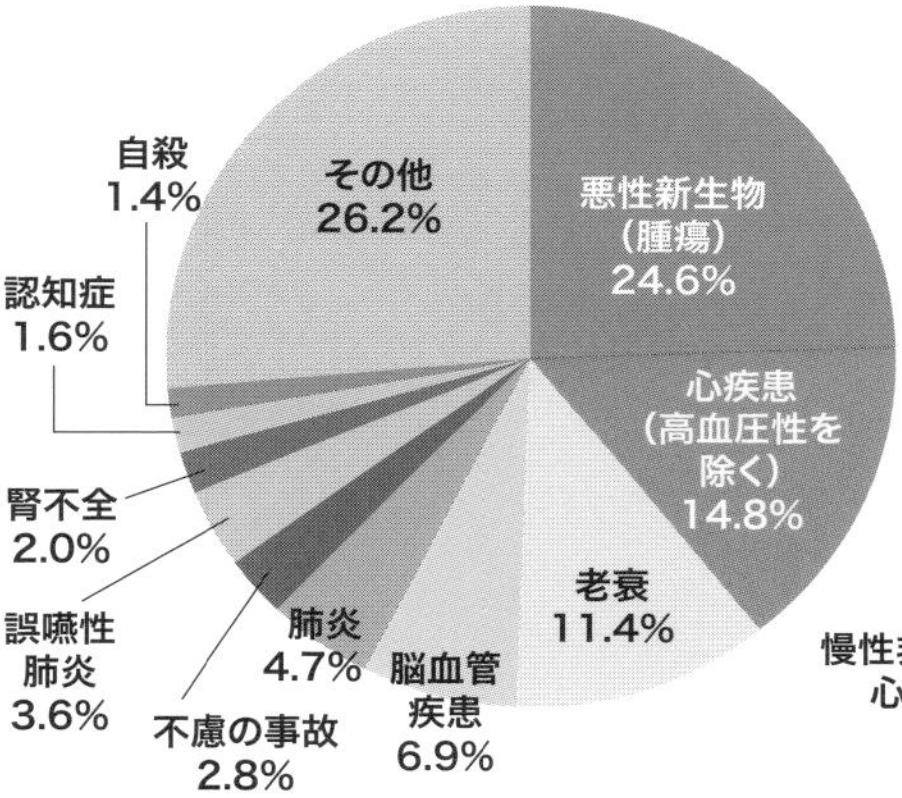

（厚生労働省「令和4（2022）年
人口動態統計（確定数）」より）

心疾患は全体で2位の死亡率

がんの死亡者は年間約37万人。心疾患は約20万人だが、がんは肺がん、胃がん、乳がんなど、すべての臓器がんを合わせた数字なので、心臓は臓器別では最も死亡率が高いといえる。

心疾患の病理別に見た
死亡者数の割合（2022年）

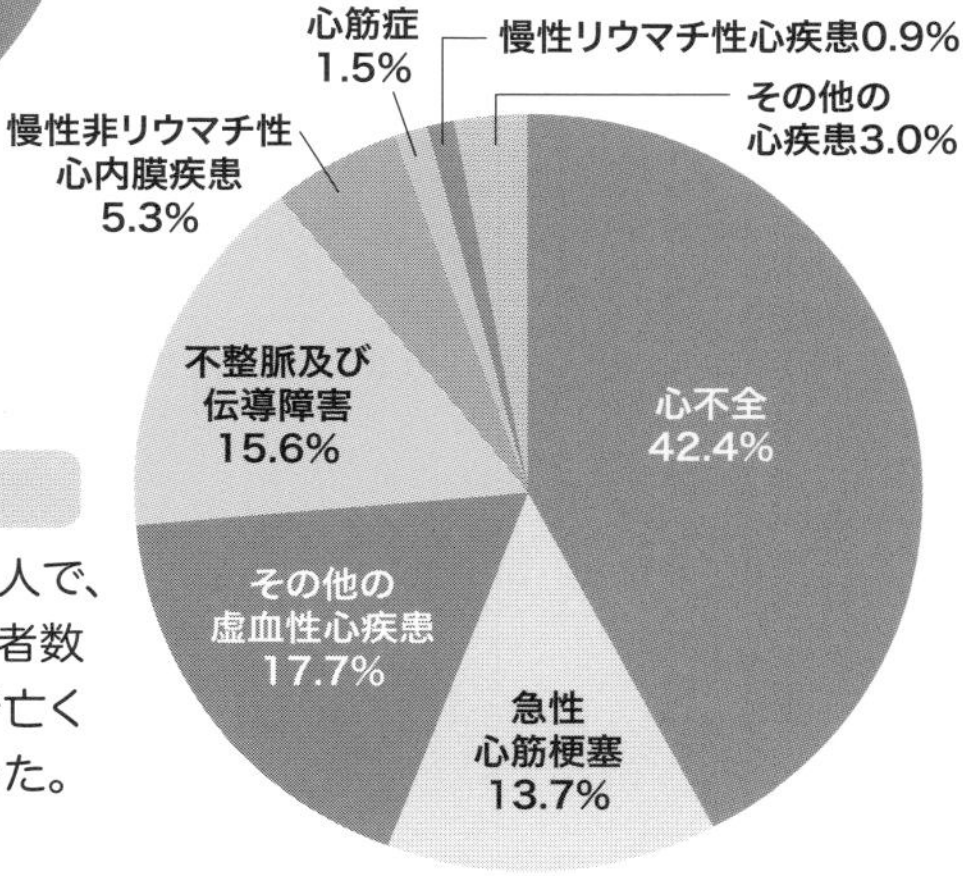

（厚生労働省「令和4（2022）年
人口動態統計（確定数）」より）

心不全は心疾患の中では1位

2022年の心不全の死亡者数は9万8671人で、心疾患の中で最多。がん（部位別）の死亡者数は肺がんの7万6663人が最多。心不全で亡くなった人は肺がんで亡くなった人を上回った。

高齢化とともに増加傾向に

急性心筋梗塞による死亡者数は減少しているが、心不全の死亡者数は増加している。心不全患者の約70%が75歳以上で、高齢化とともに患者数の増加が予想されている。

心不全と心筋梗塞の死亡者数の推移

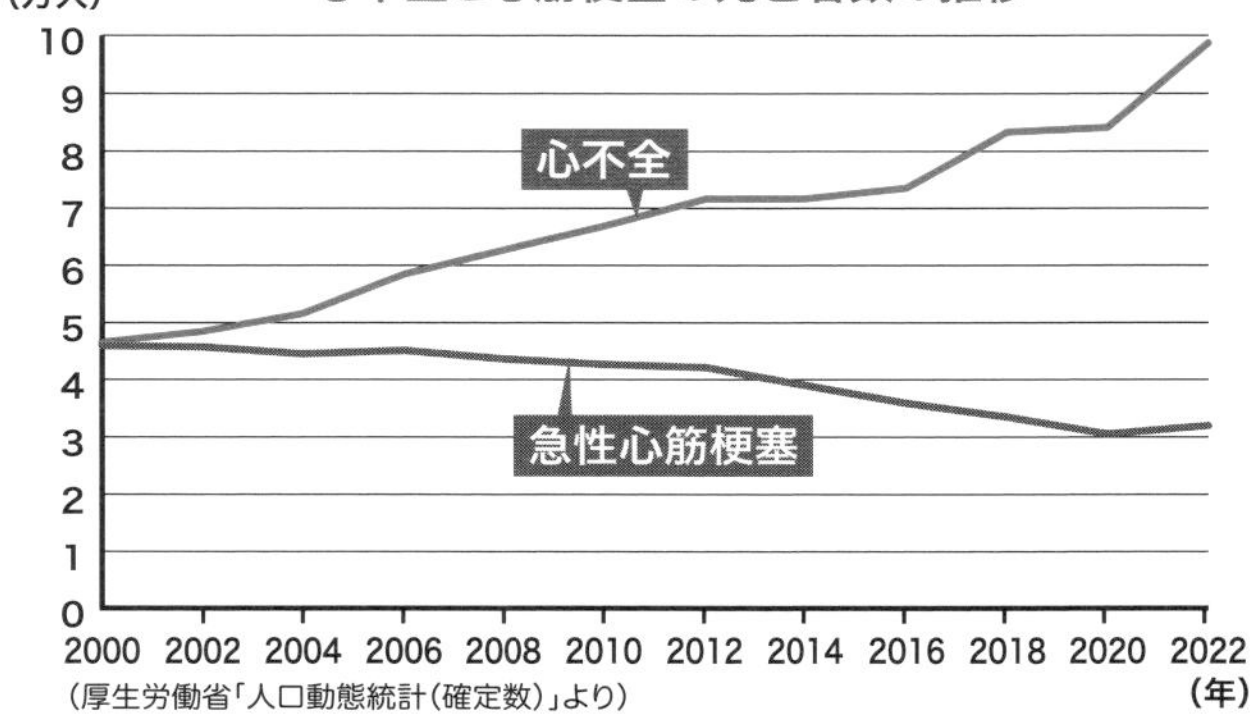

（厚生労働省「人口動態統計（確定数）」より）

こんな体の変化に気がついたら心不全を疑い、受診しましょう

心不全になると、心臓から十分な血液を送り出せなくなるため、体にさまざまな変化（症状）が現れます。

たとえば、あなたは最近、

「階段や坂道を登ると、息が切れるようになった」

「足がむくむようになった」

「一週間で体重が２kg増えた」

というような体の変化を感じたことはないでしょうか。

このような不調や体の変化に覚えがあったら「もしかしたら、心不全かも」と考えてみましょう。

そして、ご自分のかかりつけ医か循環器内科のある医療機関をすぐに受診しましょう。すべての不調や体の変化が「年のせい」とは限らないからです。

特に、65歳以上で、心臓の病気（16～17ページ）や生活習慣病（18～19ページ）がある方は注意が必要です。

医療機関を受診するときは、「いつ、どのような時に、どのような症状が、どのくらいの間続いていたか」をまとめたメモを持参すると、医師もより正確な診断を下すことができます。

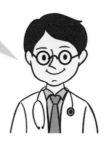

上のような不調を放置して呼吸困難になる方も少なくありません。一度、病院を受診して医師に診てもらいましょう。

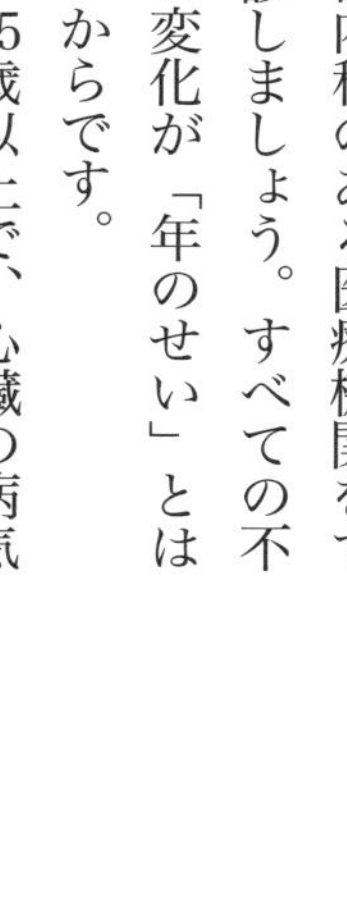

心不全の代表的症状

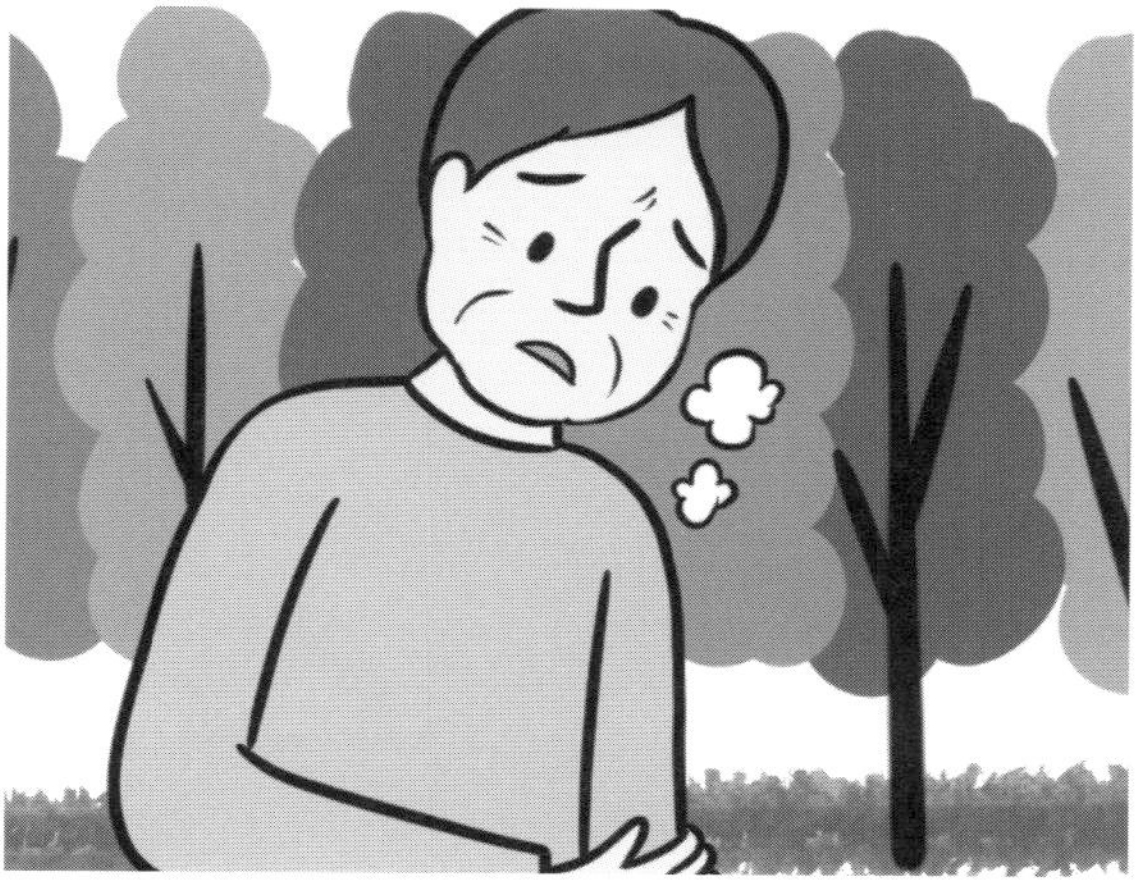

階段や坂道を登ると、息が切れる

坂道や階段を歩いているときに、肺の「うっ血」が生じるために起きる。心不全の代表的な症状。

以前は息切れを感じなかった坂道や階段で息切れを感じるようになったら要注意。

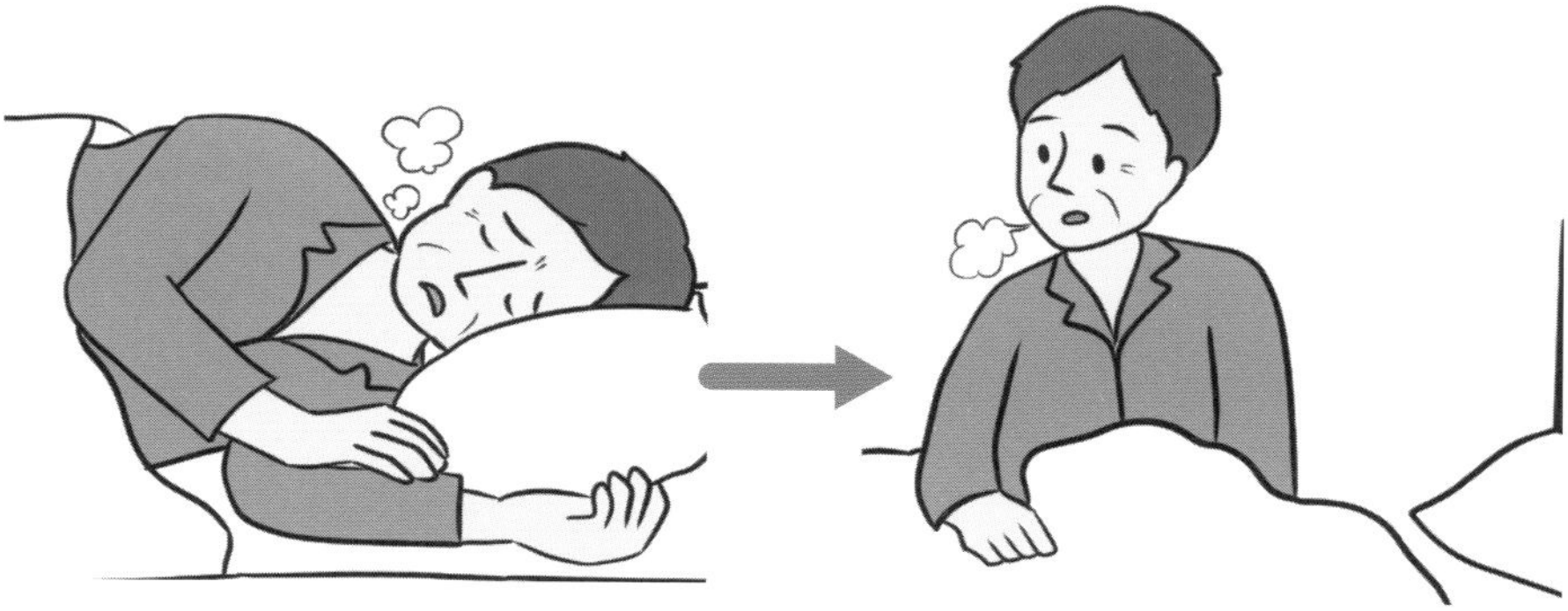

寝ているときに息苦しくなる

夜間発作性呼吸困難とよぶ。昼間、重力で足にたまっていた血液が横になったために心臓に戻ることにより、心臓の負担が増えた結果、肺のうっ血が起こるために呼吸が苦しくなっている状態。

上半身を起こすと、楽になる

起坐呼吸とよぶ。体を起こすことによって心臓に戻る血液が減る結果、呼吸が楽になる。

気がつくと始まっていた心不全の症状

むくみ

浮腫。それほど締め付けの強くない靴下の跡がはっきりと残った場合や、弁慶の泣き所やくるぶしのあたりを押して、はっきりとへこむ場合は、むくみと判断する。

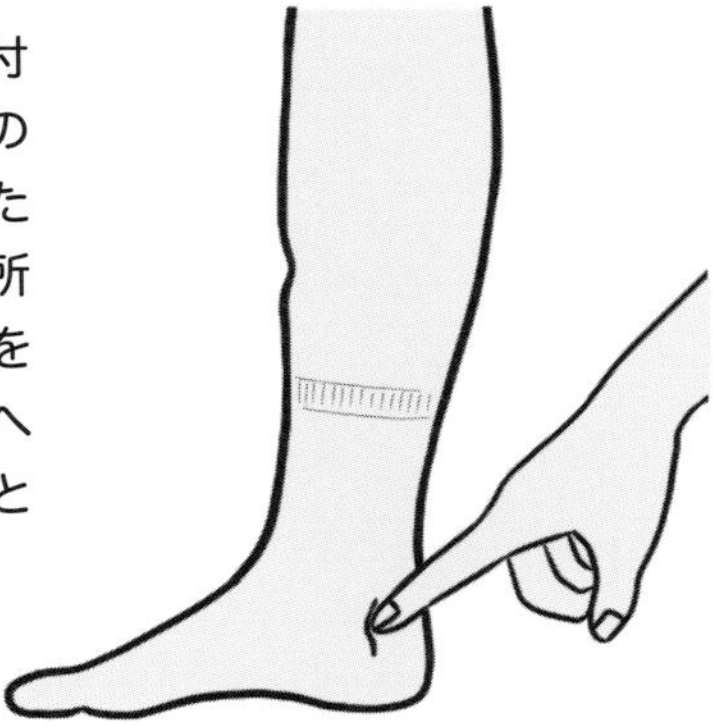

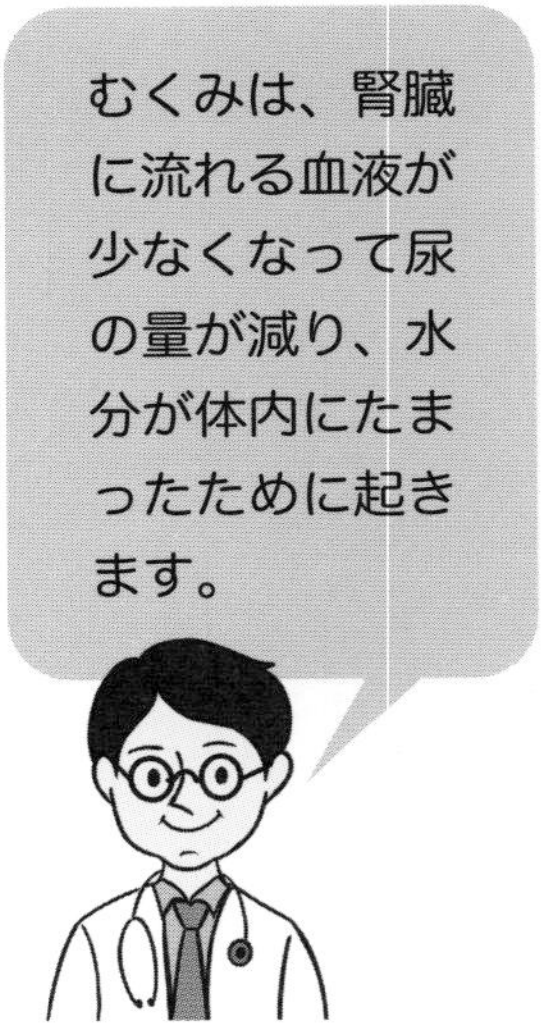
むくみは、腎臓に流れる血液が少なくなって尿の量が減り、水分が体内にたまったために起きます。

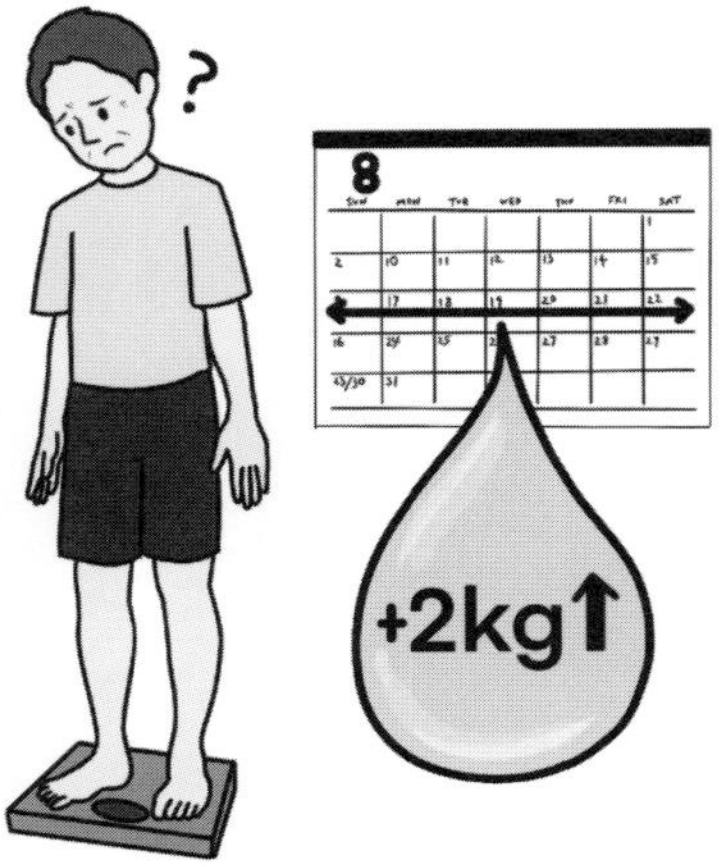
+2kg

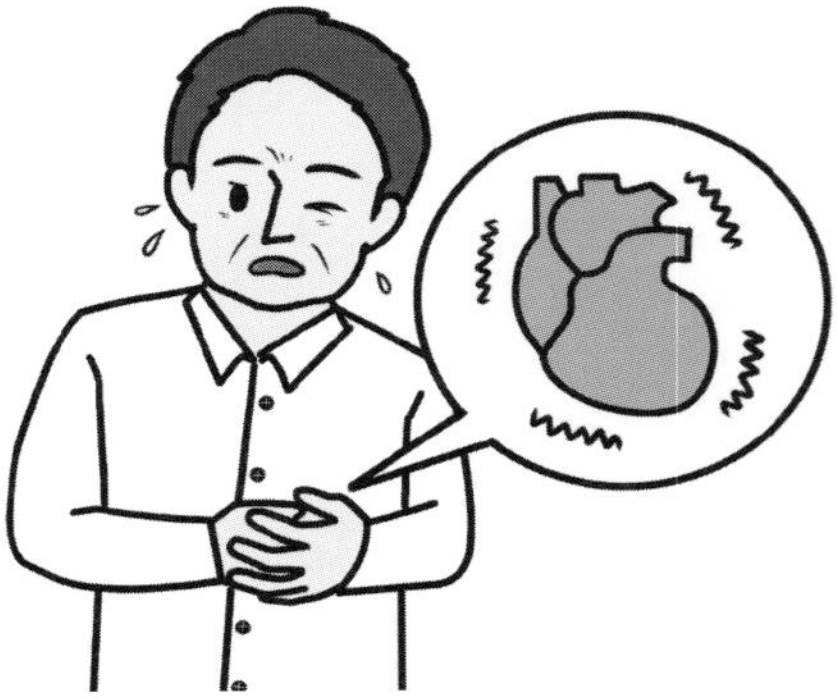

短期間での体重の増加

1週間で体重が2kg以上増加したら、心不全の代表的な危険サインの一つ。短期間の体重増加は、体に脂肪がついたわけではなく、体に水がたまったと考えるべき。

胸がどきどきする

動悸。走った後に感じる動悸は脈が速くなったから。しかし、走ってもいないのに動悸を感じた場合は不整脈の可能性が高い。心不全では、不整脈が出やすくなる。

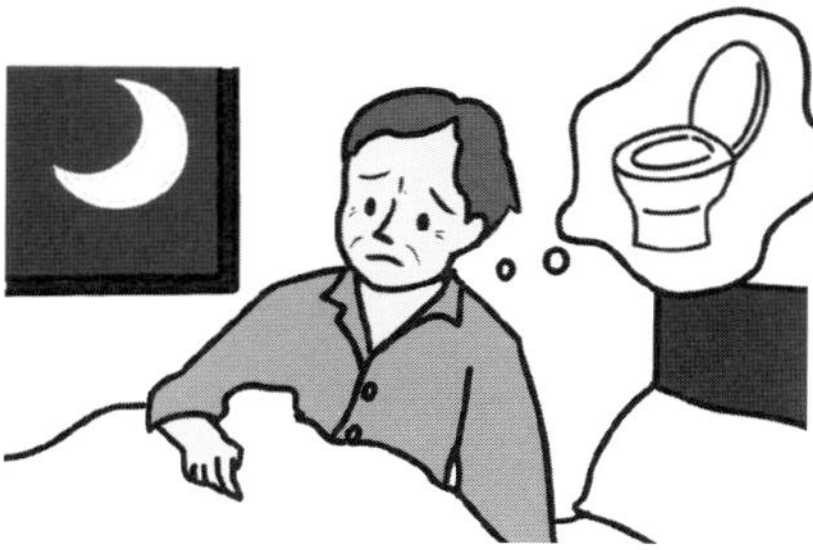

夜のトイレが増えた

寝ている時にむくんだ足などにたまっていた血液が体の中心部に戻る結果、腎臓の血流が増加し、尿量が増えるために起きる。

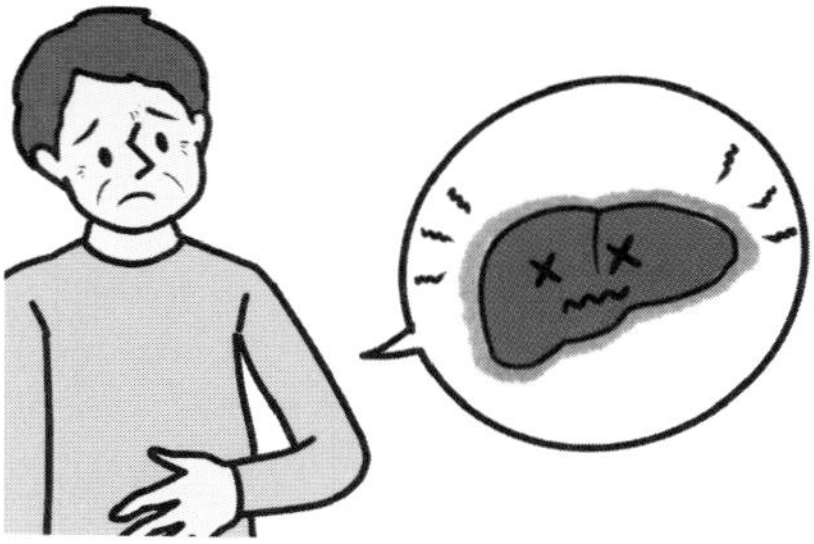

腹部膨満

肝臓の「うっ血」が進んだために起こる。鈍痛を伴うこともある。心不全がひどくなると体中に水がたまり、これが肝臓にたまると肝臓が腫れる。

夜間のトイレが増えても、尿量が少なければ、睡眠や前立腺に問題があるのかもしれません。

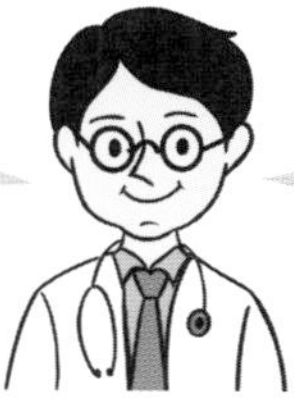

お腹に水がたまると、お腹が膨れたようになります。腹水とよびます。

これも心不全のサインかも!?

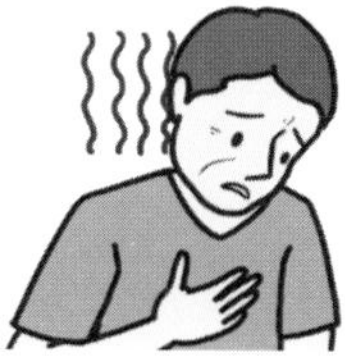

だるい。疲れやすい

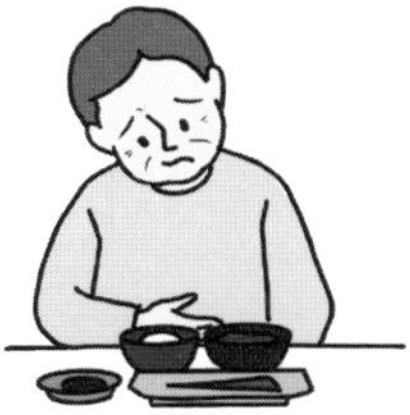

食欲不振が続く

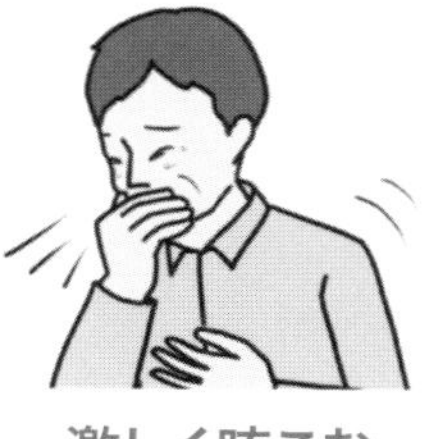

激しく咳こむ

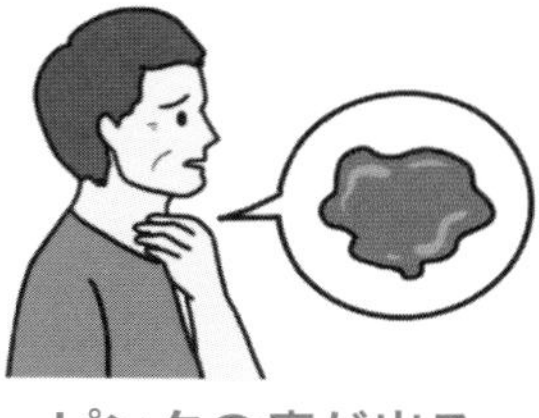

ピンクの痰が出る

心不全は心臓病の終末像
心臓病の治療が心不全の予防に

心不全は、心臓の機能がだんだん衰え、息切れや、足や顔にむくみが起こり、寿命を縮める状態を指します。

心不全はひとつの病気ではなく、心臓のさまざまな病気（心疾患）により負担がかかった心臓が、最終的に至る状態。あらゆる心臓疾患の終末像（最後の状態）を指しています。「心臓病の成れの果て」を心不全とよぶのです。

ですから、心不全の発症を予防しようとするなら、そのもとになる心疾患を治療しなければなりません。

左にあげた虚血性心疾患、弁膜症、不整脈、先天性心疾患などの心疾患や高血圧症を患っている方は、それぞれの病気の治療が心不全の予防につながります。食事療法、投薬、場合によっては外科的治療を含みます。

心不全の原因となる心疾患を、完全に治すことは簡単ではありません。しかしながら、心不全の治療法はずいぶん進歩し、その投薬治療は、症状を改善したり、入院の回数を減らしたり、寿命そのものを延ばすことが明らかになっています。

心不全で入院した人は、平均でその後5年の間に約半数が亡くなっています。これは膵臓がんよりは良好ですが、肺がん全体とほぼ同じ、胃がんや大腸がんよりは良くない数字です。

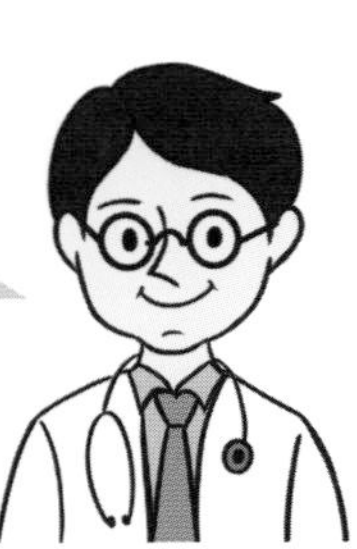

心不全のもとになる代表的な心臓の病気（心疾患）

心筋症

心臓の筋肉（心筋）そのものの異常により、心臓の機能が低下する病気と心臓の壁が厚く不整脈が出やすい病気がある。

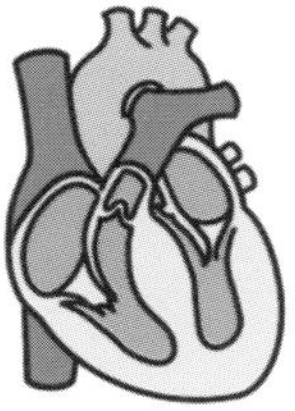

壁が厚くなった心臓

先天性心疾患

生まれつき心臓に異常のある病気。生まれてくる赤ちゃん100人に一人は心臓に何らかの異常がある。

右心不全

肺や肺動脈の疾患のために右心室の機能が低下して起こる心不全。

虚血性心疾患

狭心症や心筋梗塞などのように、心臓に酸素や栄養を送る血管（冠動脈）が動脈硬化により狭くなったり、血栓が詰まったりして血液が十分いかなくなる病気。狭心症では心臓への血液の循環が不十分なために胸の痛みを感じ、心筋梗塞では完全に詰まるために、心筋が壊死し、非常に強い痛みを感じる。

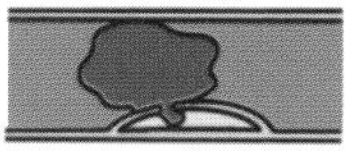

血栓が詰まった血管

心筋炎

心臓に炎症が起こり、心筋細胞が死んでなくなるために心臓の機能が低下する病気。

弁膜症

心臓には血液の逆流を防ぐために4つの弁がある。その弁が十分開かなくなる病気と、逆にうまく閉じなくなって血液の逆流が起こる病気がある。

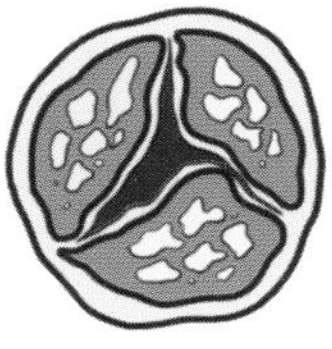

うまく開かない弁

不整脈

心臓は通常、規則正しく拍動する。その拍動（脈）が遅くなったり、速くなったり、または不整（不規則）になったりする病気。

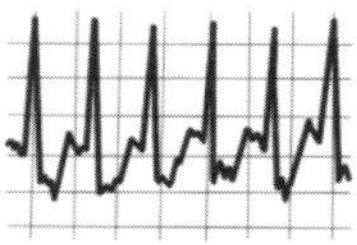

不整脈の心電図

高血圧性心疾患

血圧が高いと心臓の壁が厚くなり心臓の広がりが悪くなるが、高血圧が長期間続くと心臓の収縮も低下していく。

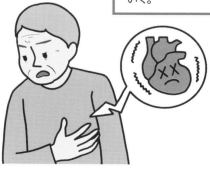

心臓病にならないために健康的な生活習慣を身につけましょう

　心不全の原因となる心肥大や心筋梗塞などの心疾患を招くのが、肥満症・メタボリックシンドローム、高血圧症、糖尿病、脂質異常症などの生活習慣病（「健康的といえない生活習慣」が関係している病気）です。

　健康診断の結果、「血圧が少し高めですね」「コレステロール値が少し気になります」などといわれた人は、この生活習慣病の「予備群」です。早い段階で数値を改善し、心疾患にならないようにしましょう。

　生活習慣病の予防対策としては、健康を増進し病気の発症自体を予防する「1次予防」、病気を早期に発見・治療する「2次予防」、治療により進行を防ぎ再発を防ぐ「3次予防」があります。

　まず、次のポイントを意識しながら生活習慣病の1次予防に努め、より病気になりにくい体を手に入れ、心疾患を予防しましょう。

1. 運動を継続する
2. 減塩を心がける
3. 暴飲暴食、偏食をしない
4. タバコをやめ、酒を控える
5. 毎日、体重と血圧を測定する
6. 十分な睡眠をとる

生活習慣病の予防は、健康的とはいえない食事、喫煙、飲酒などの習慣を見直し、運動を継続して、しっかり眠ることから始まります。

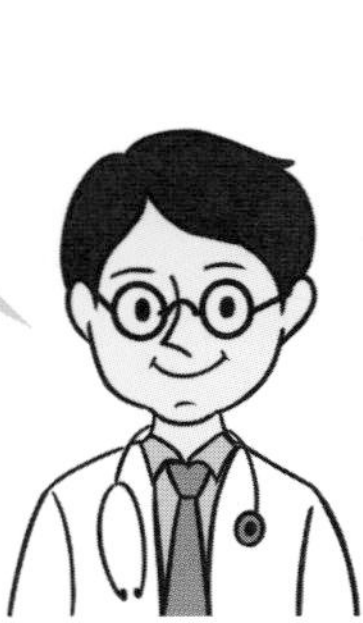

心疾患にならないために生活習慣を見直す

できることを見つけたら□にレを記し、明日から始めよう。

1 運動を継続する

□体操など軽い運動を毎日する。
□多少汗ばむ程度の運動を、少なくとも 週に2、3回は行う。
□少なくとも1日5000歩以上は歩く。
□寝るより座ったり、立ったり、歩くことを心がける。

寝たきり、座りっぱなしは筋肉や骨を弱くします

2 減塩を心がける

□減塩＝薄味をつねに心がける。
□なるべく醤油をかけない、つけないようにする。
□高血圧の人は、特に減塩を心がける。

高齢者は過度な減塩で食欲を落とさないように注意

3 暴飲暴食、偏食をしない

□肉、魚、野菜などをバランスよく食べる。
□水分は摂り過ぎない。
□「コレステロールが高い」といわれたら、コレステロールの多い食べ物は控える。
□「血糖が高い」といわれたら、カロリーの高い食品は控える。

水分を控え過ぎて、脱水状態にならないように

4 タバコをやめ、酒を控える

□お酒は、飲み過ぎない（少しならよい）。
□飲酒時は、塩分の多いつまみを控える。
□タバコは絶対によくないので、やめる。
□加熱式タバコ、電子タバコもやめる。

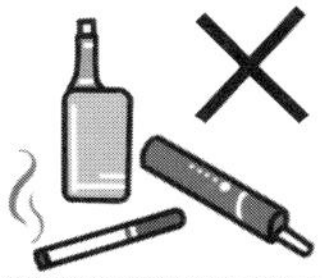

飲酒時もきちんと食事を摂りましょう

5 毎日、体重と血圧を測定する

□肥満は食事と運動で解消する。
□高齢者はやせ過ぎてもいけない。
□起床後と就寝前の体重測定を日課にする。
□高血圧といわれたら、毎朝の血圧測定を日課にする。

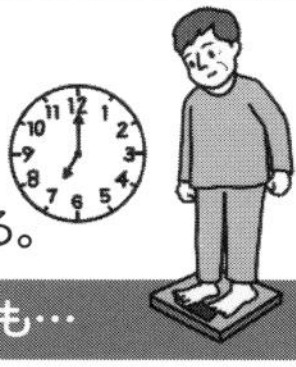

朝と比べ、夜の体重が増加するのは体に水がたまったサインかも…

6 十分な睡眠をとる

□睡眠時間を十分にとる。
□趣味を持ち、楽しい毎日を送る。
□働き過ぎに注意する。
□感冒、特にインフルエンザの感染や肺炎に注意する。

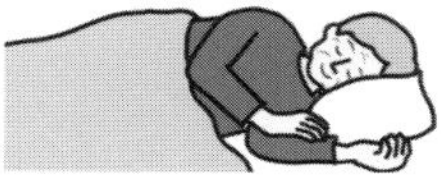

ゆったりとした暮らしは健康にプラス！　高齢者は旅行や庭仕事が過労になると自覚を

〔代表的な症例に学ぶ〕

心不全の発症と治療の流れ

カゼをひいた後に体重が増加し足にはむくみが。駅の階段を一気に上れなくなったので受診すると

71歳男性

10年ほど前に高血圧と糖尿病と診断され投薬治療を受け、5年前に心筋梗塞を発症しカテーテル治療を行った。

しかし、その後、特に調子が悪いことはなかった。

3週間前に感冒に罹患。咳などは数日でなくなったが、調子は戻らず、疲労感がぬけない。食欲はないのに、体重はこの1か月で5kgも増え、足にむくみも出てきた。

外出したおりに駅の階段を休まないと上れなくなったので、「これはまずい」と思い、かかりつけ医を受診。

すると医師から「血圧は158／86㎜Hg。脈拍は104回。肺に水がた

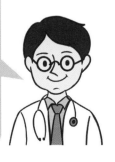

この男性のような心臓の収縮機能の低下による心不全を、収縮不全（HFrEF：ヘフレフ、107ページ）といいます。多くの場合、心筋梗塞と心筋症が原因になります。
心筋梗塞になったら「心筋梗塞に二度とならないこと」と「心不全にならないこと」が重要です。そのために、日常の生活習慣に注意しながら薬（心保護薬など）を忘れずに服用することが大切です。

まっている音がし、心臓からも雑音が聞こえる」と診断された。

エックス線撮影で心臓の拡大と、両方の肺に白い影を確認。心臓の一部の壁が動いていないこともエコー検査で判明した。

医師から「心不全の可能性が高いので、すぐに大きな病院を受診するように」と言われ、以前心筋梗塞の治療を受けた近くの大学病院にタクシーで向かった。

大学病院の救急外来で「急性心不全なので即座に入院を」とすすめられＣＣＵ（心臓内科系集中治療室）に。酸素吸入と点滴が始まった。

医師は「心筋梗塞で一部の心筋が動かなくなっていたが、今回は全体的に悪くなっており、心臓が拡大したことによって弁膜症も加わり心不全になった」と説明。

心臓の収縮を強くする強心薬と、たまった水を引くために利尿薬と血管拡張薬が点滴で投与された。

入院３日目、ようやく息苦しさが軽減された。その後、点滴の薬の量は徐々に減り、飲み薬による心不全治療が始まった。

その２日後にＣＣＵから一般病棟に転棟。

このころになると徐々に元気が出てきて、食事量も増加。入院時に増えていた体重も３kgほど減り、足のむくみも少し軽くなった。

入院10日目。カテーテル検査で、以前心筋梗塞で詰まったところとは異なる冠動脈が狭くなっていたこと（狭窄）が判明。

これが今回の心不全の原因かもしれないと、カテーテル治療を受けた。

その後、心臓リハビリテーションを行って徐々に活動度を上げていった。

入院４週間。息切れもほとんどなくなり、退院した。

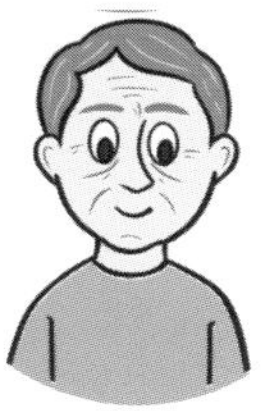

以前とは別の冠動脈の狭窄を発見。心臓リハビリで活動度を上げて退院した。

就寝中に息苦しさで目が覚めて救急車で病院へ。集中治療室で酸素吸入を受けて

78歳女性

15年ほど前、医師からは「血圧が１７０／80㎜Hgもあるので高血圧」と診断されていたが、特に症状がないので放っておいた。

娘家族との2泊3日の旅行から帰宅した夜、就寝中に急に息苦しくなった。

しばらく座っていたが、より苦しくなってきたので、家族が救急車を呼び、病院に急いだ。

救急外来では医師から「血圧が１８８／88㎜Hg、脈拍は１４０回で不整（整っていない）。酸素飽和度は80％に低下している」、肺の聴診で「水がたまっている音がする」と言われた。

心電図では脈が速く、心房細動（不整脈）を確認。胸のエックス線写真では心臓が拡大し、両方の肺が白くなっていた。

エコー検査では「心臓の壁は厚いが、心臓の動きは悪くない」と診断された。

医師から「心不全のため直ちに入院を」と言われ、ＣＣＵ（心臓内科系集中治療室）に。

酸素吸入を受け、点滴で血管拡張薬が投与された。すると、しだいに尿が出はじめ、3時間ほどで息苦しさが改善し、眠りにつくことができた。

翌日は、息苦しさがだいぶ改善。

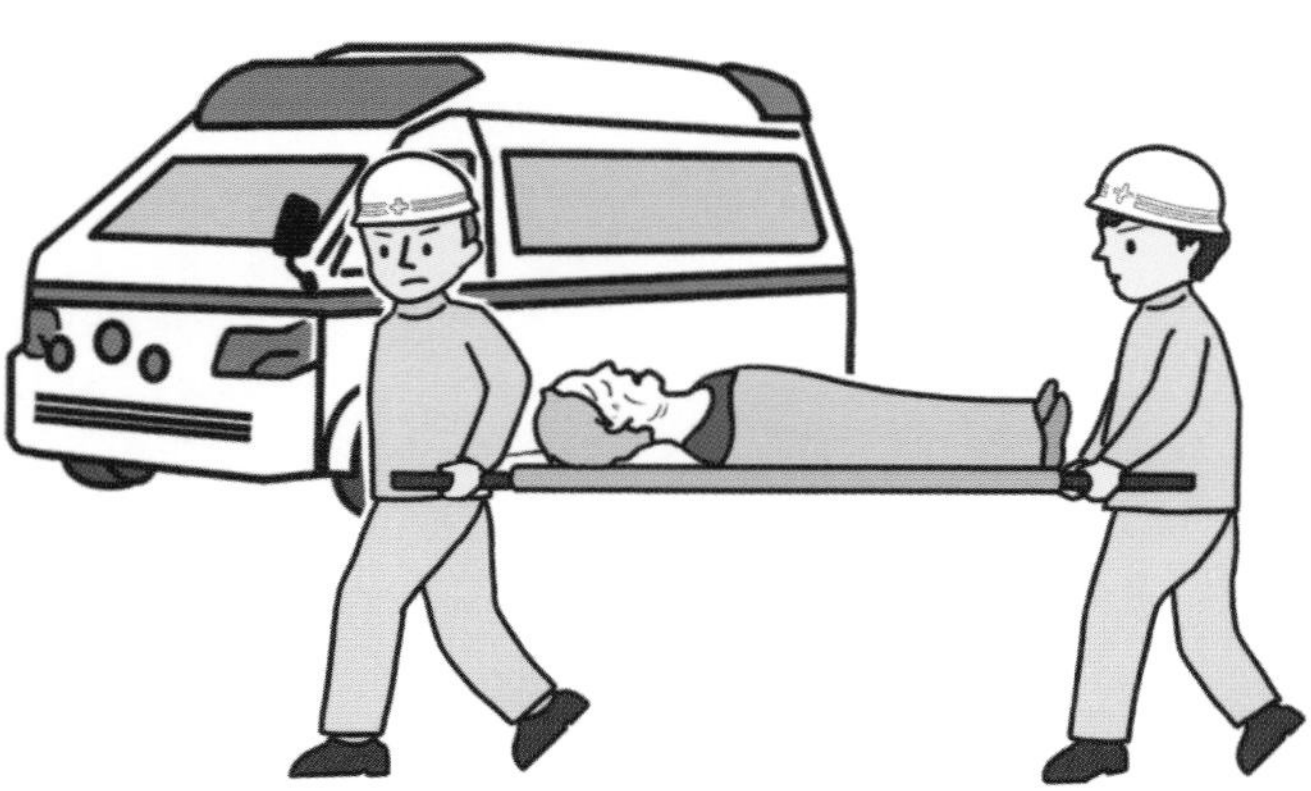

脈拍はまだ100以上あったが、血圧は150／80㎜Hgまで下がった。酸素飽和度も90％にまで上がった。

その翌日には、息苦しさはほとんどなくなり食欲も出てきた。点滴は終わり、心不全に対しては利尿薬と心臓保護薬、心房細動に対してはβ遮断薬と抗凝固薬という薬を飲むことになり、CCUから一般病棟に転棟できた。

その4日後、酸素吸入なしでも息切れすることがなくなり、血圧が134／80㎜Hg、脈拍も88回と落ち着いたので、退院。

以後、かかりつけ医で毎月、薬をもらうことになり、医師からは「薬を忘れずに飲むこと」「塩分を控えめにし、過労や感冒に気をつけるように」と指示された。

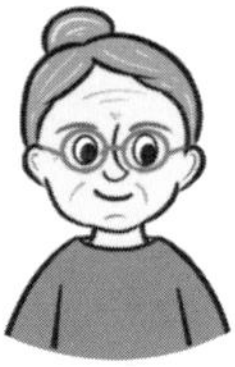

酸素吸入と投薬で落ち着きを取り戻し退院。かかりつけ医に通う日々に

心臓の拡張機能が悪いために発症する心不全、いわゆる拡張性心不全（HFpEF：ヘフペフ、106ページ）の患者さんです。

高齢者、特に高血圧の人はもともと心臓の拡張機能が悪いので、旅行などによる過労や感冒（カゼ）、暴飲暴食、塩分の摂り過ぎなどの心臓に対する負荷がさらに加わることによって突然呼吸困難を発症します。このような方は薬を忘れずに服用し、生活習慣に気を配ることを忘れないようにしましょう。

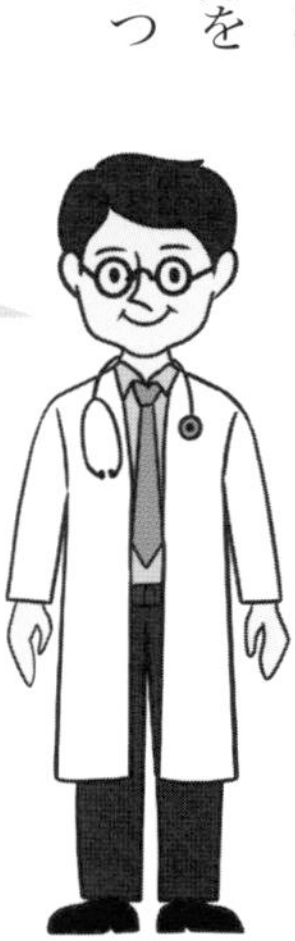

脳卒中・循環器病対策基本法で心不全パンデミックに備える

日本における新規心不全発症数は増加し続ける（推定）

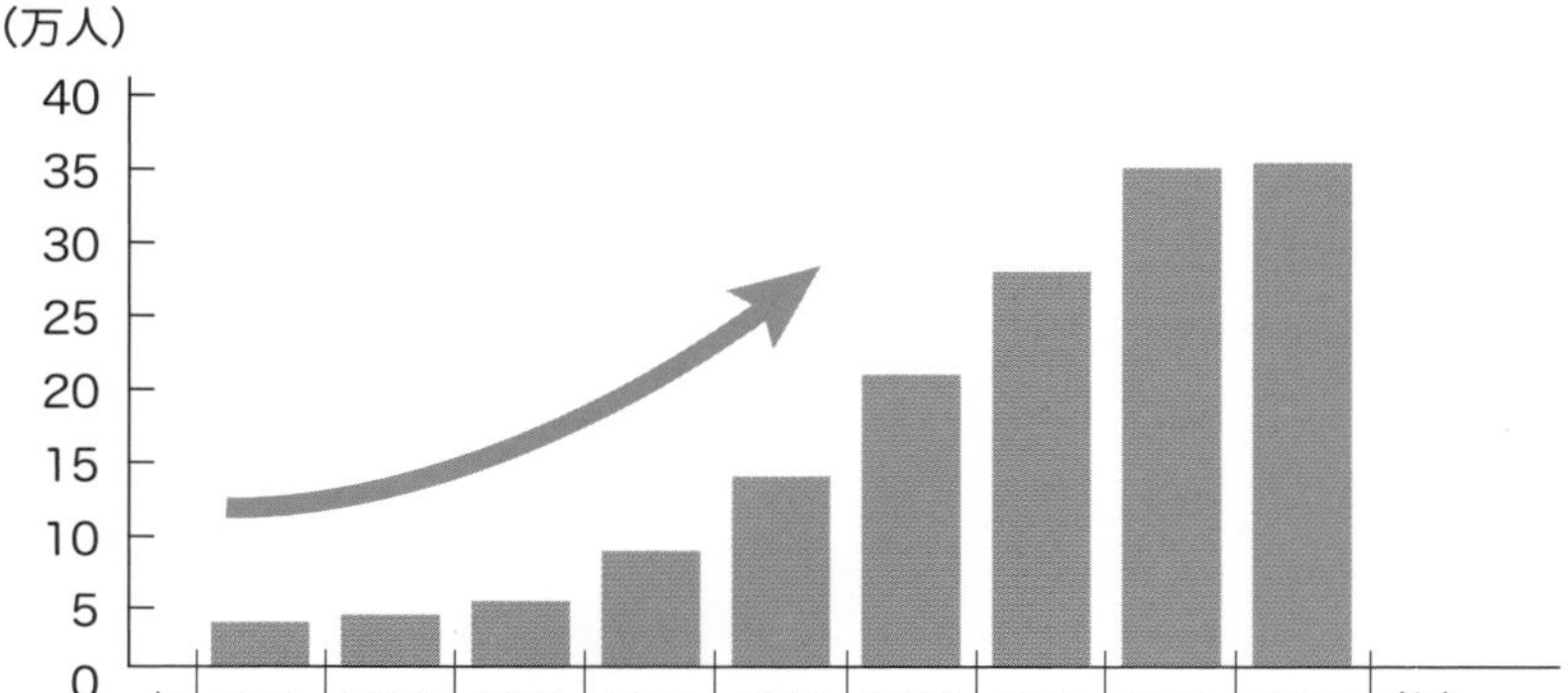

年	1950	1960	1970	1980	1990	2000	2010	2020	2030	(年)
高齢者(65歳以上)の割合	**4.9**	**5.7**	**7.1**	**9.1**	**12.1**	**17.4**	**23.0**	**29.1**	**31.6**	(%)
総人口	83.2	93.4	103.7	117.1	123.6	126.9	128.1	124.1	116.6	(百万人)

(Shimokawa H, et.al. Eur J Heart Fail. 2015;17:884-892より改変)

心疾患の新規発症者は毎年、増え続けています。日本の人口はすでに減少に転じていますが、団塊の世代以降の高齢化はまだしばらく進むため、新たに心不全を発症する人は、少なくとも2035年ごろまで増加すると予想されているからです。

本書で何回も述べているように、心不全は怖い病気です。そのうえ、心不全は、その治療費もバカになりません。

心不全になると、その進行につれて入退院を繰り返すことが多くなり、これが患者本人はもとより、患者を支える家族や社会（公共サービス）の負担を増大させます。

そこで、来たるべき心不全パンデミックに備え、死因第2位の心疾患（15.3%）と第4位の脳血管疾患（7.9%）に対する国民の意識を高め、その医療・介護にかかる負担を軽減させることなどを目標とした「脳卒中・循環器病対策基本法」が2018年12月に成立しました。

法制化によって、心不全などの心疾患の治療ならびに予防のための啓発活動などが、これまで以上に進められることが期待されます。

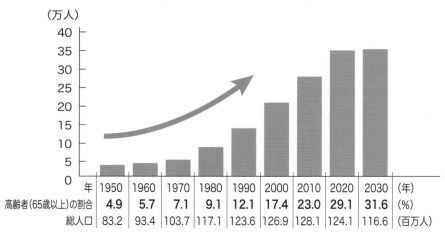

第2章

心不全は4回、予防できる

心不全の進行は、4段階に分けることができます。それぞれの段階で予防に動けば、最悪の事態への進行を食い止めることができます。

全身に血液を行きわたらせるポンプの役目を果たす心臓

心室は血液を送るポンプ、心房は血液を受け取る小部屋です。

1日に7トンの血液を送り出す

心臓は、血液を全身に送り出しながら、全身から集まった血液を肺に送り出すポンプの役割を果たす臓器です。

胸のほぼ中央にある心臓は握りこぶしより少し大きく、その重さは成人で２５０～３００ｇ。毎日10万回の収縮と拡張を繰り返し、平常時なら1回で約70㎖、1分間に5ℓ、1日に約7トンの血液を全身に送り出しています。

左心室から全身に 右心室から肺に送る

心臓は、血液を送り出す左心室と右心室、血液をためておく左心房と右心房という４つの小部屋からなっています。

左心室は、肺から送られてきた酸素が豊富な血液（動脈血）を脳や消化管、腎臓、筋肉など体内のすべての臓器に送るポンプの役目を果たします。

酸素を体内の臓器にわたした血液は、不要になった老廃物や二酸化炭素を臓器から受け取ります（静脈血）。全身から集まった静脈血は、大静脈から右心房を経由して、ポンプの役割を果たす右心室から肺に送られます。

肺に届けられた静脈血は二酸化炭素と酸素を交換して動脈血になり、左心房、左心室に送られていきます。このように体の中の血液は、山手線の電車のように循環し続けています。この循環が滞ると駅は混雑し、経済も混乱します。このように循環が滞り、体に次々と悪い症状が出るのが心不全です。

心臓の役割

心臓には、①肺から受け取った酸素を豊富に含む血液（動脈血）を全身に送り出し、②二酸化炭素と老廃物を含んだ血液（静脈血）を全身から集めて肺に送り出す役割がある。

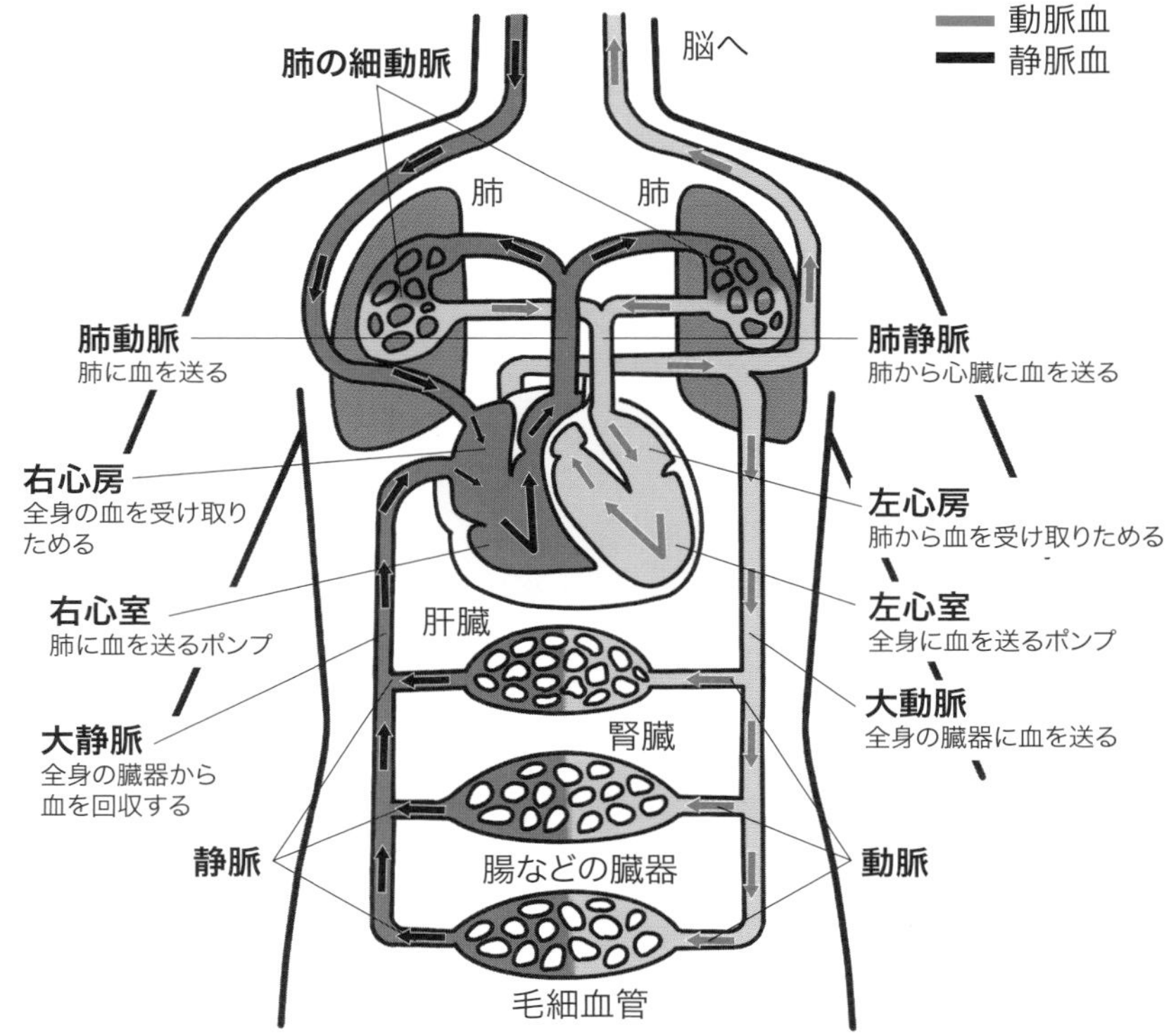

心臓を取り巻く血管

冠動脈は心臓が動くための血液や栄養素を供給する。

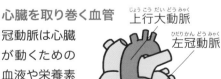

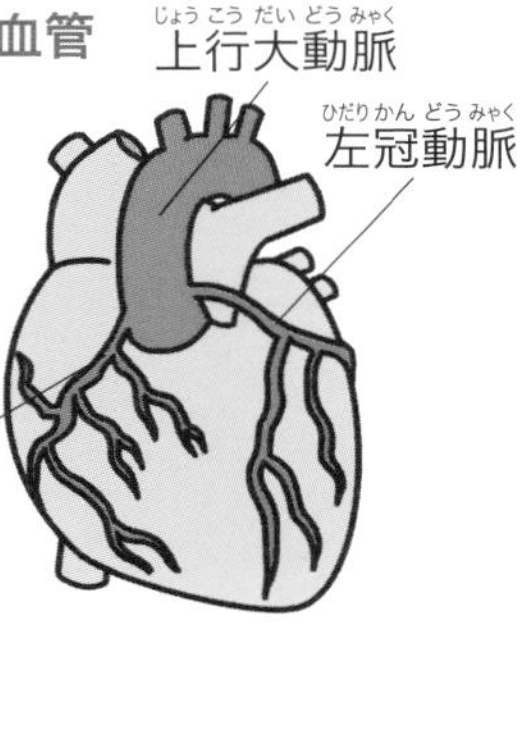

心臓の拍動

ドック、ドックという心臓の拍動は、洞結節から発生した電気的刺激が両心室まで伝わることで引き起こされる。

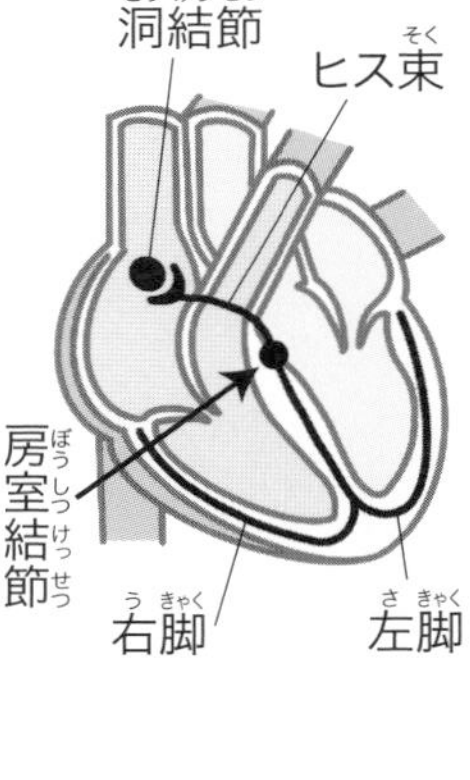

全身に十分に血液を送れなくなり
寿命を縮める心不全

生活習慣病の予防と改善が、心不全の予防に直結します。

5割が「拡張不全」 高齢者に多い

心不全は、さまざまな原因によって心臓のポンプ機能が低下して、全身に十分な血液を供給できなくなった病気です。「ポンプ機能の低下」とは、心臓が十分に広がらなくなったり、縮まなくなったりすることをいいます。

　かつては、心臓の収縮機能（血液を全身に送り出す機能）が低下する収縮不全の心不全が多いと考えられていましたが、最近は拡張機能（血液を心臓にためる機能）が悪くなる拡張不全が多いことがわかってきました。

生活習慣の改善や 心臓病の治療で予防する

心不全は高血圧や糖尿病などの生活習慣病などに由来する、心肥大や虚血性心疾患などが原因となって、心臓の働きが低下した結果、起きる病気です。

　ですから、もとになる生活習慣病を改善して高血圧や糖尿病などの生活習慣病にならないことが、心不全予防の第一歩になります。

　続けて、心筋梗塞などの心臓病にならない予防が第二歩。心臓病を治療して心不全に移行しないようにする予防が第三歩になります。

　さらに、心不全は一回発症しても再発を防ぎ寿命を延ばす第四歩目の予防チャンスがあります。

　悪くなったら手の施しようがなくなるがんや、少しずつ悪くなって回復が期待できなくなる認知症とはちがい、心不全には予防のチャンスが4回もあることは覚えておいてください。

平均年齢は71歳。65歳以上が70%を占める

70歳代までは男性が多く、80歳以上は女性が多い。

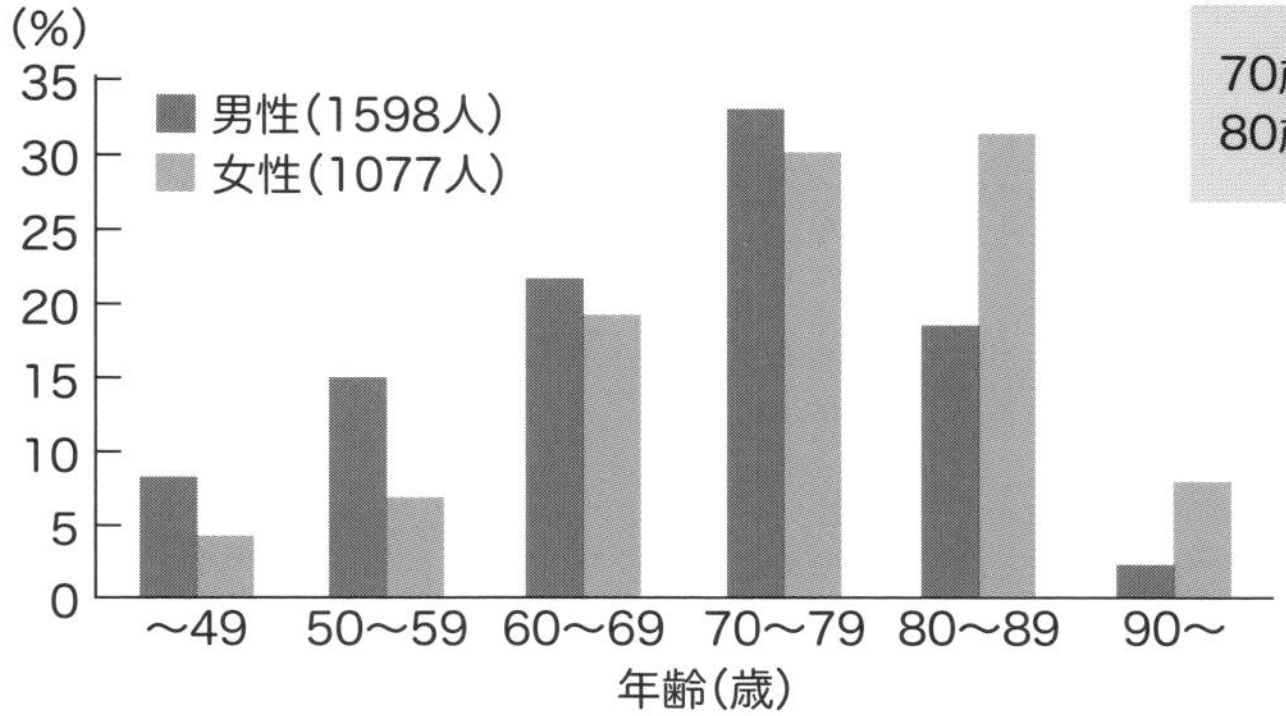

慢性心不全患者の年齢層別・通院患者の割合

心不全の進行イメージ

心不全は悪くなったり良くなったりを繰り返して進行するが、どの段階でも予防できる。予防の基本は、生活習慣の改善である。

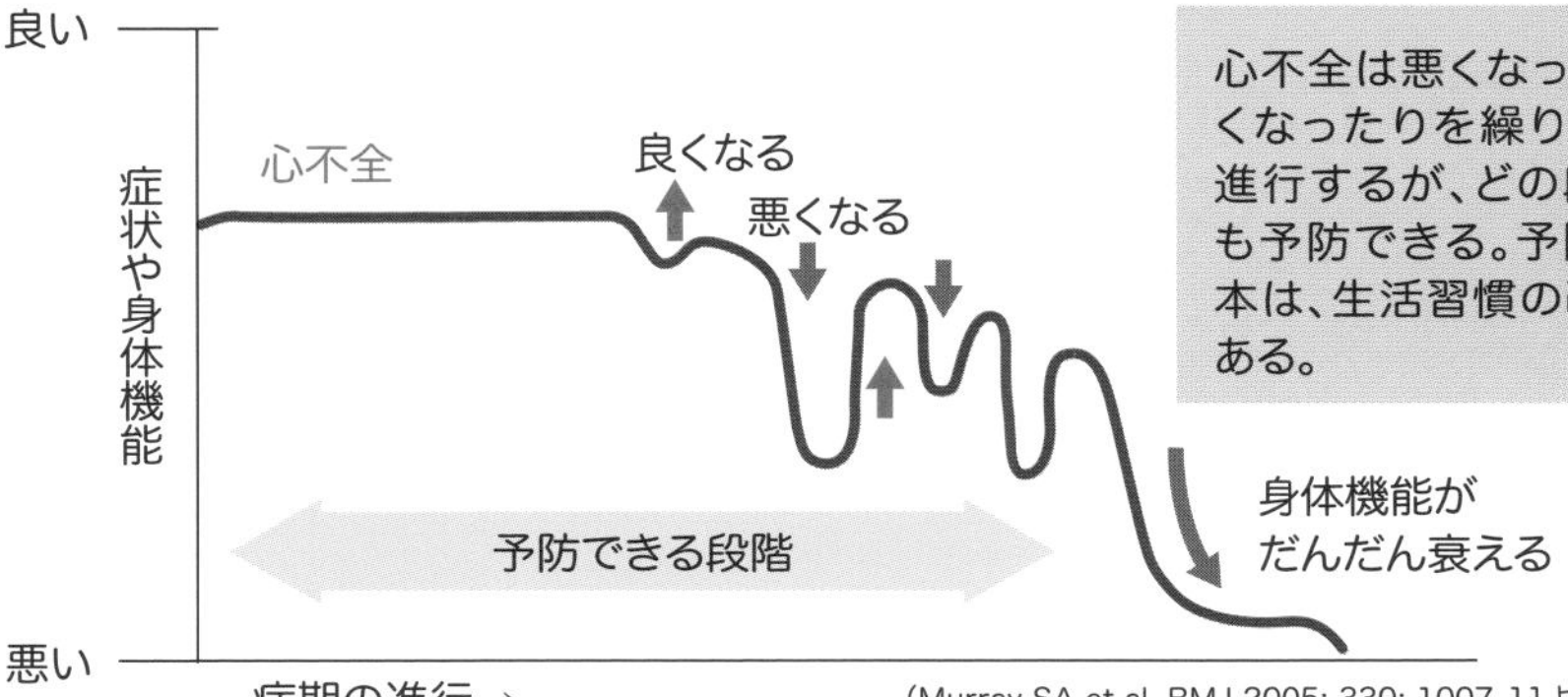

(Murray SA et al. BMJ 2005; 330: 1007-11より改変)

がんと認知症の進行イメージ

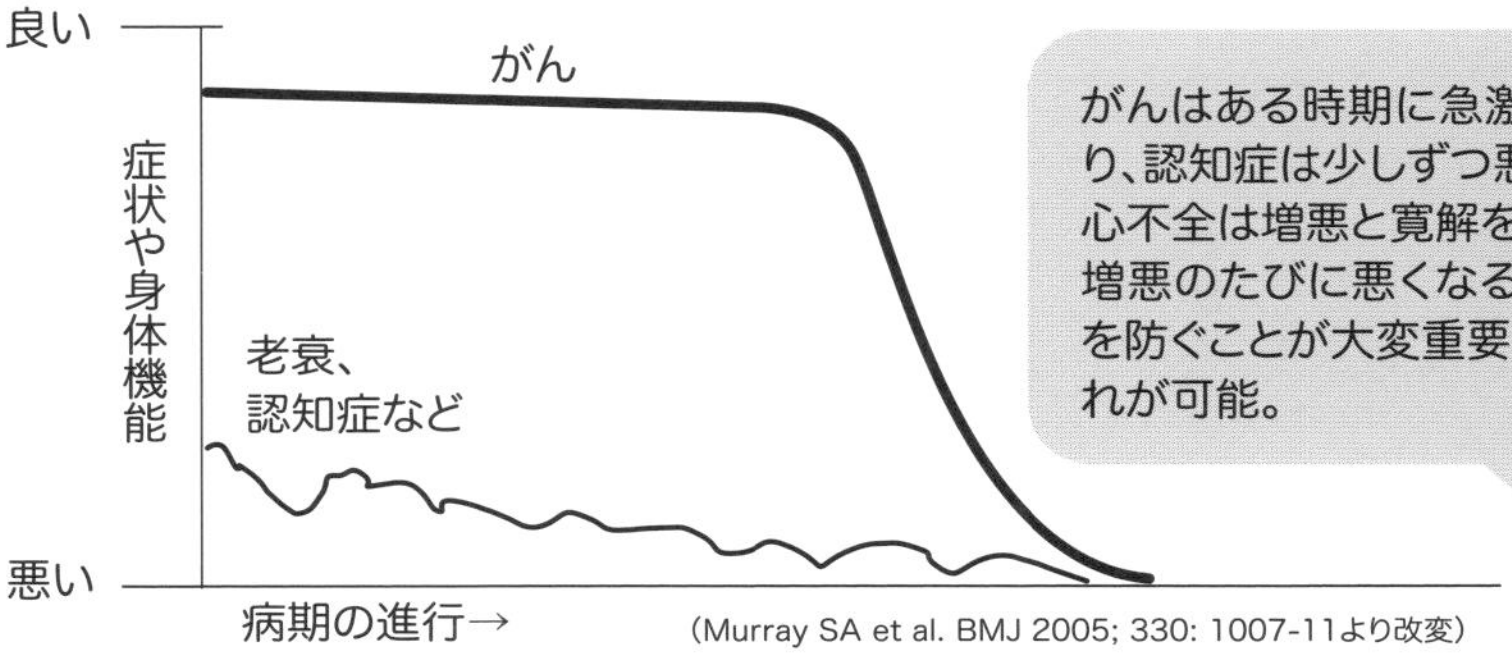

(Murray SA et al. BMJ 2005; 330: 1007-11より改変)

がんはある時期に急激に悪くなり、認知症は少しずつ悪くなる。心不全は増悪と寛解を繰り返し、増悪のたびに悪くなるので増悪を防ぐことが大変重要で、またそれが可能。

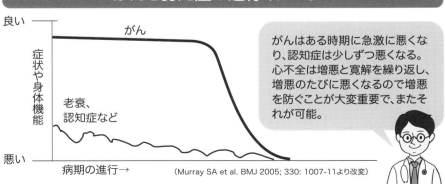

急性心不全と慢性心不全、右心不全と左心不全のちがい

急に呼吸困難になったら、急性心不全を疑います。

急性は症状の改善を目指し 慢性は心臓を守る

心不全は状態によって、急性心不全と慢性心不全に分けられます。

急性心不全とは、これまで症状がなかった人の心臓が悪くなり、呼吸困難などの症状が急に出た状態をいいます。呼吸困難になり救急車で運ばれてくることが多いので、酸素吸入や点滴注射などでまず症状を改善させます。

慢性心不全は、急性心不全が治療によって回復し、安定した心不全です。心臓を保護する薬を服用すれば、日常生活では症状はほとんどありません。

左心不全と右心不全、収縮不全と拡張不全

発症部位に注目すると、左心不全と右心不全に分けられます。

左心不全は、肺から受け取った血液を全身に送り出す左心室のポンプ力が弱くなる心不全です。血液が心臓に戻れず、肺にたまってしまうことによる息苦しさや、全身に血液が行かないことによる疲労感や食欲低下などの症状が出ます。心不全というと通常、この左心不全を意味します。

右心不全は、右心室のポンプ力が弱くなる心不全です。むくみなどがおもな症状で、多くは、左心不全の結果、起こります。

収縮不全は、心筋の収縮機能が低下したために起こる心不全。拡張不全は、心筋の拡張機能が低下したために起こる心不全です。拡張不全は高血圧や糖尿病といった心臓の収縮に大きな問題のない人や、女性や高齢者にも見られます。

急性心不全と慢性心不全

「最近、急に手足が冷えるようになった」「ここ1週間で急に体重が2kgも増えた。食事量は変わっていないのに」などは心不全の可能性が高い。急性心不全と慢性心不全の症状にはこんな特徴が。

急性心不全

ほとんどの場合、呼吸困難で発症する。

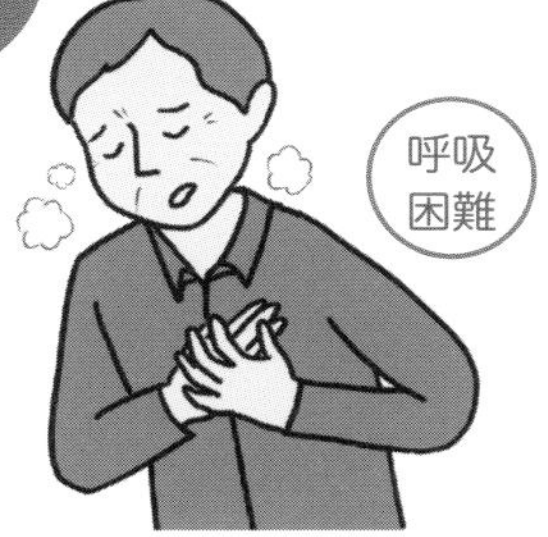

多くは、以前から弁膜症や心筋症など心臓に問題がありながら特に症状がなかった人に、過労や感冒などのストレスが加わったことにより、発症する。

慢性心不全

急性心不全から回復し、安定した状態の心不全。

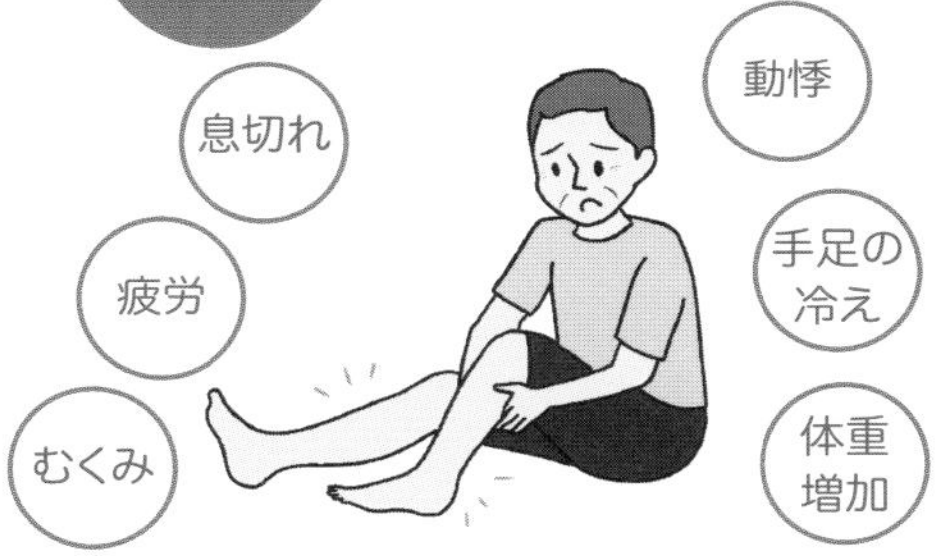

心臓の異常は治っていないので、薬の飲み忘れや暴飲暴食、過労を体験したり、感冒などにかかると、すぐに呼吸困難などの症状が出てくる。

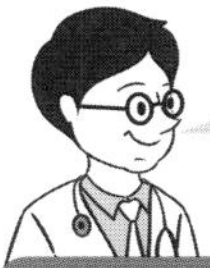

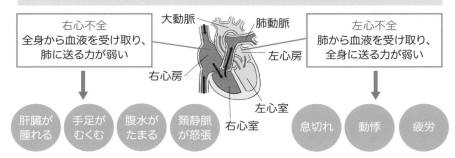

慢性心不全の人が薬を飲み忘れたり強いストレスにさらされたりすると、再び息苦しさを感じます。これを「慢性心不全の急性増悪」といいます。

右心不全と左心不全の特徴と自覚症状

右心不全は手足のむくみ、左心不全は息切れや動悸を伴う。

右心不全
全身から血液を受け取り、
肺に送る力が弱い

↓

肝臓が腫れる
手足がむくむ
腹水がたまる
頸静脈が怒張

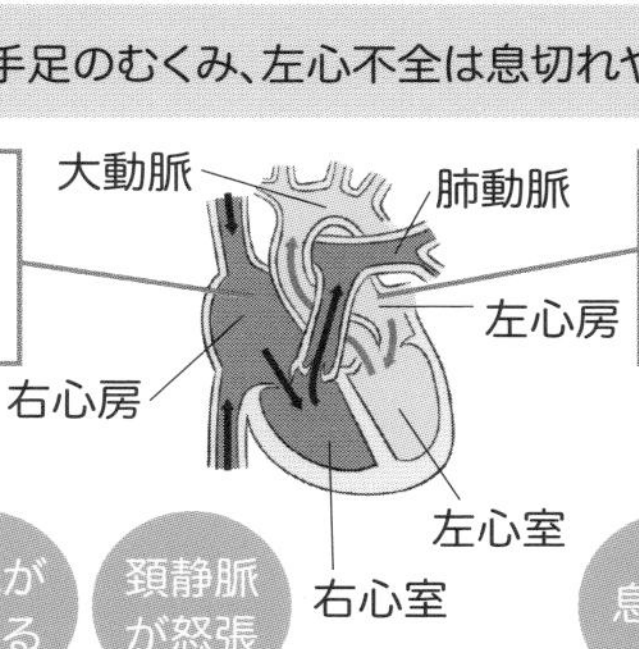

左心不全
肺から血液を受け取り、
全身に送る力が弱い

↓

息切れ
動悸
疲労

息切れ、足のむくみ、短期間の体重増加があれば、心不全を疑う

ＢＮＰ検査のできる医療機関で診断してもらいましょう。

息切れは、肺に血液がたまったために起きる

心不全の代表的な自覚症状は、息切れとむくみです。また、33〜35ページのような自覚症状があったら、かかりつけ医を受診しましょう。血液中のＢＮＰかＮＴ-ｐｒｏＢＮＰ（心臓に負荷をかけたときに出るホルモン）の値を調べると、心不全かどうかがわかります。ＢＮＰの測定には、多くの医療機関が対応しています。

息切れは、心臓のポンプ機能が低下し肺に血液がたまる「肺うっ血」のために起こります。

心臓の機能が低下すると、最初は駅の階段を上りきったときに感じる程度だった息切れが、階段の途中で息が切れたり、さらにひどくなると平地を歩いているときにも起きるようになります。

手足のむくみや、短期間の体重増加にも注意

手足のむくみは、心臓が十分な血液を受け取れずに体に血液が滞る「体うっ血」によって起こります。すね、足の甲、くるぶしの周囲を指で押し、くぼんでしばらく元に戻らなければ、むくみです。夜に靴下を脱ぐときに靴下の跡がはっきりと残ったり、顔や手がむくむこともあります。

体重が短期間、たとえば1週間で2kg以上増加したら、心不全のサインの可能性があります。

横になると足にたまっていた血液が上半身に戻るため、夜寝ているときに呼吸が苦しくなったり、上半身を起こしていないと呼吸が苦しくなることもあります。

突然現れる、心不全の代表的症状

下の変化に気づいたら、医療機関を受診したい。

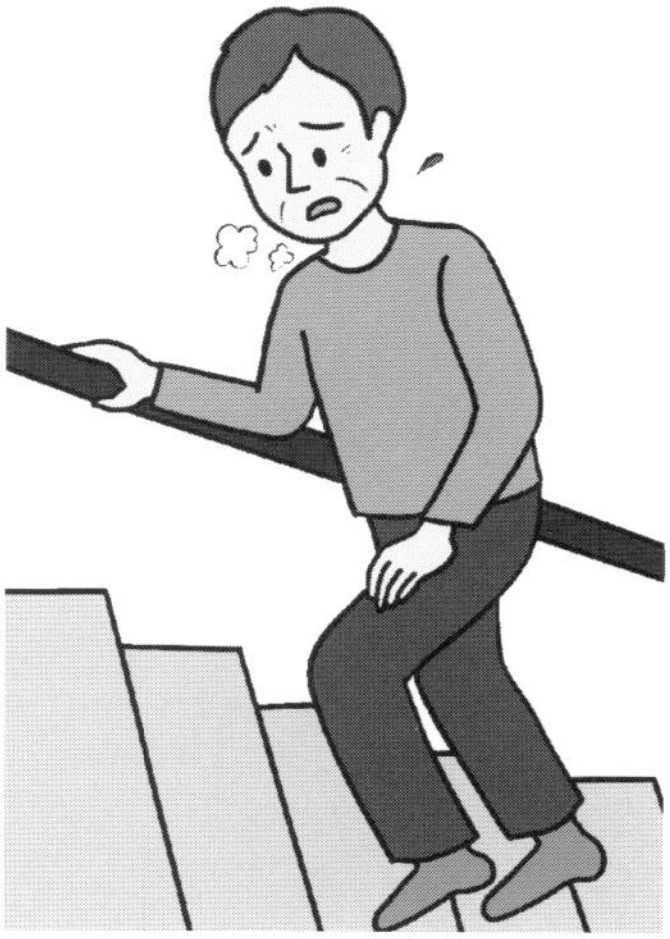

息切れ

以前に比べ坂道や階段で息切れを感じることが多くなったら、医療機関を受診する。息切れは、狭心症や不整脈のサインとして現れることもある。

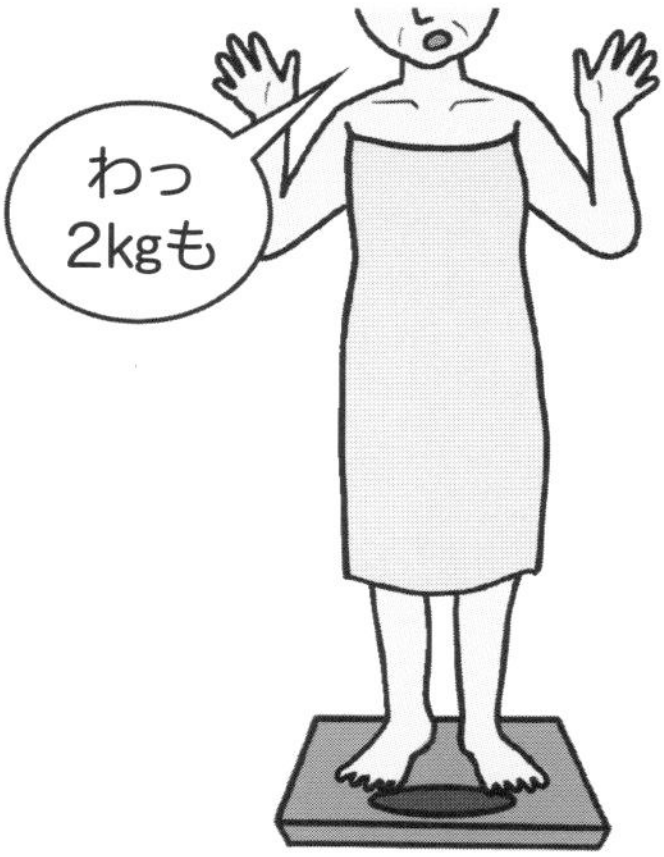

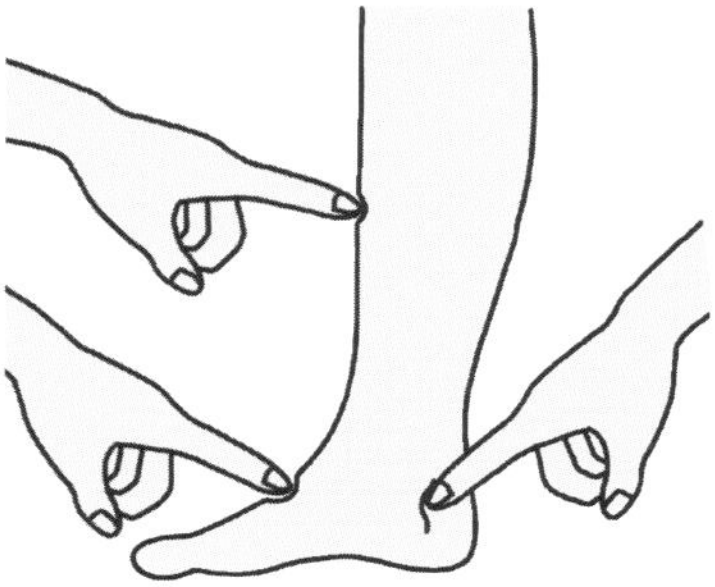

足のむくみ

すね、足の甲、くるぶしの周囲を押し、くぼみが元に戻らなくなったり、それまではけていた靴がはけなくなったりしたら、心不全を疑う。

体重の増加

食生活を特に変えているわけでもないのに、1週間で2kg以上、体重が増えたら、心不全を疑う。

心不全のそのほかの自覚症状やサイン

自分に心臓の病気歴があったり、家族に心臓病で突然死した人がいたりしたら、それもリスクになる。

息苦しくて夜なかなか眠れないが、座ると楽になる

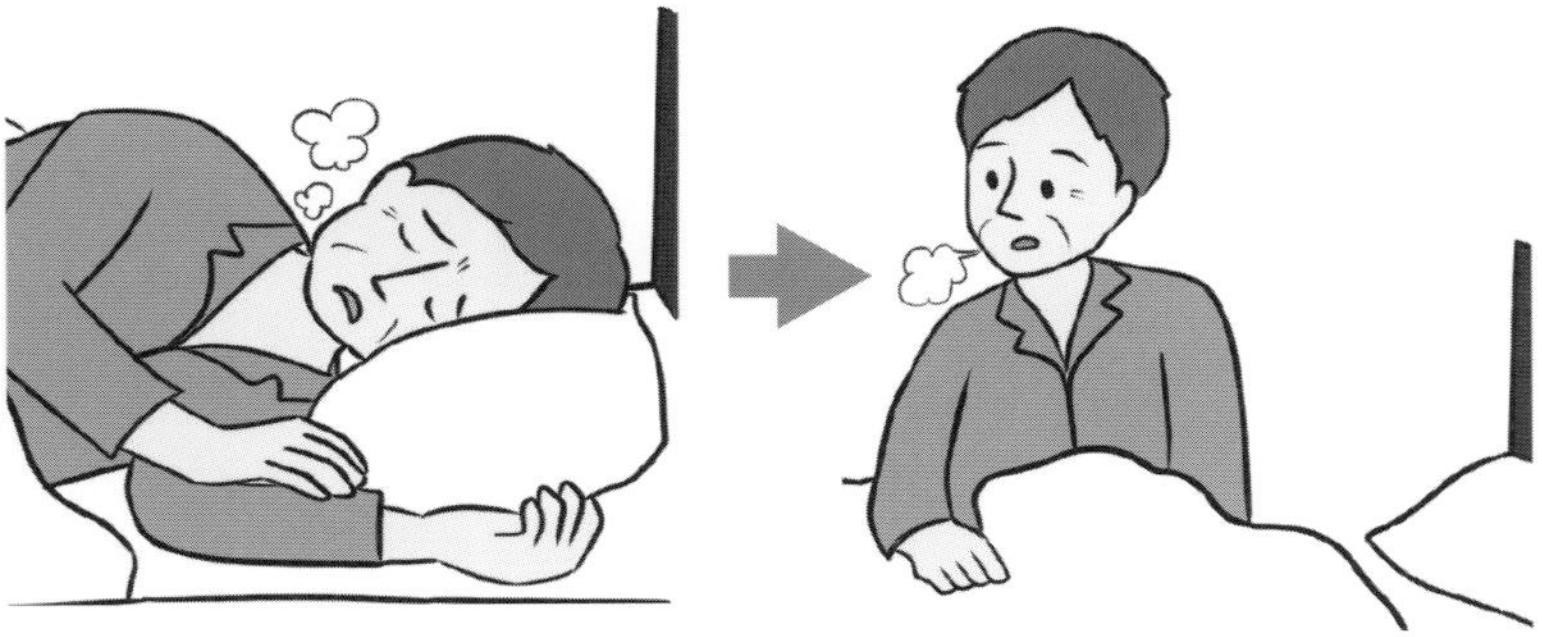

夜間にゼイゼイと咳こんだり、呼吸が苦しくなったりすることがある。息苦しくて横になっていられないため、高い枕で寝たり、上半身を起こすと、呼吸が楽になる（起坐呼吸）。

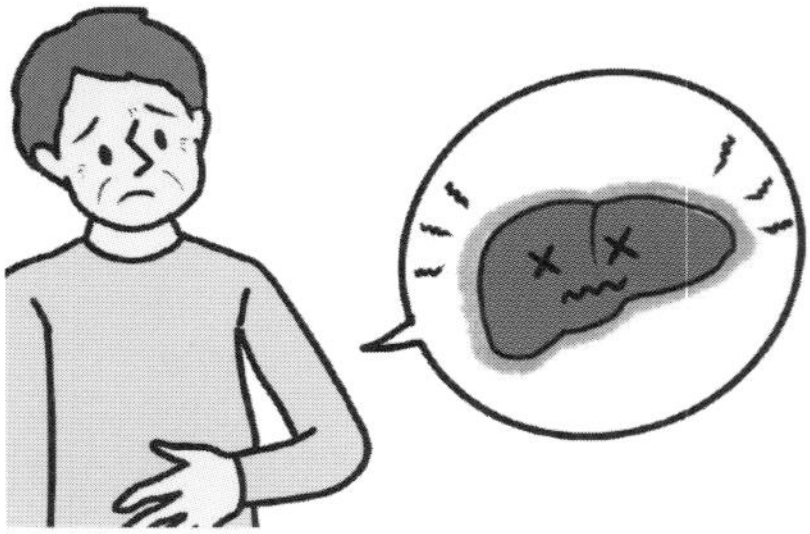

お腹が張る

肝臓の「うっ血」が進んだために起こる。鈍痛を伴うこともある。

夜トイレに行くたびに尿がたくさん出る

足にたまっていた血液が体の中心部に戻る結果、腎臓の血流が増加するためトイレに行く回数が増え、尿も増える。

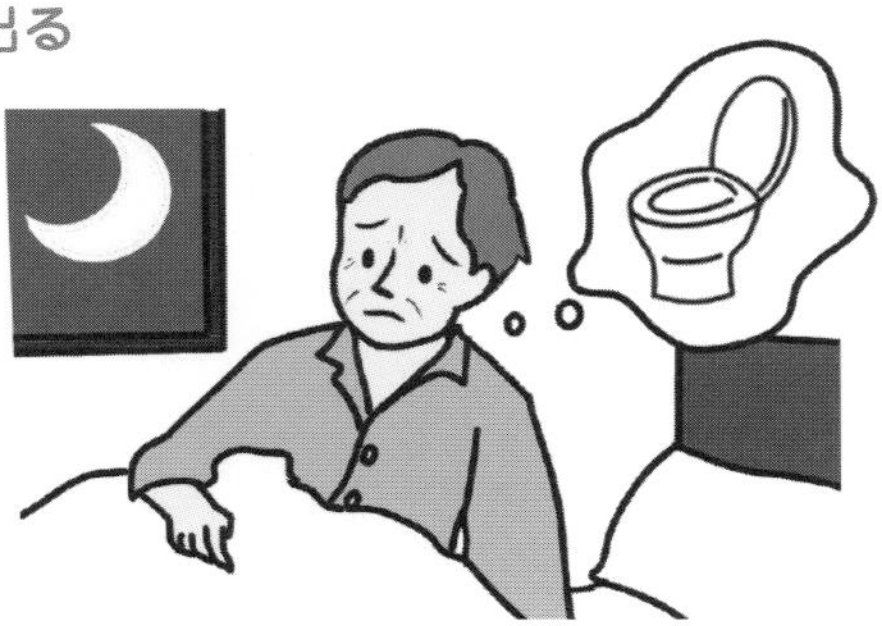

靴をはくときのようにかがみこんだり、お辞儀の姿勢をすると苦しくなるのも、心不全の自覚症状のひとつです。

33〜35ページの自覚症状やサインに思いあたるところがある方は、医療機関を受診しましょう。

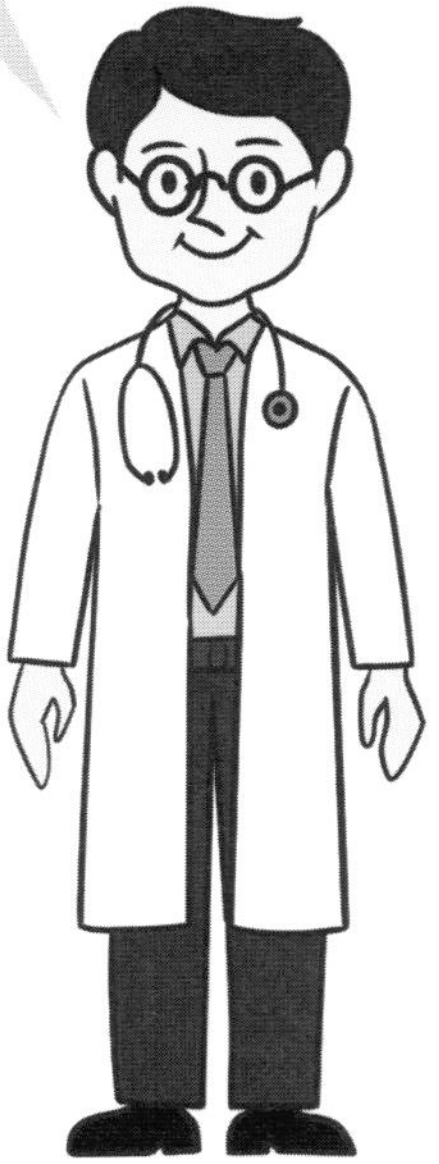

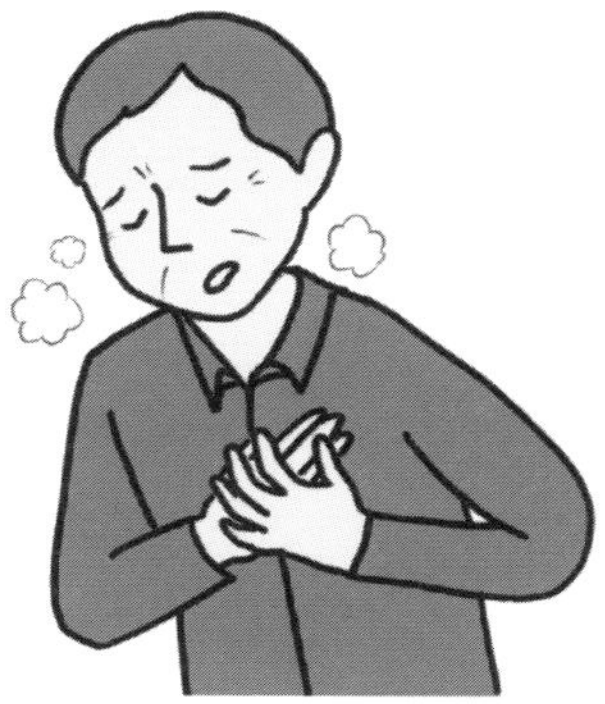

動悸

心不全のほか、狭心症や不整脈のために感じることもある。

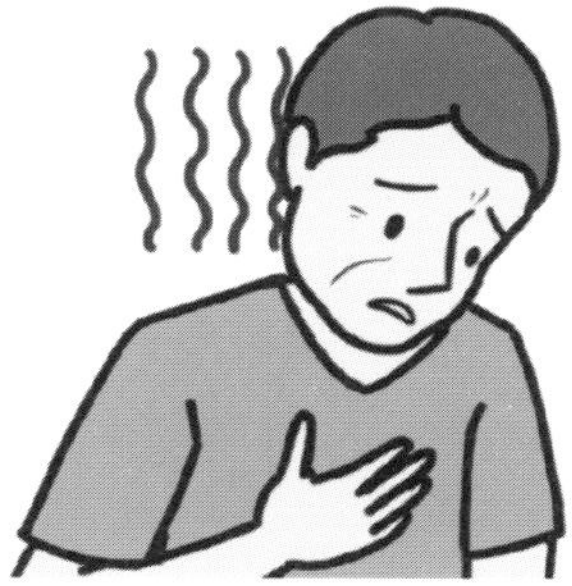

だるい　疲れやすい

心臓の機能が低下すると血液が十分送られないために、疲れやすくなる。

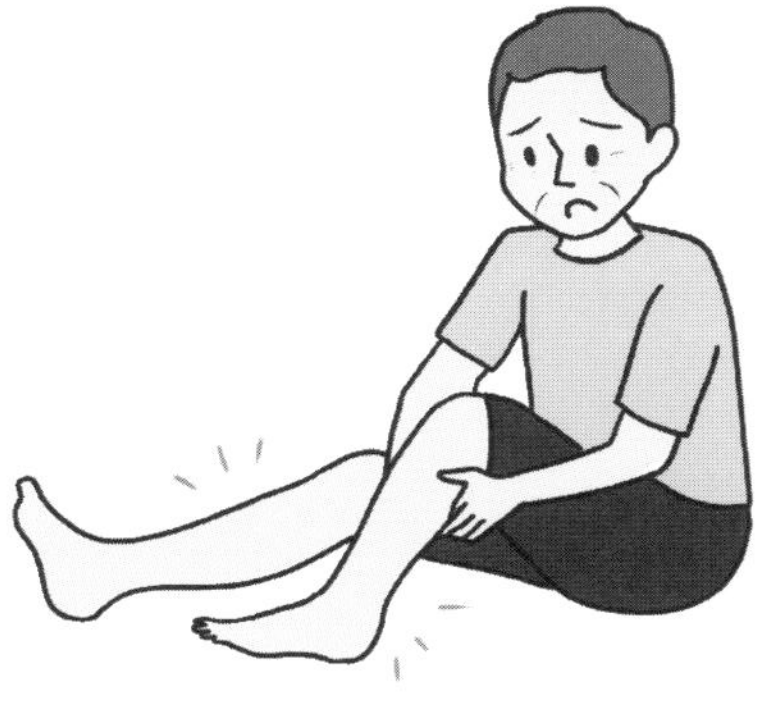

手足の冷え

昔はそうでもなかったが、最近手足の先に冷えを感じることが多くなった。

心不全は4回、予防できる決め手は、生活習慣の改善

心不全は発症前に3回、発症後に1回の予防チャンスがあります。

心不全は「発症させない」ことが大事

心不全の進行はステージA（心不全の予備群）、ステージB（心不全の前段階）という発症前の2段階と、ステージC（治療が有効な心不全）、ステージD（治りにくい心不全）という発症後の2段階でとらえます（38、39ページ）。

ステージAは、高血圧や糖尿病などの生活習慣病が明らかになった段階です。

ステージAが放置されると、心肥大や心筋梗塞などの心臓病を発症しステージBになります。

ステージBの人が一度、息切れやむくみ、体重増加などの心不全の症状を発症したら、ステージCに移行したと判断されます。

さらに症状が進み、治療が難しいと判断されたら、ステージDです。

心不全は一度発症（ステージCに進行）すると、5年後の生存率が胃がんより低い、たちの悪い病気ですから、発症を予防する取り組みが大事になります。

発症予防は、次の3段階を目安に進めます。

0次予防 生活習慣を改善・維持する

健康な方が、ステージAに移行しないための取り組みです。「暴飲暴食をしない」「塩分を摂り過ぎない」「タバコを吸わない」「適度な運動で太り過ぎない」といった、良い生活習慣を身につけ継続することが、心不全の予防につながります。

しかし、太ったり、塩分の摂り

過ぎで血圧が高くなったり、血糖値やコレステロール値が高くなった方は、ステージAに位置していることを自覚してください。

1次予防 心臓病にならないようにする

ステージAになると、心筋梗塞や不整脈などの心臓病になりやすくなりますが、皆がみな、なるわけではありません。心臓病になる前に乱れた生活習慣を改善し、それでも良くならなければ薬を飲んで、肥満や高血圧、糖尿病、脂質異常症などを改善し、心肥大や心筋梗塞にならない生活を送ります。これが、1次予防です。

2次予防 1回目の心不全を発症させない

生活習慣が改善しきれずに心筋梗塞や弁膜症になったり、不整脈が出てしまったりしたら、それらを治療して、一度目の心不全の発症（ステージCへの移行）を予防します。これが2次予防です。2次予防は生活習慣のさらなる改善と、投薬治療やカテーテル治療で進めます。

3次予防 心不全を再発させない

心不全を発症したら、その後は二度と心不全で入院しないための予防策に努めます。これが3次予防です。

3次予防では薬の飲み忘れに注意して、食事・排便・入浴といった毎日の暮らしに気をつけることがなによりも大切です。

再発を予防するため、通常は薬を飲んでいただきますが、必要があればペースメーカなどの医療機器を体内に植え込んだり、カテーテル治療や外科手術などで心不全を治療することもあります。

心不全を発症して入院した方は、ある程度元気になって一度、退院します。

しかし、しっかりと3次予防に努めないと、何度も急性増悪となり、そのたびに入退院を繰り返すことになります。

心不全は厄介な病気です。しかし、予防と現状維持のチャンスが4回もあることは大きな期待にもなります。

現状を維持し、いま以上に症状を悪化させない予防の取り組みを今日から始めましょう。

心不全を発症。急性増悪を繰り返す

心不全の症状が現れる

心不全の治療が難しくなる

ステージC
治療が有効な心不全

息切れや動悸、急激な体重増加などの症状が現れ、運動耐容能が低下した状態。

ステージD
治りにくい心不全

急性増悪を何回も起こし入退院を繰り返す。通常の治療に反応しなくなった状態。

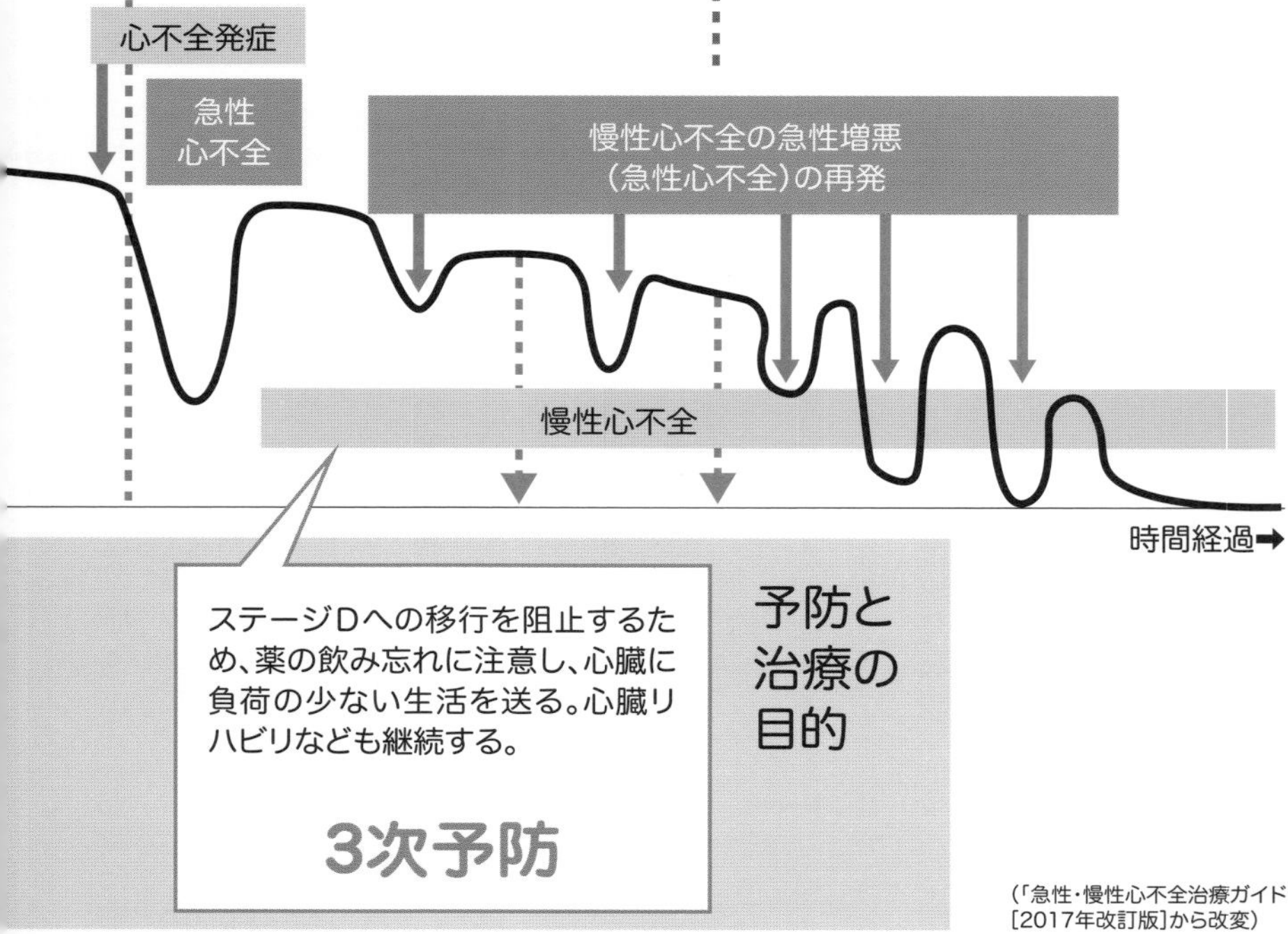

ステージDへの移行を阻止するため、薬の飲み忘れに注意し、心臓に負荷の少ない生活を送る。心臓リハビリなども継続する。

3次予防

予防と治療の目的

（「急性・慢性心不全治療ガイドライン」
[2017年改訂版]から改変）

心不全の各ステージと予防の目的

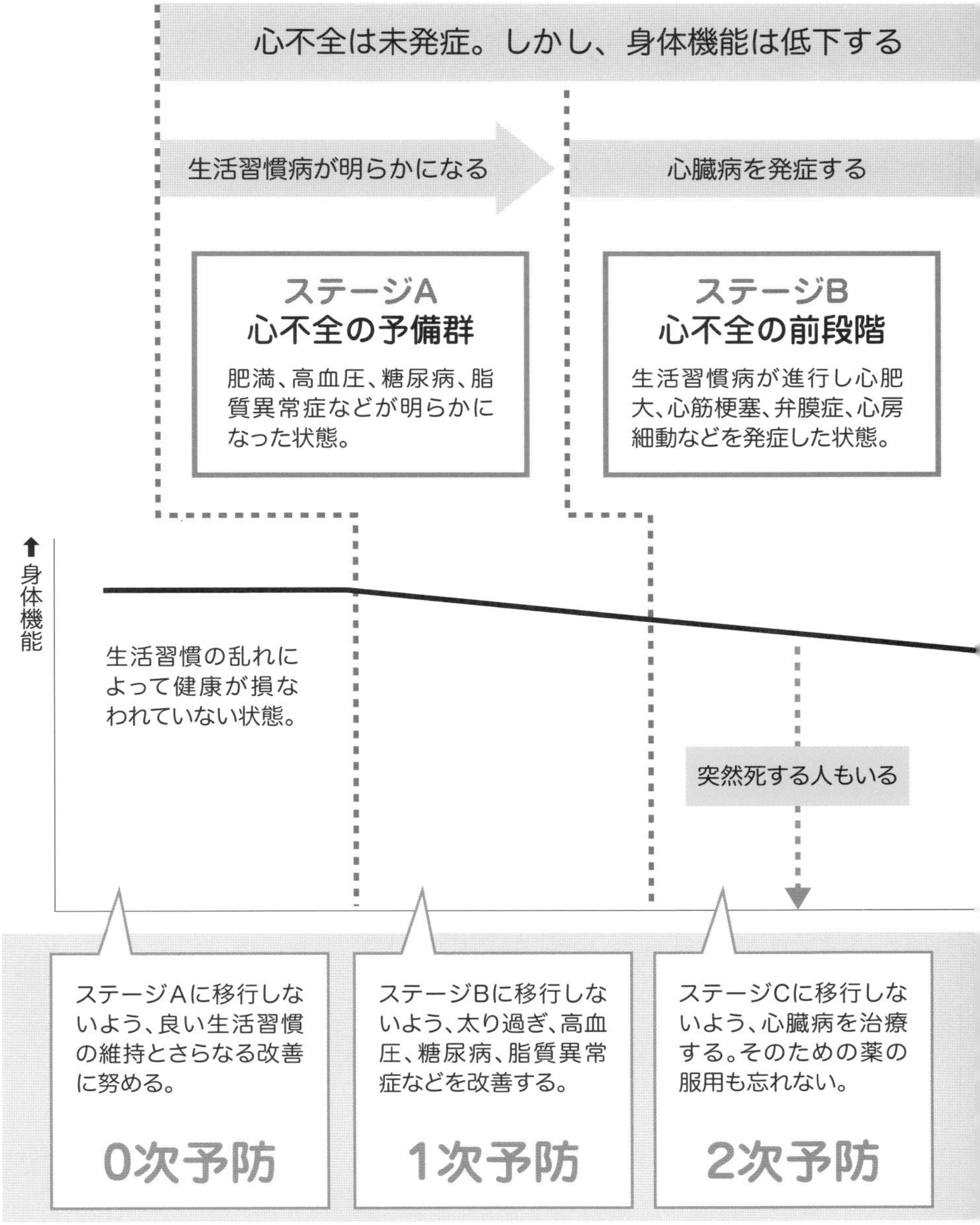
心不全は未発症。しかし、身体機能は低下する
生活習慣病が明らかになる
心臓病を発症する
ステージA
心不全の予備群
肥満、高血圧、糖尿病、脂質異常症などが明らかになった状態。
ステージB
心不全の前段階
生活習慣病が進行し心肥大、心筋梗塞、弁膜症、心房細動などを発症した状態。
身体機能
生活習慣の乱れによって健康が損なわれていない状態。
突然死する人もいる
ステージAに移行しないよう、良い生活習慣の維持とさらなる改善に努める。
0次予防
ステージBに移行しないよう、太り過ぎ、高血圧、糖尿病、脂質異常症などを改善する。
1次予防
ステージCに移行しないよう、心臓病を治療する。そのための薬の服用も忘れない。
2次予防

体の変化について

70歳女性

「年も年なので、息切れは当たり前」と思っていたのですが、一度受診するほうがよいでしょうか？

せっかく病気を疑ったのですから、医療機関を受診しましょう。近所のクリニックでBNP（心臓に負荷をかけたときに出るホルモンの値）の検査をしてもらい、「心不全の疑いあり」と診断されたら、大きな病院で心不全の原因をつきとめ、その治療方針を確かめるのがよいと思います。

年をとれば、だれもが、階段や坂道の上り下りで、若いときよりも息が切れるようになります。

しかし、これが、年齢のせいなのか、心不全のせいなのか、他の病気なのかを区別することは医師にしかできません。

心不全のサインとして考えられる息切れは「この2、3カ月の間に急に息が切れるようになった」とか「これまで休まずに上れた駅の階段を、最近は休みながらでないと上れなくなってしまった」といった、ここ数カ月以内に急に起きた息切れです。

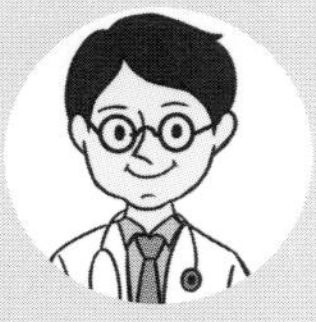

高齢者の息切れは、心不全の可能性もあります。かかりつけ医に受診して診断を下してもらいましょう。

第3章

心不全の発症を予防する〔0 次予防→1 次予防→2 次予防〕

心不全の予備群の段階や発症前の段階で、生活習慣を改善し、生活習慣病や心疾患を治療することが、心不全の発症予防になります。

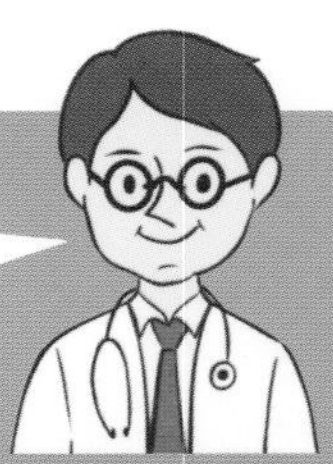

下のポイントを意識して毎日の生活を送ることができたら、生活習慣病になるリスクが下がります。

健康的な生活を送る

禁煙する

電子タバコや加熱式タバコも、心臓には有害です。

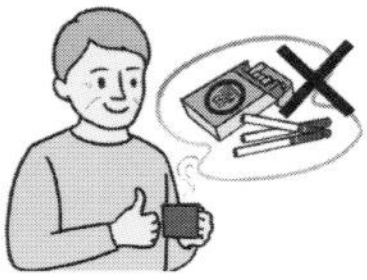

54・55ページ

酒を控える

休肝日を設け、適量を楽しく飲む習慣を身につけましょう。

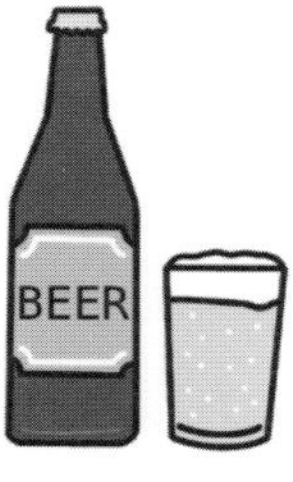

56・57ページ

体を動かす

汗ばむくらいの有酸素運動を、毎日30分以上続けましょう。

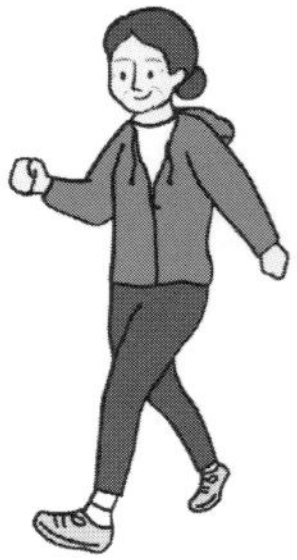

58・59ページ

心不全の予備群

慢性腎臓病

糖尿病

0次予防の目標

よい生活習慣を身につけて

肥満にならない

肥満解消に向けて、バランス良く腹八分目で抑えて食べる食習慣を身につけましょう。

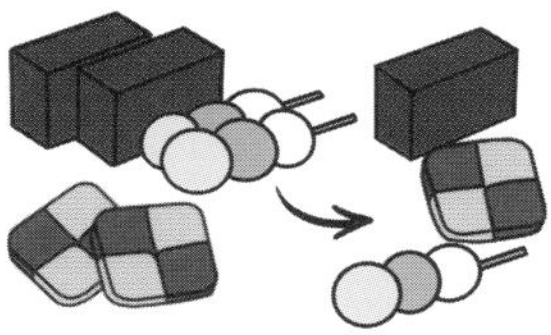

44～47ページ

高血圧にならない

高血圧予防のために1日6g未満を目標として、摂取する塩分量を減らしましょう。

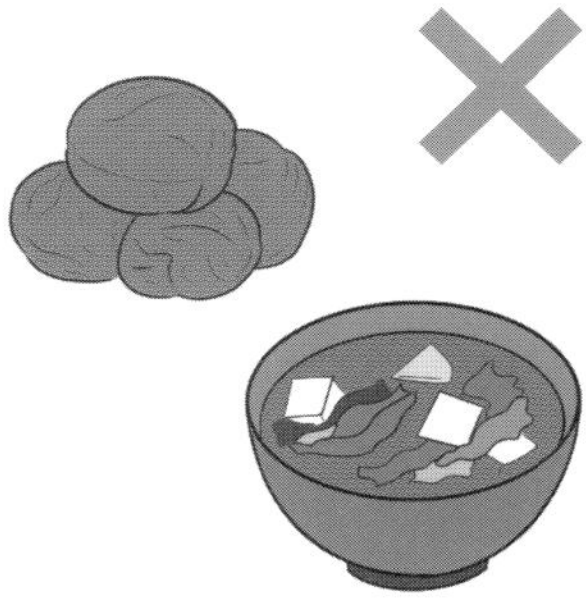

48～53ページ

ステージA

脂質異常症

高血圧

肥満にならないようにして、生活習慣病と心臓病を予防する

食事はバランス良く食べ、腹八分目をモットーにしましょう。

肥満にならずに病気のもとを断つ

肥満とメタボリックシンドロームは万病のもとです。心臓病を誘発する高血圧や脂質異常症、糖尿病などの生活習慣病は、これらをもとに発症するからです。

肥満になると往々にして脂質異常症や高血圧、糖尿病などが合併します。これらはいずれも、動脈硬化を促進します。その結果、狭心症や心筋梗塞などの虚血性心疾患になる危険性が高まります。

高血圧は心肥大を招いて拡張不全を起こします。高血圧が続くと、それだけで収縮不全にもなります。

糖尿病は、動脈硬化を促進して心筋梗塞を起こすだけでなく、拡張機能も低下するので、拡張不全の心不全になります。

食生活は「バランス良く」と「適量」を守って

肥満の９割以上は、摂取エネルギーが消費エネルギーを上回るために起きる単純性肥満です。

内臓脂肪を減少させ肥満にならないために、まず食生活を改善しましょう。基本はバランス良く、適量を食べることです。

「バランス良く」とは、野菜や魚介類など、心臓に良い栄養素を好き嫌いなく食べること。「適量」とは「腹八分目」です。

そして、特別な運動をしなくても、「エレベーターを使わない」「ちょっとした移動は歩く」といった生活のなかでのエネルギー消費を増やせば、１日のエネルギー消費は確実にアップし、肥満は少しずつ改善します。

皮下脂肪型と内臓脂肪型の肥満

内臓脂肪はつきやすく、落としやすい。運動をすると、まず内臓脂肪、次に皮下脂肪が燃焼する。洋ナシ型は女性に多く、リンゴ型は男性に多い。

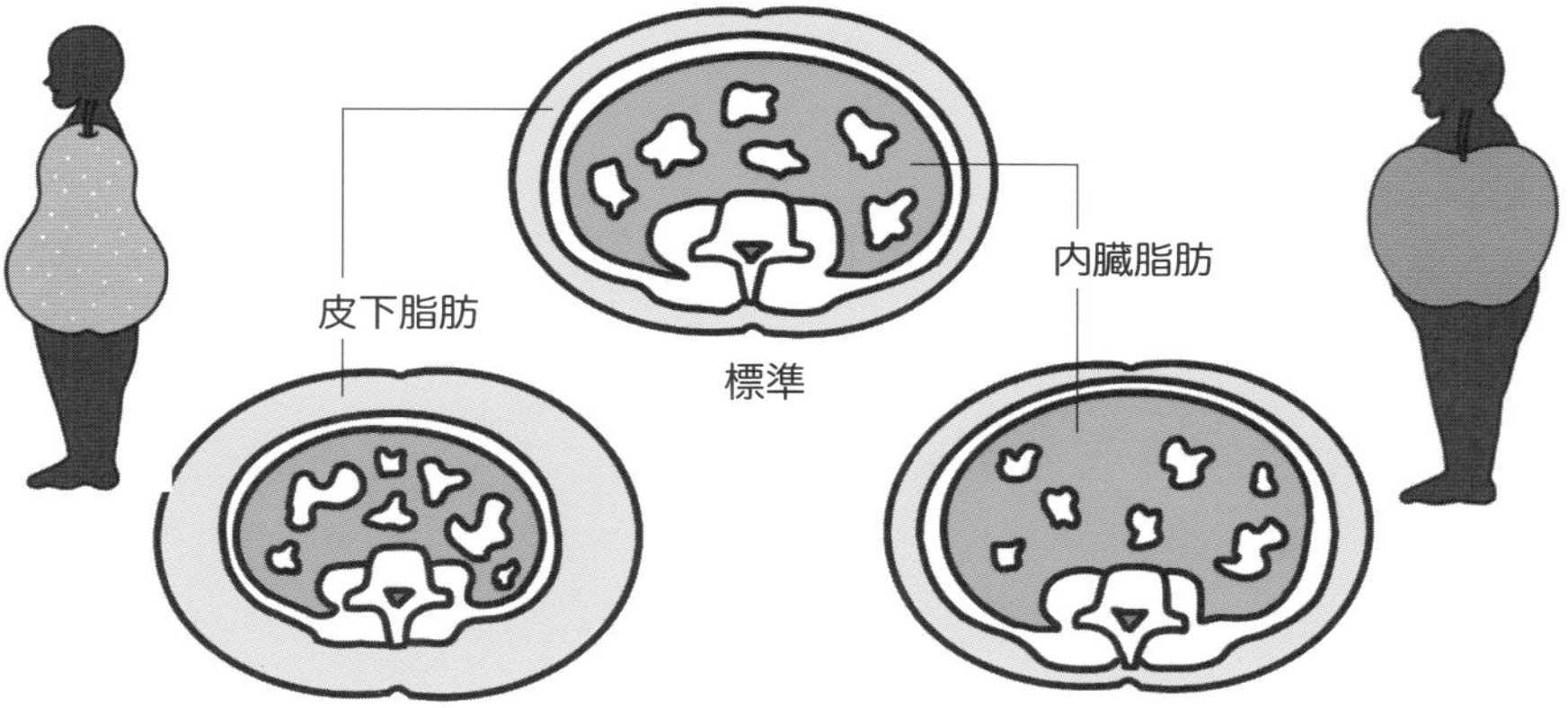

皮下脂肪型（洋ナシ型）　　内臓脂肪型（リンゴ型）

メタボリックシンドロームの診断基準

メタボリックシンドロームは内臓脂肪型肥満、高血糖、高血圧、脂質異常のどれか2つが重なった状態で、心筋梗塞や狭心症になるリスクは約10倍、3つ以上重なると約30倍にまで高まる。

内臓脂肪型肥満	腹囲　男性　85㎝以上　／　女性　90㎝以上

＋

高血糖	高血圧	脂質異常
空腹時血糖値	収縮期血圧	中性脂肪
110㎎/dℓ以上	130㎜Hg 以上	150㎎/dℓ以上
または	または	または
HbA1c	拡張期血圧	HDLコレステロール値
5.5%以上	85㎜Hg 以上	40㎎/dℓ未満

● ＋ ● 2項目以上が該当 ＝ メタボリックシンドロームに該当

● ＋ ● 1項目以上が該当 ＝ メタボリックシンドロームの予備群

腹囲に異常がない場合や、腹囲だけが該当する場合はメタボリックシンドロームに該当しない。

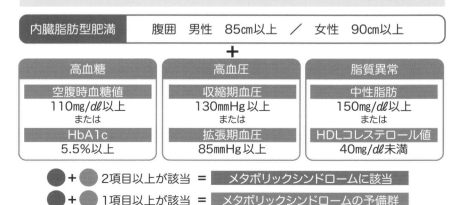

肥満の解消が生活習慣病を予防する

肥満の解消

↓

脂質異常の改善　高血圧の改善　高血糖の改善

↓ そのためには

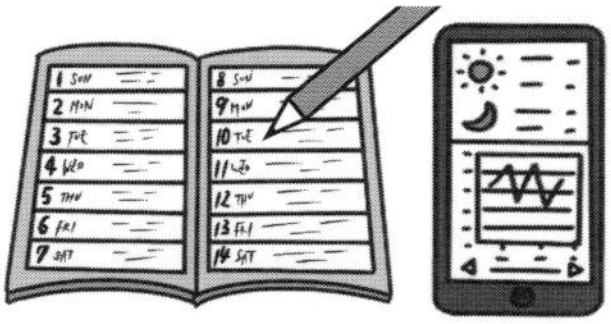

❶記録を毎日続ける

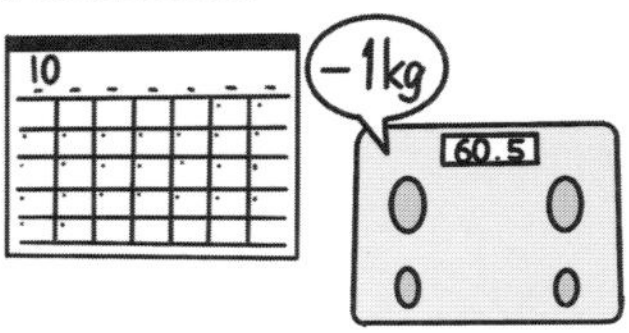

❷1カ月で1キロ減を目指す

ポイントはバランス良く食べること

炭水化物を減らす。健康や心臓に良いといわれていても1品だけを多く摂る食事は控える。

野菜

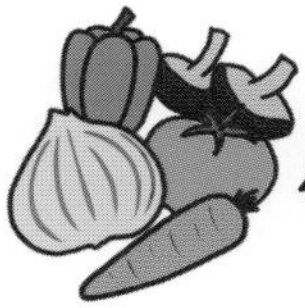

魚介類

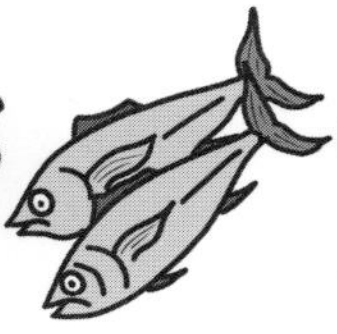

肉類

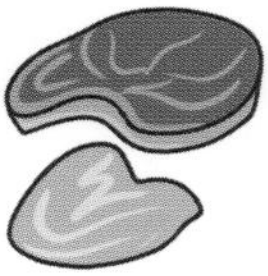

大豆食品

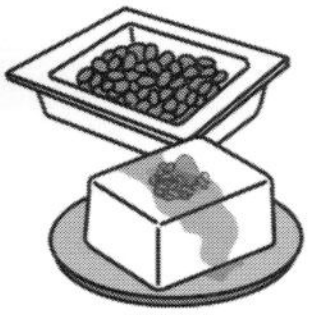

干物

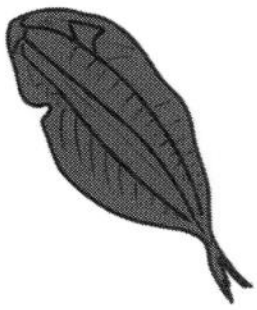

海藻類

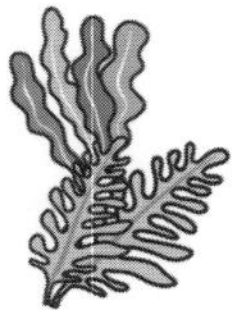

肥満解消に結びつく食べ方

「早食い」「かまずに食べる」「間食」「不規則な食事時間」はやめる。

楽しむ

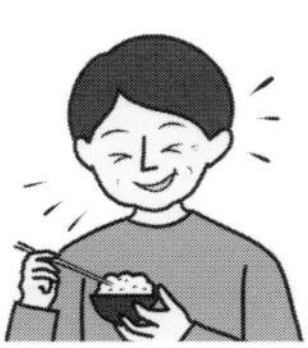

よくかむ

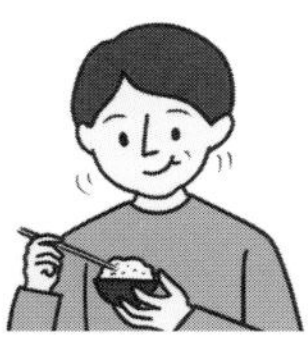

ゆっくり

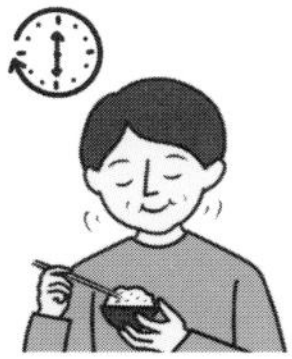

3食しっかり

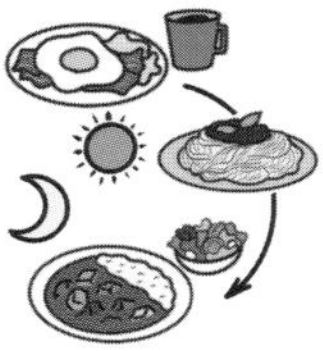

食べ過ぎない

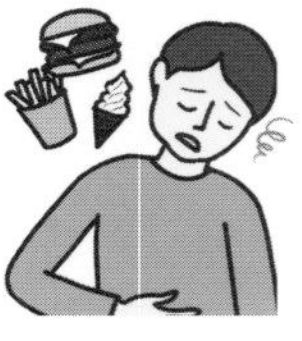

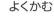

「減らす」と「変える」で内臓脂肪をカット

減らす

糖質や脂質を多く含む食品やアルコールなどは、エネルギーが高いため控える。

ご飯やパン

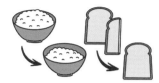

茶わん中盛りを小盛りに、食パンなら1.5枚を1枚に減らす。

菓子類

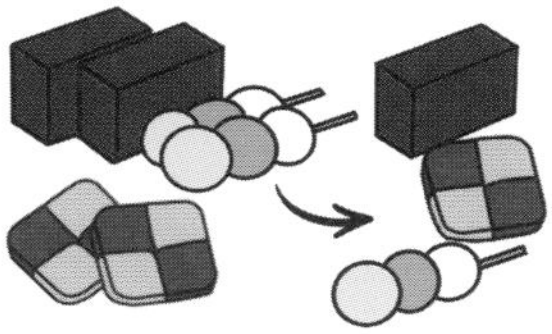

和菓子・洋菓子に関係なく減らす。

アルコール

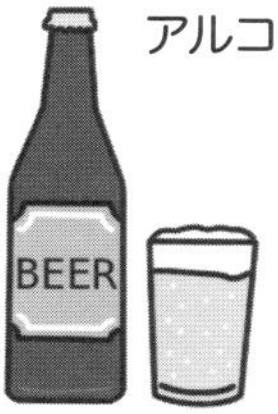

ビール換算で1日に中びん1本に抑える（57ページ）。

牛乳・ヨーグルト

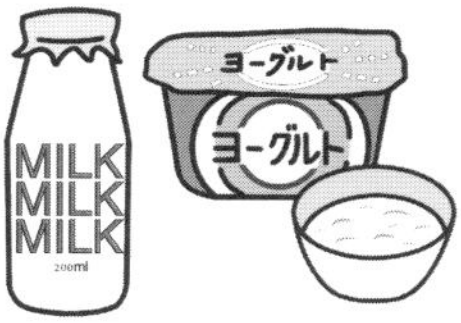

脂肪が多いため、合わせて1日に200mℓ以下に抑えたい。

変える

肥満改善には、食事内容や量に加え、太らない食習慣を身につけることも大切です。

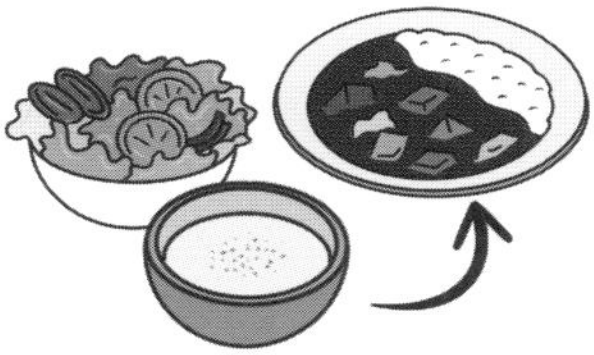

まず野菜やスープを食べ、炭水化物は後にする。

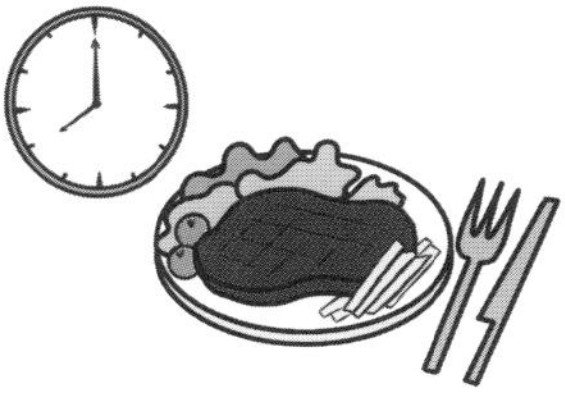

寝る2時間前までに、夕食を済ませる。

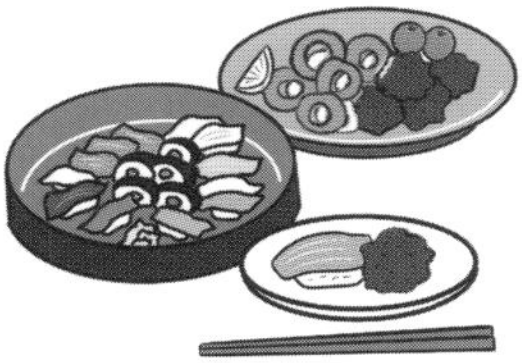

大皿料理は自分の量を確かめながら食べる。

まとめ買い、買い置きはしない。

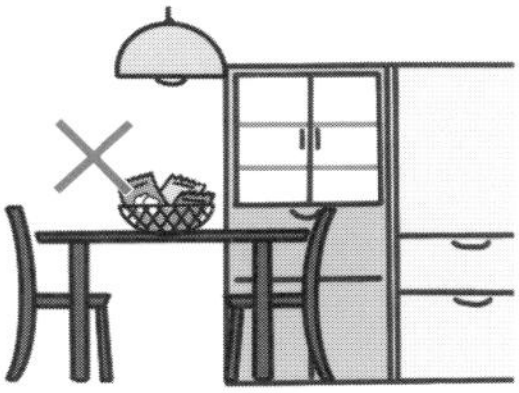

目につく場所に、食べ物を置かない。

高血圧による心臓病予防のため塩分を1日6g未満にカットする

減塩に良い食品を知り、良くない食品を遠ざけましょう。

1日に小さじ・すりきり1杯の塩分量を目標に

私たちは、塩の少ない薄味の食べ物よりも、塩の多い濃い味の食べ物をおいしいと感じます。しかし、「おいしいから」と塩分を摂り過ぎると、細胞の浸透圧を正常に保とうとして水分が血管に引き込まれ、これが血液量を増加させ、血圧の上昇を招きます。

日本高血圧学会は、高血圧の予防のために、血圧が正常な人にも1日6g未満の食塩制限を推奨しています。6gとは、食塩などの精製塩で、小さじ・すりきり1杯に相当します。

メニュー、調理、食べ方を工夫して減塩する

減塩は、今の味つけから少しずつ塩を減らし、味覚を徐々に薄味に慣らすと、うまく進められます。具体的にはメニュー、調理、食べ方を工夫します。

まず減塩に良い食品を知り、良くない食品を遠ざけましょう。野菜や果物を積極的に食べ、加工品やお菓子などは遠ざけます。

料理を作るときは減塩の調味料を使い、加工食品やインスタント食品を減らします。食材は、カリウムやカルシウムの多い食材を選びます。塩分を体から排出する働きがあるからです。

食べるときは、塩分を減らす工夫をしながら、塩の代わりに別の調味料を使うとよいでしょう。たとえば、「醤油はかけるのではなく、つける」「塩の代わりに、酢やレモンなどをかけて食べる」といった具合です。

6gの塩とは?

サラサラとした食塩(精製塩)なら、小さじ・すりきり1杯で6gが目安。1g単位で計れるスプーンも市販されている。

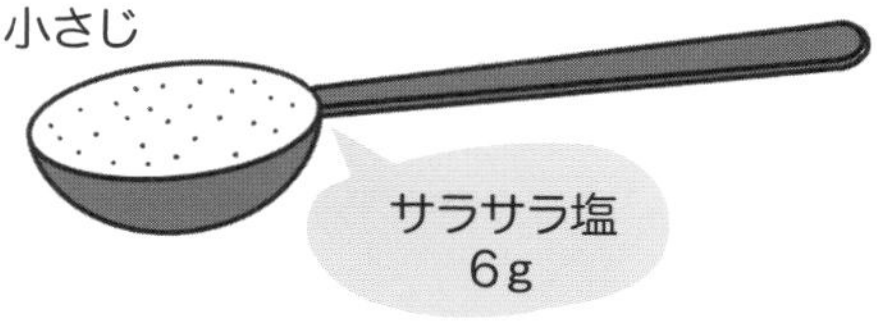

減塩のために良い食品

野菜や果物に豊富なカリウムにはナトリウム(塩分)を排出する働きがある。

○ 野菜

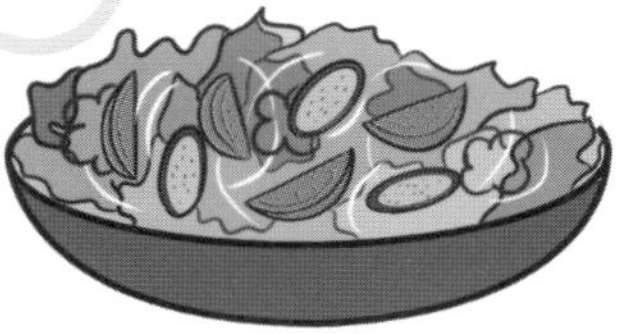

加熱せず、生で食べたい。目標は1日に約350gほど。腎臓病の人は医師と相談して決める。

○ 果物

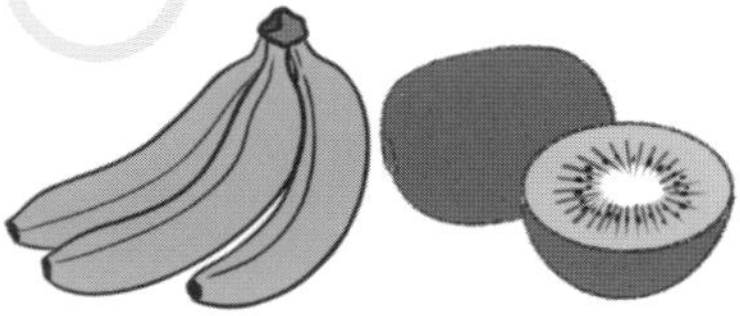

バナナやキウイフルーツなどはカリウムを豊富に含む。目標は1日に200gほど。ただし慢性腎臓病の人は医師と相談する。

減塩のために良くない食品

買い物をするときは、パッケージに明記された食品成分表で「塩分相当量」を確認したい。

△ 漬物、梅干し

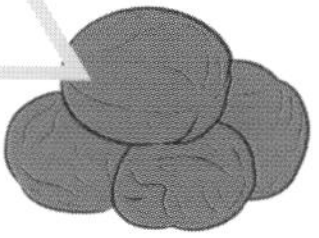

梅干しを食べないと、1日1.8gの減塩になる。高菜やキュウリの漬物なら1.2g減塩できる。

△ みそ汁、ラーメン、そば

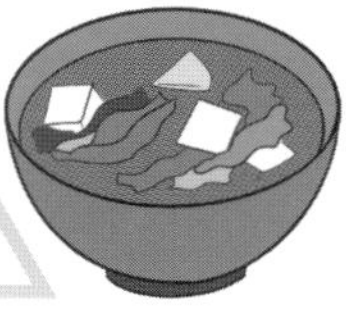

みそ汁を1日3杯から2杯に減らすと1gの減塩、1杯に減らすと2gの減塩になる。

△ 加工品

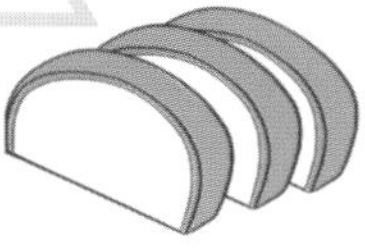

ちくわやかまぼこ、ハムやソーセージなどの長期保存ができる食べ物は塩分を多く含むため。

△ 菓子

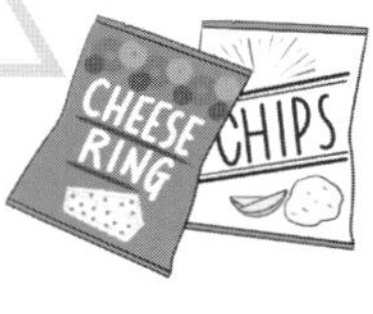

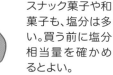

スナック菓子や和菓子も、塩分は多い。買う前に塩分相当量を確かめるとよい。

塩分カットのテクニック［食事編］

ちょっとした工夫で、塩分の少ない料理もおいしく食べることができる。

味を確かめる

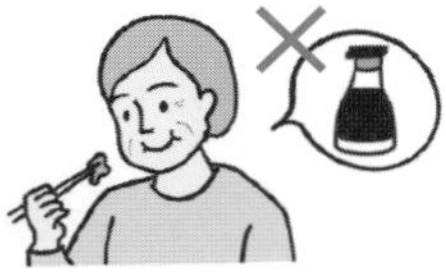

味つけを確かめてから、塩や醤油などの調味料をかける。

さらっと

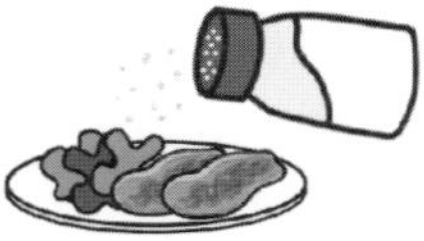

塩は食べ物の表面にさらっとかける。全体にまぶすのはやめる。

つける

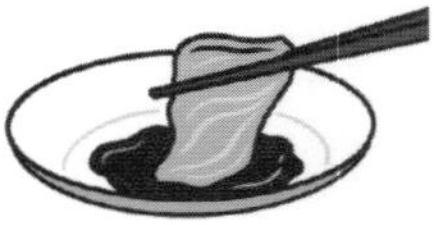

醤油やソース、たれなどは皿に出し、食材をそれにつけて食べる。

酢やレモン

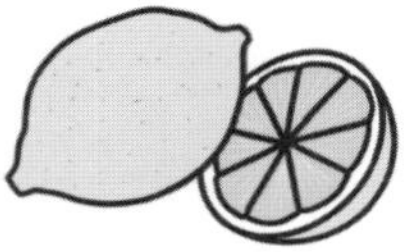

塩や醤油の代わりに、酢やレモンなどの柑橘類の絞り汁をかけて食べる。

オイル

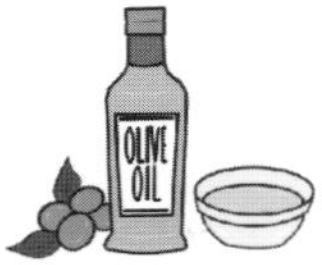

風味を増したいなら、ごま油やオリーブオイルを少し垂らして食べる。

香ばしさ

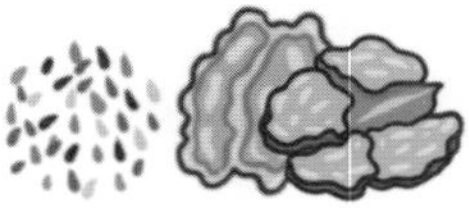

ごまやくるみをすってまぶすと、香ばしさが加わりおいしく食べられる。

汁を残す

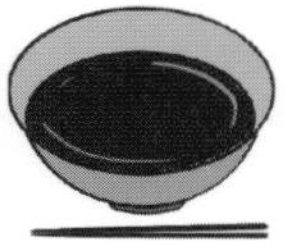

ラーメンのスープ、うどん・そばの汁を全部残すと、2〜3g減塩できる。

具を食べる

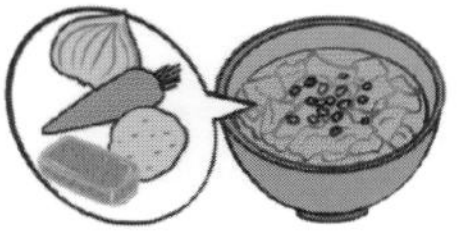

汁物は塩分を減らすため、具を多く食べるようにする。

つまみを控える

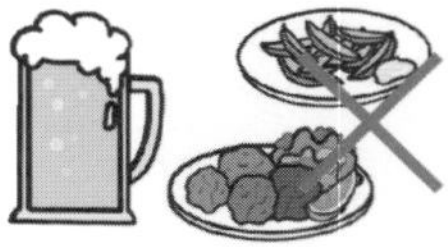

お酒のつまみは塩分が多い。酒席では、控えめに食べる。

つけあわせで工夫する

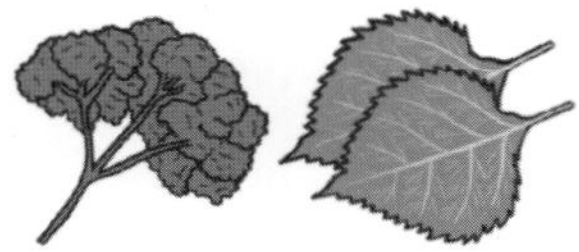

パセリやしそには、ナトリウムを排出するカリウムが多いため。

平成27年の国民健康・栄養調査によると、成人の1日あたりの食塩摂取量の平均値は10.0g。残念ながら、食事摂取基準の目標量の6gをかなりオーバーしています。

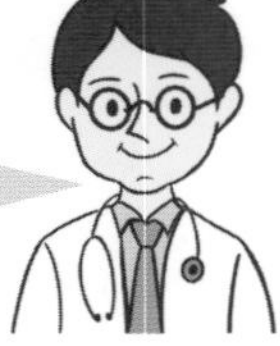

塩分カットのテクニック［調理編］

ナトリウム量しか明記されていない食品の塩分量は「ナトリウム量×2.54」で計算する。

計量する

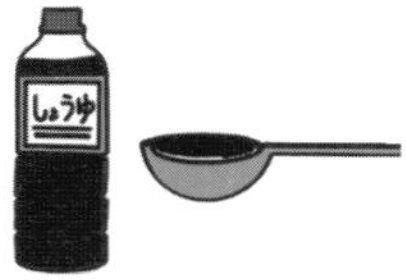

調味料を計量スプーンで計って使えば、塩分摂取量も正確に把握できる。

塩で茹でない

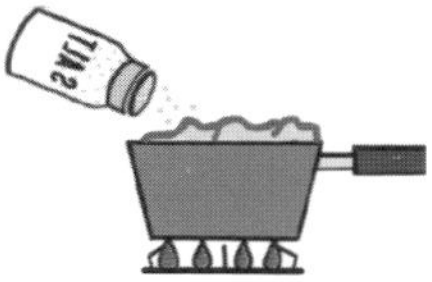

野菜は、たっぷりの湯で茹でれば、よく仕上がる。

新鮮な野菜

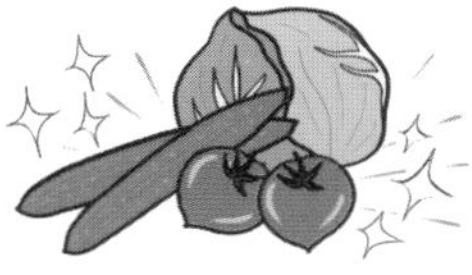

新鮮な野菜を使うと、食材の持ち味で薄味の調理が可能になる。

カリウムを摂る（ただし、高カリウム血症の人は控える）

塩分を体から排出するカリウムの多い食品を摂る。水に溶けやすいので茹でたり水でさらしたりするときは短時間で。果物は糖分が多いので、1日1回を目安に摂る。

カルシウムを摂る

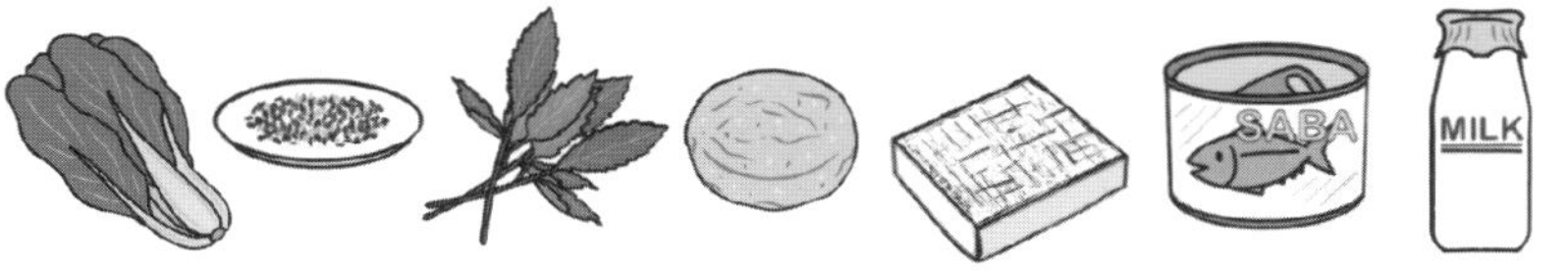

塩分を体から排出するカルシウムの多い食品を摂る。乳製品や小魚、海藻、大豆食品、緑黄色野菜などに多く含まれる。牛乳は低脂肪の種類を選ぶ。

低塩・減塩の調味料

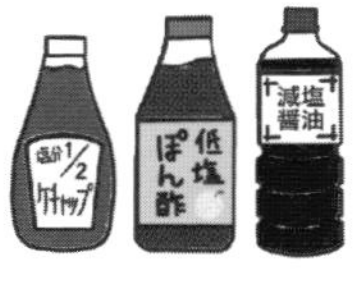

塩、醤油、みそなどは「低塩」「減塩」などと明記された種類を使う。

調味料を減らす

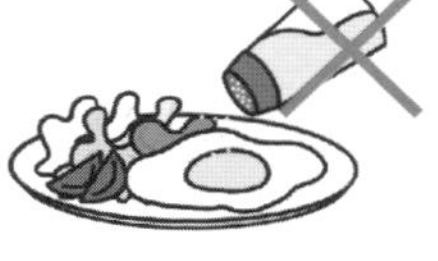

むやみに調味料を使わず、味つけを確かめて使うことが減塩につながる。

加工食品を減らす

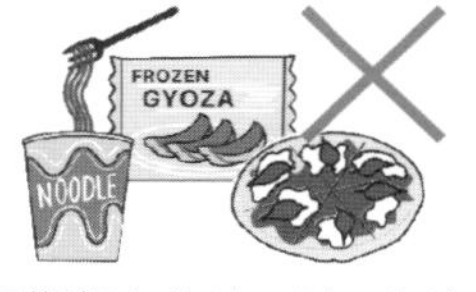

長期保存や味つけのために、一定量の塩を使った食品が多いため。

食事は腹八分目を目安に塩分を抑え、野菜をたくさん食べる

外食では、なによりも食べ過ぎに注意しましょう。

塩分を抑え、野菜を豊富に食べることを意識する

減塩のためにはできるだけ外食を減らし、自炊を増やすようにしたいものです。

しかし、外食をせざるを得ないときは、なによりも食べ過ぎに注意しましょう。「おいしいから」と食べ過ぎると、カロリーと塩分量が増加し、肥満や血圧上昇を招くからです。

外食メニューは塩分が多く、野菜類は不足しがちです。ですから、外食では「塩分量を抑えること」と「野菜を豊富に摂ること」を意識してメニューに目を通します。

具体的には、洋食ではなく和食の定食を選びます。定食を選ぶのは、いろいろな食材をバランス良く食べられるからです。

一品ものや丼ものしかないときは、サラダなどできるだけ具の多いメニューを追加します。

ご飯は半分にして汁物と漬物は控える

定食のご飯は半分にして、汁物や漬物を控えると、カロリーと塩分の摂り過ぎを予防できます。「ラーメンやそばの汁は飲まない」「天ぷらや揚げ物の衣は半分はがして食べる」といった工夫をするのもよいでしょう。

豚カツや焼き魚のようなメニューはまず味見をして、味が足りなければソースや醤油を皿の端にたらし、それにつけて食べることを習慣にしましょう。

外食で野菜が食べられなかったら、夕食や次の日の朝食で食べるように心がけます。

外食メニューの塩分量とエネルギー

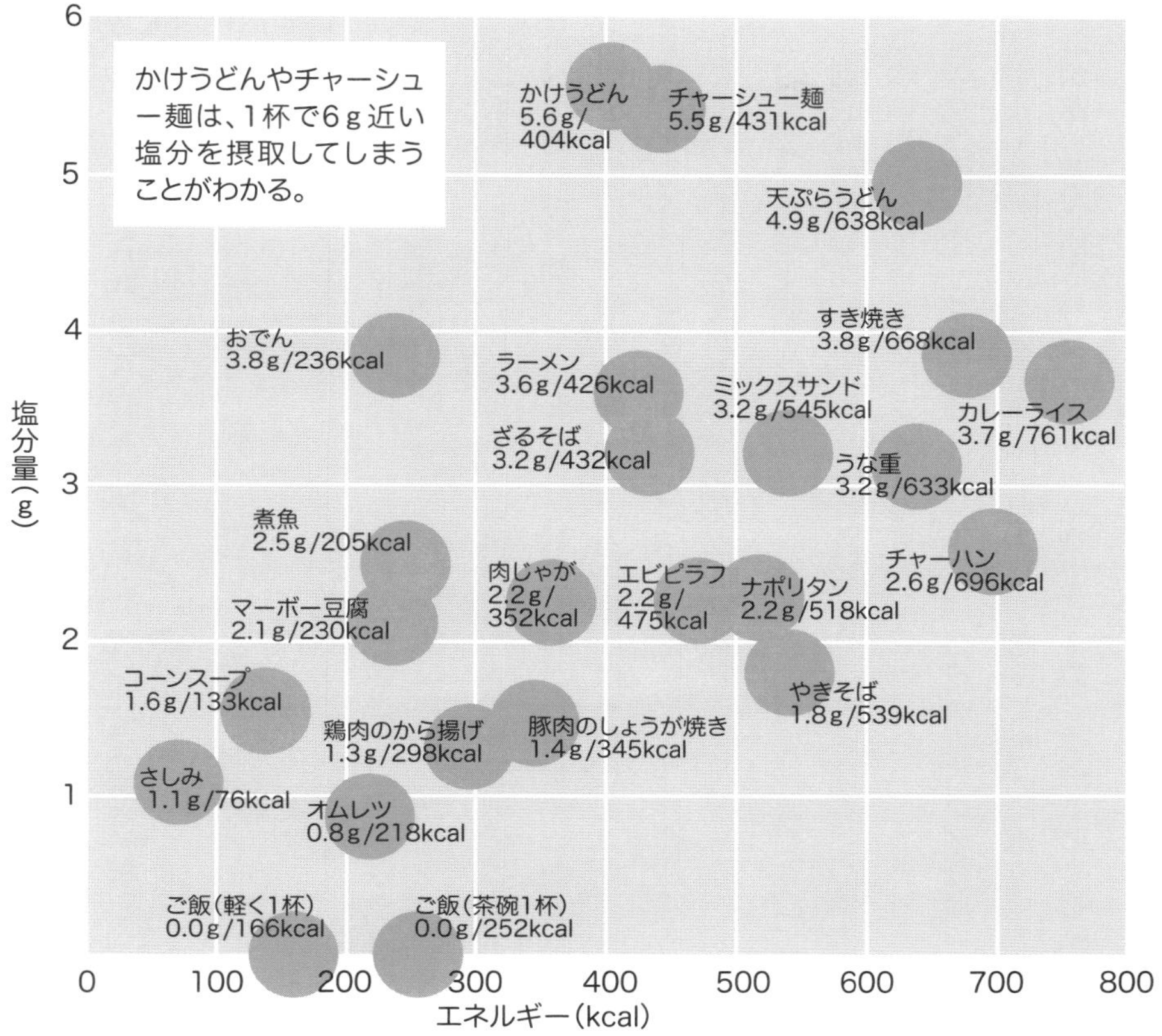

（農林水産省「フードガイド検討会［仮称］報告書」［2017年］より）

食品	食塩相当量	エネルギー	食品	食塩相当量	エネルギー
ポテトフライ	0.6g	122kcal	お好み焼き	2.3g	547kcal
おにぎり（1個）	0.7g	170kcal	野菜の煮しめ	0.7g	134kcal
食パン（6枚切）	0.8g	158kcal	ハンバーグ	0.8g	405kcal
魚のムニエル	1.0g	192kcal	親子丼	1.0g	511kcal
野菜スープ	1.1g	62kcal	ハンバーガー	1.1g	503kcal
さけの塩焼き	1.1g	119kcal	酢豚	1.1g	644kcal
ビーフステーキ	1.4g	399kcal	チキンライス	1.4g	652kcal
天ぷら盛り合わせ	1.4g	405kcal	かつ丼	1.4g	865kcal
クリームシチュー	1.5g	382kcal	にぎり寿司	1.5g	501kcal
とんかつ	1.8g	352kcal	天丼	1.8g	555kcal
ロールキャベツ	2.2g	239kcal	すき焼き	2.2g	668kcal

心臓に負担をかけ血管を傷つける タバコはスパッとやめて禁煙を続ける

続かない場合は、禁煙外来で保険治療を受けましょう。

2つの有害物質が心臓に負担をかけ血管を傷つける

喫煙は百害あって一利なし。心臓病を予防するために、禁煙は必ず実行しましょう。

タバコにはさまざまな害があります。心臓に対する有害物質は、ニコチンと一酸化炭素です。一酸化炭素は煙に含まれています。

体内に取り込まれたニコチンは、ストレスホルモンの分泌を促します。これが血管を収縮させ心拍数や血圧を上げるので、心臓に大きな負担をかけます。狭心症を誘発することもあります。血管の壁を傷つけ、動脈硬化も進行させます。

ストレスホルモンには血小板を凝固させる働きもあるので、血管が詰まりやすくなり心筋梗塞の原因となります。

一酸化炭素は動脈壁を傷つけ、コレステロールを沈着しやすくさせます。

また、血液中のヘモグロビンと結合し、細胞に酸素を取り込みにくくするため、運動中に不整脈が起こりやすくなります。

スパッとやめられないなら禁煙外来を受診する

タバコには、麻薬のような依存性があります。ですから、禁煙ができないのは、意志が弱いからではありません。禁煙は、「明日から」ではなく、「今から」始めます。失敗してもあきらめず、何度でも挑戦します。禁煙が続かない場合は、禁煙外来を受診しましょう。心理面からアプローチする禁煙プログラムやニコチン代替療法などが保険診療で受けられます。

喫煙者ほど虚血性心疾患になりやすい

タバコを吸う男性は、吸わない人より3倍も虚血性心疾患になりやすい。

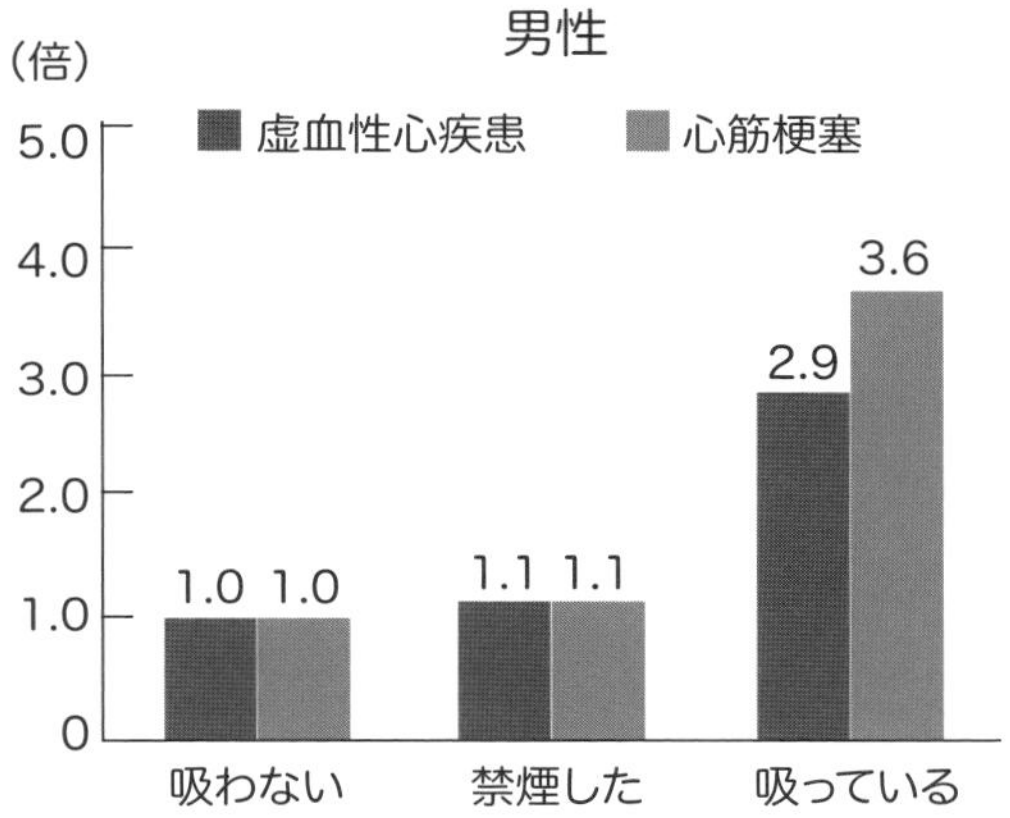

（厚生労働省研究班「多目的コホート研究」［2006年］から）

禁煙を成功させるポイント

吸えないためにイライラしたときは、ほかのことに集中してタバコへの誘惑を断ち切る。

離脱症状が残っている時期は、タバコを吸いたくなる酒席などの用事を遠ざける。

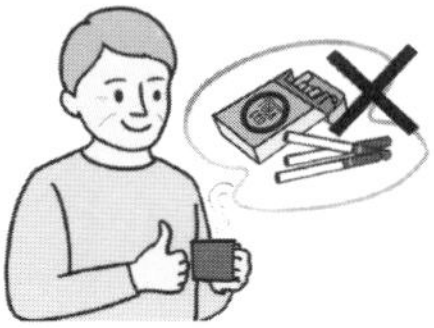

- タバコ、灰皿、ライターを捨てる
- 禁煙を家や職場で宣言する
- 毎朝、一日の禁煙を心に誓う
- 健康になった自分を想像する
- 寝起きの一服はやめ、顔を洗う
- 食後の一服はやめ、歯を磨く
- 酒席などタバコの煙の多い場所を避ける
- 運転中はタバコをやめ歌を歌う
- 休憩時は自分から禁煙を話題にする
- イライラしたら深呼吸をする
- 酒席では吸う代わりに水を飲む

過度の飲酒は心臓病を引き起こす アルコールは適量を守って楽しむ

飲み過ぎて脱水状態になると、血管が詰まりやすくなります。

心不全や狭心症を誘発する危険性を高める

適量のアルコールは、脳や心臓に良いとされています。アルコールには、血液を固まらせない抗凝固作用や酸化を遅くする抗酸化作用があるからです。

しかし、過度の飲酒は心臓の病気を引き起こす原因になります。たとえば、お酒を飲むと、すぐに心拍数が上がり、心不全や狭心症を誘発する危険性を高めます。発作性心房細動や心室性不整脈が起こりやすくなります。

飲み過ぎて脱水状態になると、血液が濃くなり血行も悪くなるので血管が詰まりやすくなります。

飲み過ぎは血圧を上げるとともに、降圧薬が効きにくい「治療抵抗性高血圧」の原因にもなります。

また、アルコール飲料に含まれるカロリーや、つまみの塩分が血圧上昇の要因になることを忘れてはなりません。

循環器疾患の関連死を増大させる

長期間、たくさんのアルコールを飲み続けると、アルコール性心筋症とよばれる心不全になる恐れがあります。

毎日日本酒を2合以上飲み続けていると、高血圧になる可能性が増えるといわれています。

つまり、過度の飲酒や長期間の飲酒は循環器疾患の関連死を増大させるのです。乳がんや肝硬変にもなりやすくなります。

お酒は適量を守って、楽しみましょう。

適量と注意点

アルコールの適量

約20g

約10〜13g（男性の½〜⅔）

（厚生労働省「健康日本21」の「節度ある適度な飲酒量」）

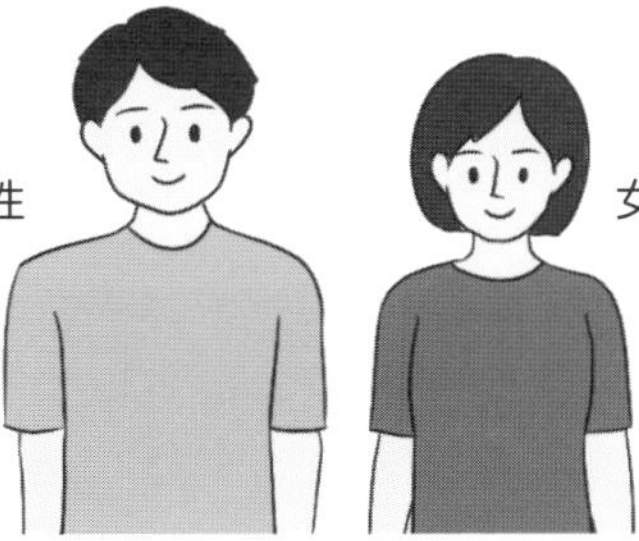

飲酒時の注意点

- 適量（目安）を守って飲む。
- 休肝日をつくる。
- 飲む前に魚や肉、大豆食品や緑黄色野菜を食べる。
- 脱水にならないため水も飲む。
- 会席やパーティーでは、ノンアルコール飲料で酒量を減らす。

（米国糖尿病学会［ADA］のアドバイスより）

純アルコール「20g」の目安

「アルコール濃度×容量」が20g前後になる量。（ ）内がアルコール濃度。

ビール（5%）
中びん1本またはロング缶1本
500mℓ

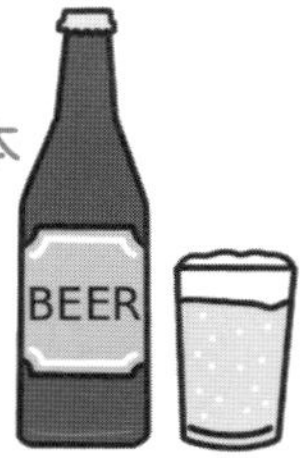

日本酒（15%）
1合
180mℓ

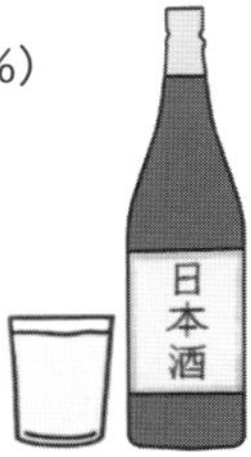

焼酎（25%）
0.6合
100mℓ

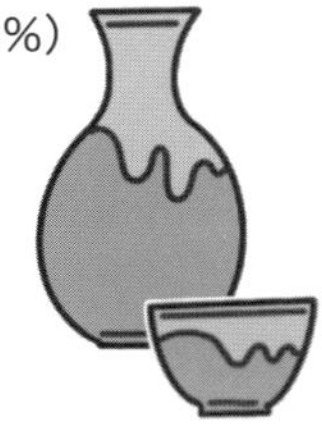

ウイスキー（43%）
ダブル1杯
60mℓ

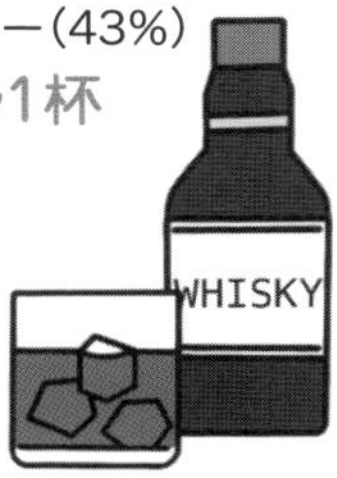

ワイン（14%）
2杯弱
200mℓ

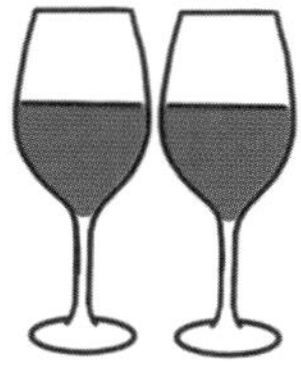

缶チューハイ（7%）
1本
350mℓ

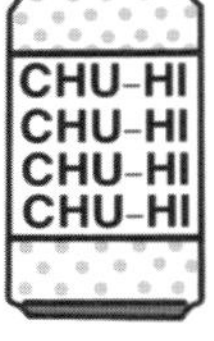

0次予防

有酸素運動を取り入れ、歩く時間を増やして健康を維持する

歩くことは健康維持の基本。毎日、こまめに歩きましょう。

運動は心不全や狭心症になりにくい体をつくる

生活習慣病を予防するために、生活に運動習慣を取り入れましょう。

暮らしの中に体を動かす機会が不足していると筋肉は減り、基礎代謝が落ちます。すると、内臓のまわりにさらに脂肪がつき、動脈硬化が促進されてしまいます。

しかし、適度な運動を継続すると、脂質異常症や高血圧、糖尿病、肥満といった生活習慣病が予防でき、さらには心筋梗塞などの発病を予防することができます。

運動は、次を目安に実践します。

●早朝や深夜は避ける。
●全身を動かす有酸素運動。
●週に3～4回。これを続ける。
●毎日合計で30分以上（2、3回に分けてもよい）。

有酸素運動では、エネルギーを生み出すときに、酸素の力で糖質や脂肪を燃焼することができます。代表的なのはウォーキング（早足歩き）や軽いジョギング、自転車こぎ（サイクリング）、水中歩行などです。

基礎代謝を上げるために徒歩移動を増やす

歩くことは、健康維持の基本です。筋肉を使えば使うほど基礎代謝が上がり、血液の循環がよくなります。

●車ではなく徒歩で移動する。
●1、2階上に行くのなら、エスカレーターやエレベーターを使わず階段を歩いて上がる。
●休日には屋外に出て体を動かす。

このような生活スタイルの継続が、心不全の予防につながります。

健康的な体をつくる有酸素運動とそのメリット

酸素を取り入れながら軽く汗を流し、継続して行う全身運動は有酸素運動になる。

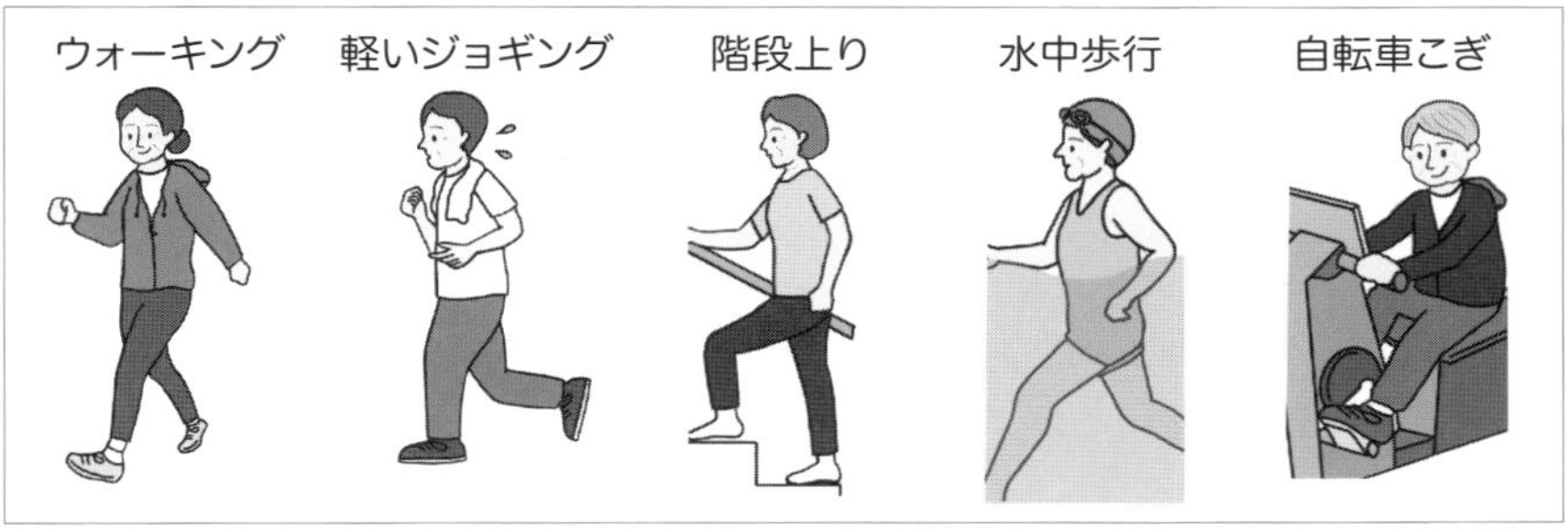
ウォーキング
軽いジョギング
階段上り
水中歩行
自転車こぎ

- 心肺機能の向上
- 生活習慣病の予防
- 体脂肪の燃焼
- ストレス解消
- 脳機能の向上
- 血中脂肪の減少

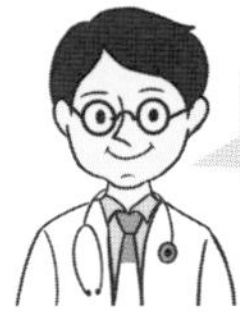

「中程度（少しきつい程度）の運動を1日合計1時間ほど続けると、心不全になるリスクが46%低下した」というスウェーデンの大学の報告もあります。

ウォーキングの姿勢と継続のポイント

まずは分速80mを意識して1日に合計30分以上、6000歩を目標に歩きたい。

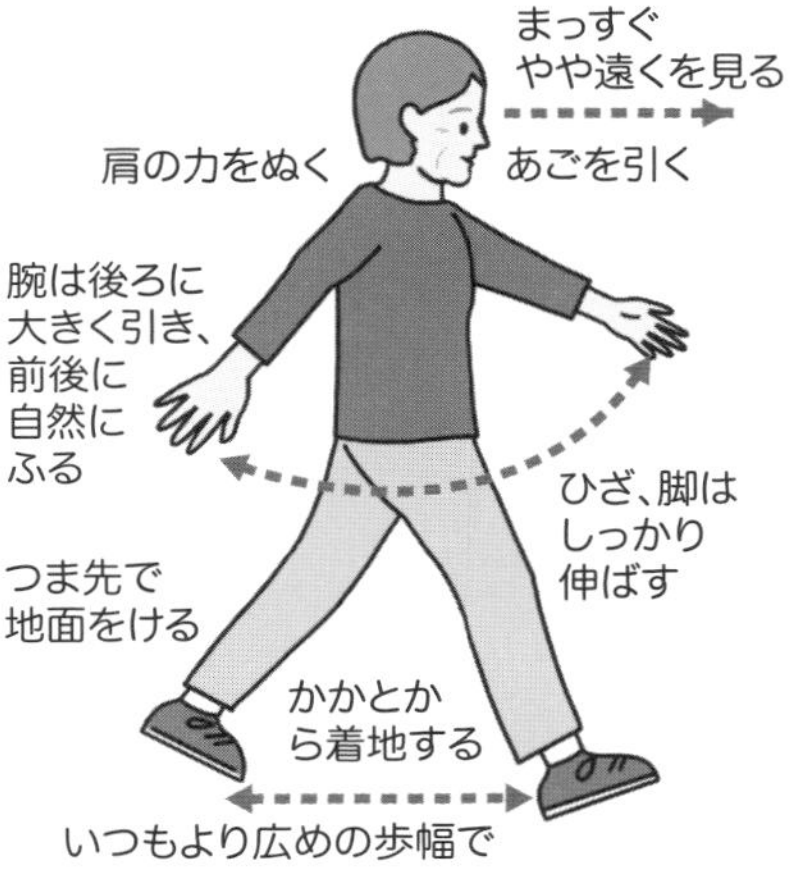
まっすぐ
やや遠くを見る
肩の力をぬく
あごを引く
腕は後ろに
大きく引き、
前後に
自然に
ふる
ひざ、脚は
しっかり
伸ばす
つま先で
地面をける
かかとか
ら着地する
いつもより広めの歩幅で

継続のポイント

- 運動の前後にウォーミングアップとクールダウンを。
- まずは2日に1度でもよい。
- 余裕をもってやめる。
- 体調の悪いときはやらない。
- 水分補給を忘れない。
- 起床直後や薬の服用直後に運動しない（少なくとも1時間以上あける）。

生活習慣について

72歳 男性

心不全なので、減塩を指示されています。減塩ができているかどうかは、わかりますか？

塩分の摂り過ぎは、体重の増加となって現れます。ですから、体重が増えてきたら、塩分の摂り過ぎを疑い、減塩をさらに意識しましょう。

塩分を摂り過ぎると、のどが渇きます。

そこで水を飲むと、その水が塩と一緒に体の中にたまるため、体重が増加するのです。

ご高齢で、体重が1週間に2〜3kgも増えたら、脂肪がついたからではなく、体に水がたまった可能性が高いと考え、塩の摂り過ぎにいっそう注意して、安静にして過ごしましょう。

ただし、減塩を意識し過ぎて食事の量が減るのはよくありません。食事が減ると筋肉が落ち、短期間でフレイル（加齢により心身が衰えた状態が進行）になり、やがて体を動かすことが億劫になって寝たきりになる高齢者も少なくないからです。

減塩は、医師や栄養士にご自分の体調を報告しながら進めましょう。

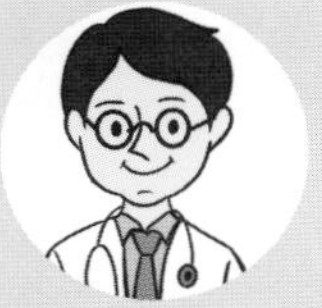

塩を摂り過ぎると体に水がたまって体重が増加します。急に体重が増えたら、減塩を意識して安静にしていましょう。

75歳
女性

家よりも病院で測る血圧のほうが高くなります。どちらの血圧が正しいのでしょうか？

血圧は、緊張すると上がります。ですから、血圧は家では低く、病院では高くなりがちです。

病院に来て、最高血圧が家庭のそれより20㎜Hg以上上がる高齢者もいます。

家庭では正常値なのに、診察室で高血圧になる場合は「白衣高血圧」とよばれ、高血圧患者の約15～30％に見られます。

白衣高血圧は、高齢女性に多く見られます（反対に、医師の前で血圧が低くなる方は「仮面高血圧」とよばれています）。

75歳でしたら、在宅時間が長いでしょうか。

家にいる時間が長い方は、家で測る血圧を重視しましょう。それが、「ふだんの血圧」の基準になるからです。

反対に、毎日多くの人に接し、緊張する時間がある程度長い方の場合は、病院で測る血圧を、ご自分のふだんの血圧と考えてよいでしょう。

血圧を測るときは、脈も忘れずに計りましょう。「脈が乱れていないか」「脈が速くないか」などを確かめておくと、よいからです。

毎朝、起きたら血圧と脈を測ってノートに記録しておくのがよいでしょう。

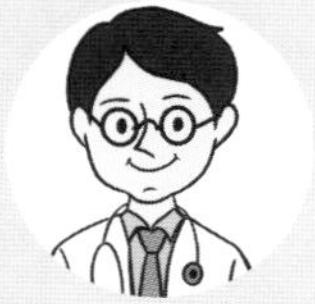

家に長くいるようでしたら、家で測った血圧を「ふだんの血圧」と考えてよいでしょう。

心臓病にならないためには、生活習慣を改善して生活習慣病を治すことが重要です。

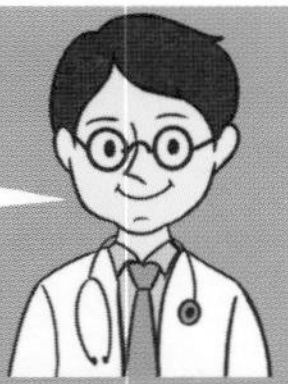

心臓病になりにくくする

糖尿病を治す

食事療法・運動療法・薬物療法の三本柱で治療する。

食事療法

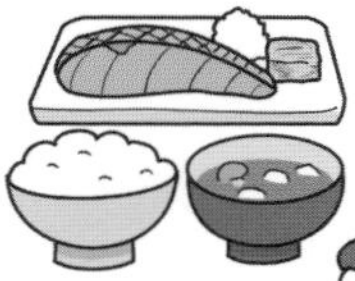

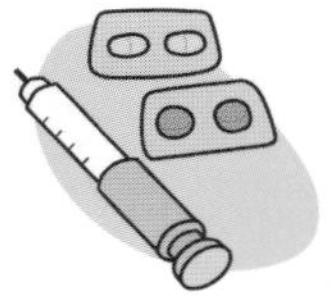

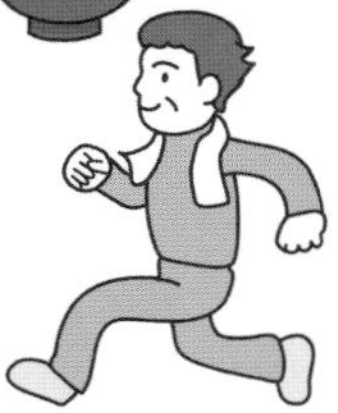

薬物療法　運動療法

72〜75ページ

生活習慣病は、生活習慣を改善し適切に治療すれば治せます。生活習慣病が治ったら、心臓病になる確率も下がります。

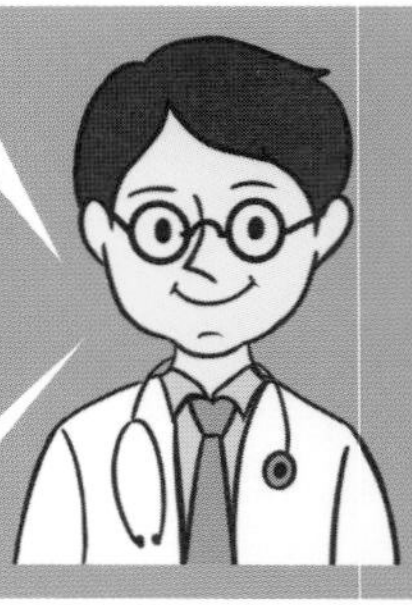

高血圧や糖尿病から発症する慢性腎臓病の予防（76〜79ページ）も、心不全の予防につながります。

心臓病の発症（心不全の前段階）

- 心筋症
- 不整脈

1次予防の目標

生活習慣病を管理・治療して

脂質異常症を治す

原因となる悪玉コレステロール（LDL）値、中性脂肪値を、食事、運動、薬で治療する。

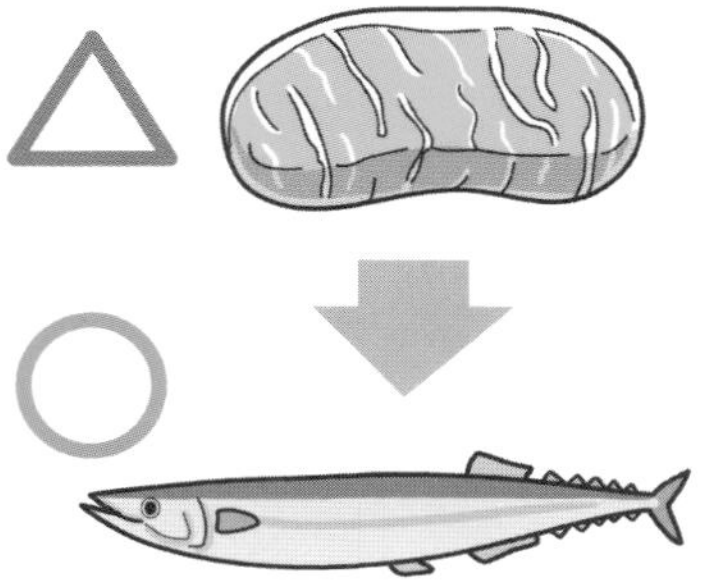

64〜67ページ

高血圧症を治す

減塩などを行って食生活を改善し、運動を行うとともに、降圧薬を用いて治療する。

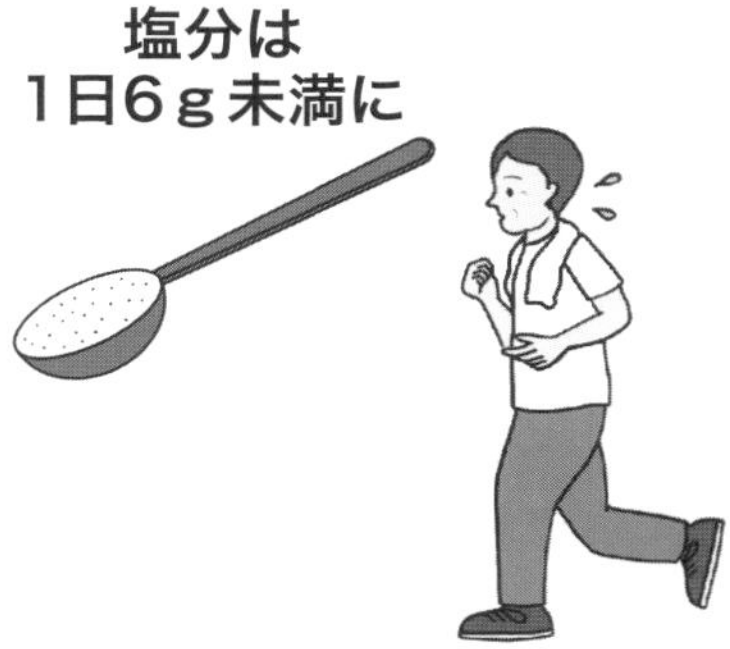

68〜71ページ

✕ ✕

ステージB

虚血性心疾患
（狭心症、心筋梗塞）

弁膜症

1次予防

脂質異常症を生活習慣の改善と薬で治し狭心症や心筋梗塞を予防する

悪玉コレステロールを減らし動脈硬化を予防します。

コレステロールが血管を傷つけ動脈硬化を引き起こす

脂質異常症とは「悪玉」とされるＬＤＬコレステロールや中性脂肪が血液中に異常に増えるか、「善玉」とされるＨＤＬコレステロールが減った状態を指します。

特にＬＤＬコレステロールの高い状態が続くと、血管の中に脂肪がたまり、「こぶ」（プラーク）のようなものができて動脈硬化が進行します。

この「こぶ」が大きくなると、冠動脈（心臓を栄養する血管）が狭くなり、血液の流れが悪くなります。血流が十分でないと狭心症になり、途絶えると心筋梗塞になります。

自覚症状はない 女性が男性の2・5倍

狭心症や心筋梗塞では胸痛を感じますが、脂質異常症だけでは自覚症状はありません。ですから、健康診断で「ＬＤＬコレステロールの値が高い」と指摘された方は、まず積極的に医療機関を受診することをおすすめします。

事実、脂質異常症が疑われる人は、決して少なくありません。２０１７年に脂質異常症の患者は全国で２２０・５万人（厚生労働省調べ）。さらに脂質異常症が疑われる人は加齢とともに増え、その数自体も増え続けています。女性が男性の２・５倍を占めています。

脂質異常症は、食事、運動などの生活習慣の改善によって治療します。生活習慣の改善で血中の脂質が適正化しない場合は、薬で治療します。

脂質異常症のタイプと原因

下のいずれかにあてはまれば、脂質異常症と判断される。40歳以上の日本人の5人に1人が脂質異常症といわれている。

悪玉

**高LDL
コレステロール
血症**

LDLコレステロール
140mg/dℓ以上

原因　コレステロールの摂り過ぎ

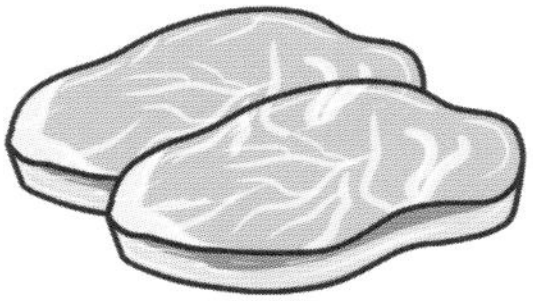

対処法　・肉の脂身や卵などの摂り過ぎに注意する

善玉

**低HDL
コレステロール
血症**

HDLコレステロール
40mg/dℓ未満

原因　肥満や喫煙、運動不足

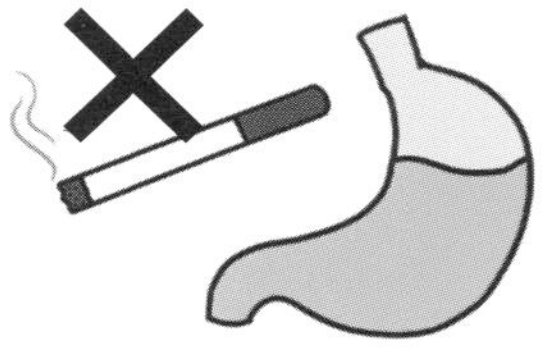

対処法
・すぐに禁煙する。
・食事は腹八分目に控える。
・適度な運動を習慣づける。

中性脂肪

**高
トリグリセライド
(TG)血症**

トリグリセライド
150mg/dℓ以上

原因　糖質、お酒、脂質の摂り過ぎ

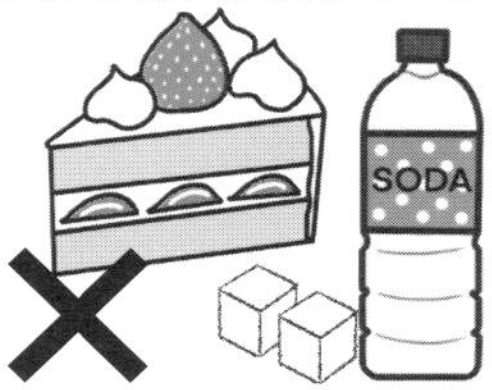

対処法　・上の成分が多い食品や、砂糖の入ったソフトドリンクを控える。

動脈硬化から狭心症、心筋梗塞へのプロセス

プラークは何十年もかけて形成され、破綻すると数十秒で心筋梗塞を発症する。

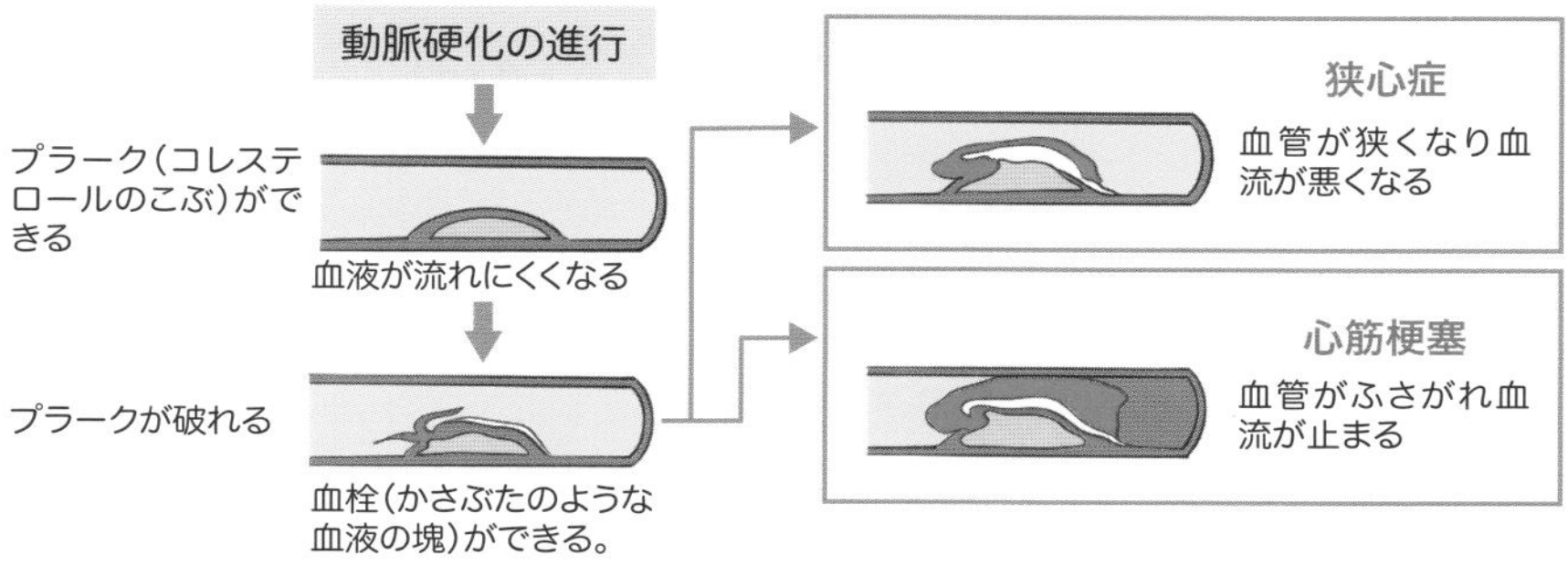

脂質異常症を改善する食事の基本

①コレステロールを多く含む食品を控える。

②砂糖や果物などの糖質と、お酒を減らす。

③栄養バランスの良い食事を摂る。

④摂取エネルギー量を抑えて適正な体重を保つ。

⑤動物性脂肪（飽和脂肪酸）1に対して植物性脂肪（不飽和脂肪酸）を1.5～2の割合で摂る。

⑥ビタミン、ミネラル、食物繊維もしっかり摂る。

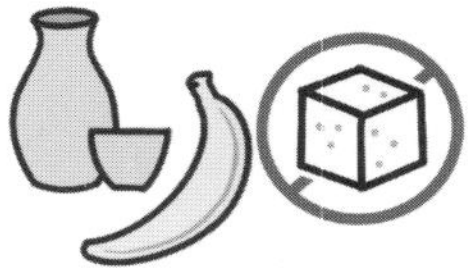

運動が脂質異常症にもたらす効果

①脂肪が皮下や内臓に蓄積されるのを防ぐ。

②血行を促して血管の弾力を良くしたり血管を広げたりして血圧を下げ、動脈硬化を防ぐ。

③悪玉（LDL）コレステロールを減らして善玉（HDL）コレステロールを増やす。

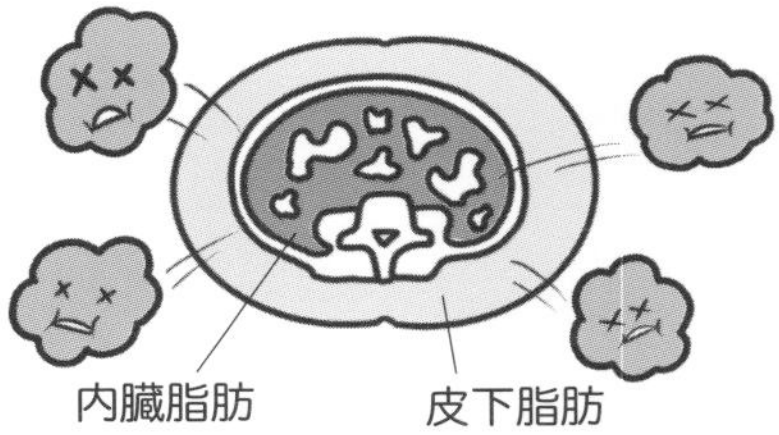

LDLコレステロールを下げる治療薬

分類	おもな働き	おもな薬の商品名
HMG-CoA還元酵素阻害薬（スタチン）	肝臓でのLDLコレステロール合成を抑える	クレストール、リピトール、リバロなど
陰イオン交換樹脂	腸でのコレステロールと胆汁酸の吸収を抑える	コレバインなど
小腸コレステロールトランスポーター阻害薬	腸でのコレステロール吸収を抑える	ゼチーアなど
PCSK9阻害薬	LDLコレステロールを下げる作用が最も強い	レパーサ

中性脂肪値を下げる薬には、フィブラート系、ニコチン誘導体、EPA製剤などがある。スタチンやフィブラート系の薬には、筋肉痛、脱力感、褐色の尿などの副作用が伴うこともある。

LDLコレステロール値と中性脂肪値を下げる食品

青魚

アジ、サンマ、イワシなどは多価不飽和脂肪酸のEPAやDHAを含んでいるため。

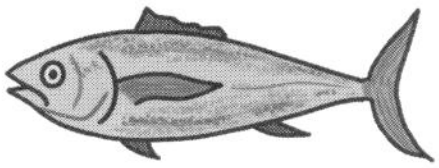

植物油

大豆油、えごま油、菜種油などは多価不飽和脂肪酸を含んでいるため。

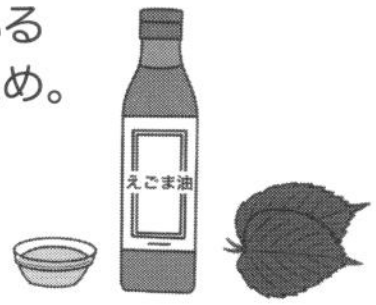

玉ねぎ

脂肪を排出し血液をサラサラにするケルセチン、イソアリインを含むため。

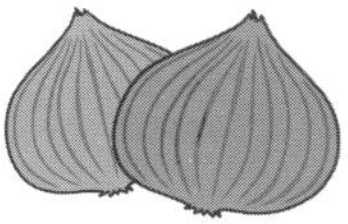

にんにく

余分な中性脂肪やコレステロールの排出を促すアリシンを含むため。

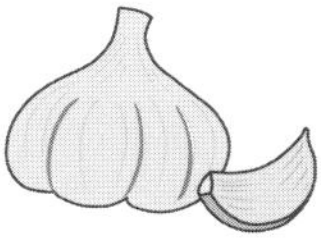

LDLコレステロール値を下げる調理の工夫

蒸す

蒸し器がない場合は、鍋の底に皿を敷いて台座にし、水を張る。

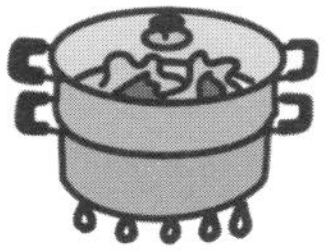

脂身カット

脂身を落とすため、グリルパンや焼きアミを利用する。

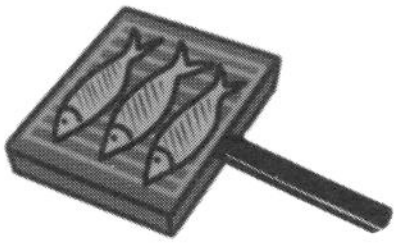

茹でる

薄い肉は、しゃぶしゃぶのようにさっと茹でて食べる。

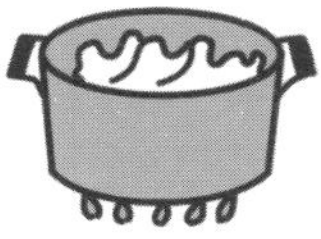

少ない油で

フッ素樹脂加工のフライパンを使い、少ない油で調理する。

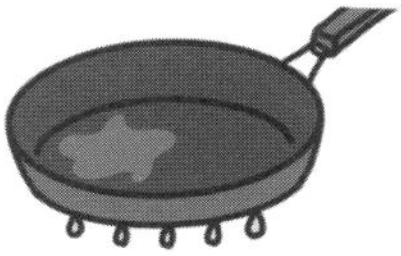

コレステロールは1日300mg以下に抑える

だし巻き卵なら、300÷370×100≒81　なので、1日80g（3切れ：目安）とする。

コレステロールの含有量（可食部100gあたり：mg）

鶏卵と卵製品	魚介類と肉類			菓子類
1400 卵黄（茹で、生）	1000 数の子（乾）	710 たたみいわし	510 すじこ	230 シュークリーム
680 ピータン	980 するめ（加工品）	700 干し桜えび	500 キャビア	210 カスタードクリーム
490 うずら卵・水煮缶詰	930 ほたるいか燻製	650 フォアグラ	480 イクラ	160 カステラ
370 だし巻き卵	860 からすみ	560 あん肝・生	480 豚の腎臓[マメ]（生）	130 クリームパン

（文部科学省「食品データベース」から）

高血圧を生活改善と薬で治し収縮不全や拡張不全を予防する

高血圧が息切れや呼吸困難、心筋梗塞や狭心症を発症させます。

年をとると高血圧になりやすい

医療機関で測定した収縮期血圧（上の血圧）が１４０㎜Hg以上か、拡張期血圧（下の血圧）が90㎜Hg以上なら、「高血圧」です。「令和元年国民健康・栄養調査」で収縮期血圧が１４０㎜Hg以上の男性は30・１％、女性は25・０％おり、約３５００万人が高血圧に該当しています。

年をとると動脈の血管が硬くなるため、収縮時の大動脈が膨らみにくくなり、上の血圧は上がりやすくなります。

血圧が上がると、心臓は絶えず強い圧力をかけて血液を送り出さなくてはならず、筋肉が厚くなって大きくなります（心肥大）。

収縮不全と拡張不全を引き起こす高血圧

このような心臓は血液を受け入れるしなやかさが低下し、肺に血液がうっ滞するため、息切れや呼吸困難などの拡張機能不全の症状を発症することがあります。

高血圧が続くと心臓の筋肉に血液を送る冠動脈の壁が厚くなり、動脈硬化を招きやすくなります。これは、心筋梗塞や狭心症を発症し、心臓を十分に収縮させることができなくなる収縮不全を引き起こします。

心不全の原因になる高血圧は、生活習慣の改善と薬物療法の２本立てで治療します。

高血圧は放置している期間が長いほど治りにくく、心疾患のリスクが高まります。血圧が高い方は、医療機関を早めに受診しましょう。

診察室血圧における血圧値の分類（成人）

診察室血圧が140/90㎜Hgを超えるか、家庭血圧が135/85㎜Hgを超えたら、高血圧と判断する。

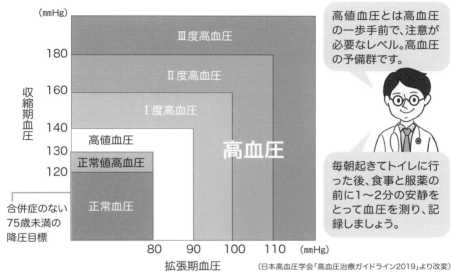

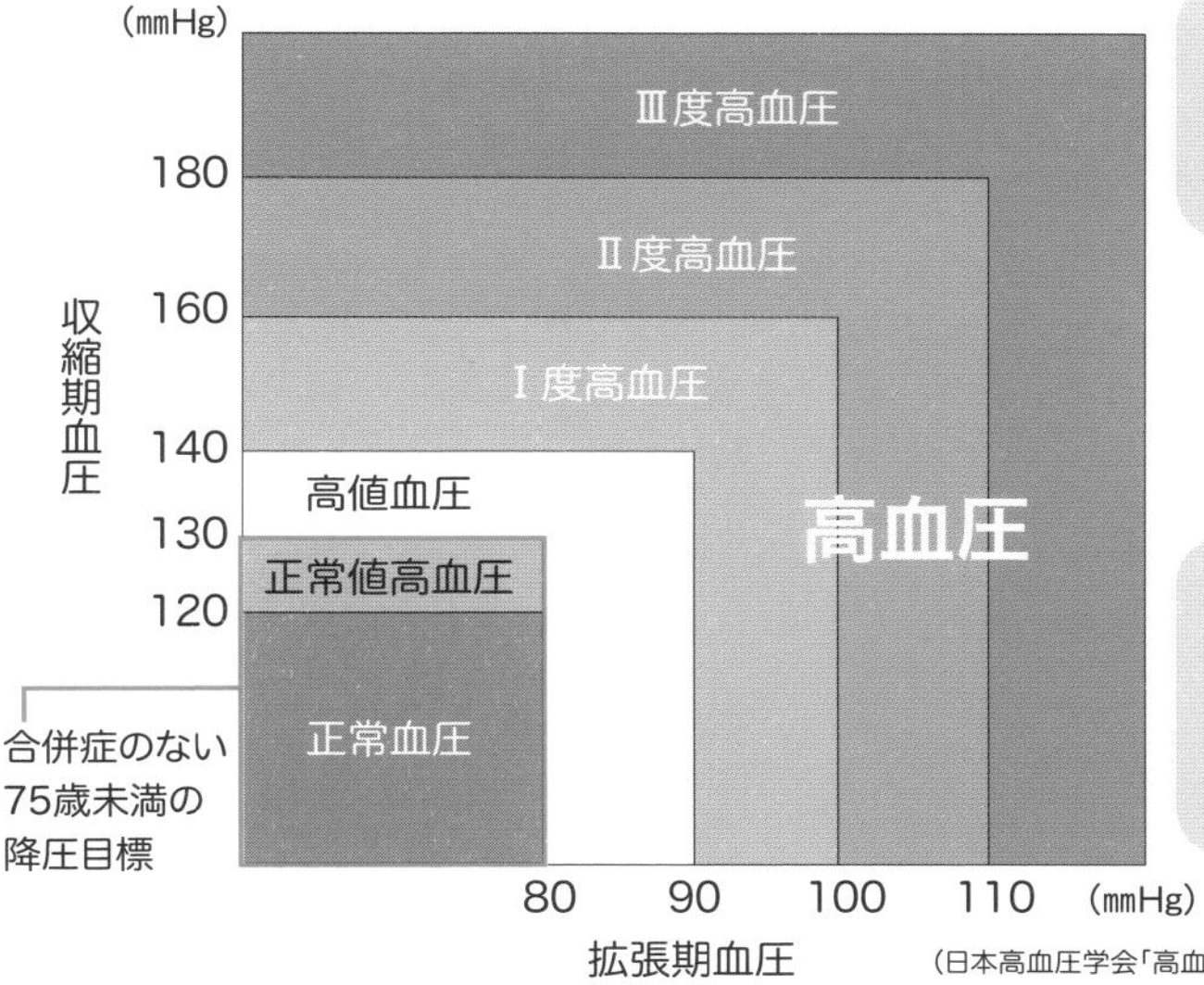

（日本高血圧学会「高血圧治療ガイドライン2019」より改変）

診察室血圧に基づいた脳心血管病になるリスク

診察室血圧とその他の危険因子から、脳や心臓の血管病になる危険性（目安）がわかる。

リスク第2層	□65歳以上である	□男性である	□タバコを吸う	□脂質異常症である
リスク第3層	○脳出血、脳梗塞、心筋梗塞になったことがある	○非弁膜症性心房細動である	○糖尿病である	○タンパク尿のあるCKD（慢性腎臓病）である

血圧以外の危険因子の数	高値血圧 130～139／80～89㎜Hg	Ⅰ度高血圧 140～159／90～99㎜Hg	Ⅱ度高血圧 160～179／100～109㎜Hg	Ⅲ度高血圧 ≧180／≧110㎜Hg
リスク第1層 危険因子がない	リスクなし	低リスク	中等リスク	高リスク
リスク第2層 上の□のいずれかに該当する	中等リスク	中等リスク	高リスク	高リスク
リスク第3層 上の○のいずれかか、□の危険因子が3つ以上ある	高リスク	高リスク	高リスク	高リスク

（日本高血圧学会「高血圧治療ガイドライン2019」より改変）

高血圧を予防する生活習慣の修正と改善

日本人の8〜9割を占める本態性高血圧に対しては、下のような生活習慣の修正が有効とされる。

減塩する

1日あたりの食塩摂取量を6g未満に減らす。

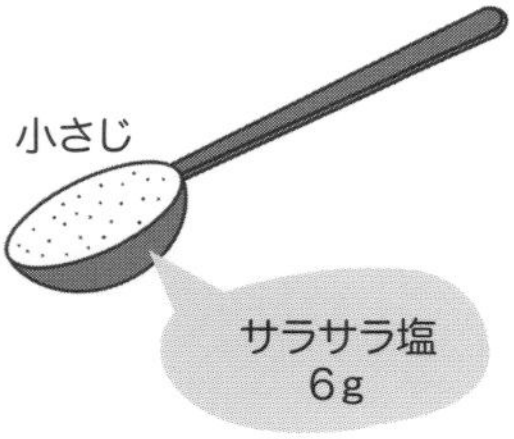

48ページ参照

肥満を改善する

食生活の改善と運動で体格指数（BMI、153ページ）を25未満に落とす。

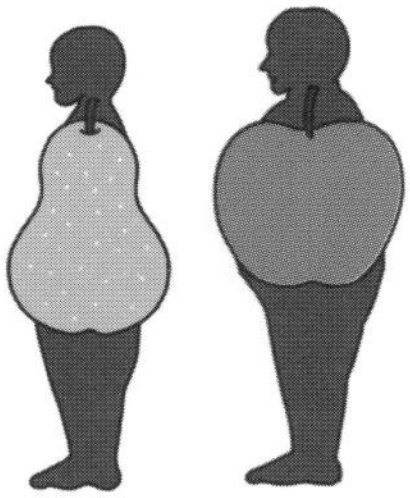

44ページ参照

節酒する

アルコール量を男性は1日30㎖以下、女性は20㎖以下に減らす。

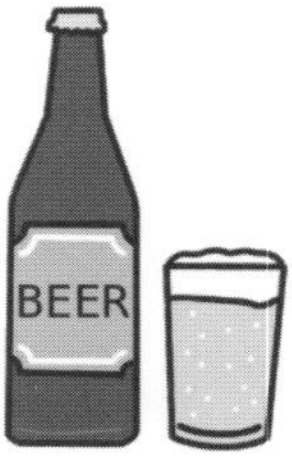

56ページ参照

運動をする

毎日30分以上または週180分以上の運動を生活に取り入れる。

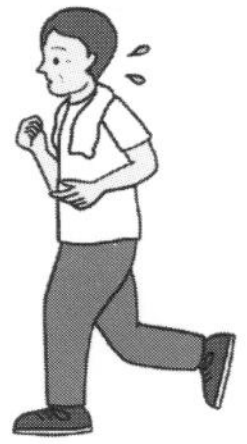

58ページ参照

食事を変える

野菜や果物、多価不飽和脂肪酸を積極的に摂り、飽和脂肪酸、コレステロールを減らす。

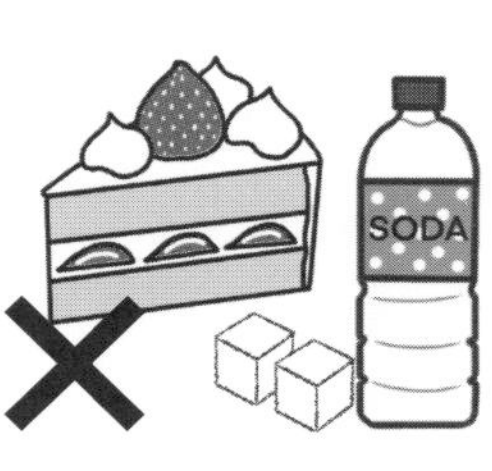

44・64ページ参照

禁煙する

紙巻きタバコや電子タバコをやめる。間接喫煙（受動喫煙）も避ける。

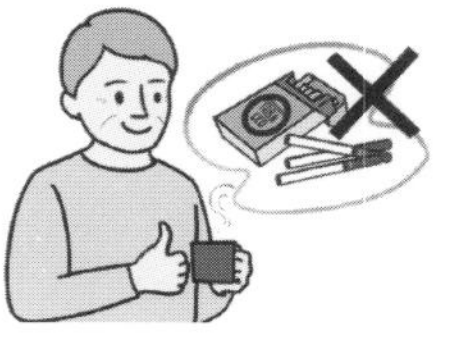

54ページ参照

高血圧を予防する食事療法（DASH食）

DASH食とは血圧低下と塩分の排出を促す複数の食品（栄養素）を多く摂って「高血圧を予防する食事療法」（DASHは“Dietary Approaches to Stop Hypertension”の略）。ただし、腎臓病や糖尿病などの既往症がある人は医師と相談して進める。

DASH食のメリット

- 高血圧を防ぐ
- 肥満を改善する
- 塩分の排出を促す
- 血圧を整える

カリウム	ナトリウムの排泄を促し血圧上昇を抑制する。	パセリ、大豆、昆布の佃煮、アボカド、ほうれん草など。
カルシウム	カルシウム不足による高血圧を予防する。	牛乳、ヨーグルト、チーズ、桜えび、イワシの丸干しなど。
マグネシウム	カルシウム不足による血圧上昇を防ぐ働きがある。	ごま、アーモンド、ひじき、青のり、するめなど。
食物繊維	ナトリウムや糖質も脂質の排泄を促し血圧上昇を抑制する。	エシャロット、ごぼう、こんにゃく、オクラ、リンゴなど。
タンパク質（低脂肪）	血管を健康に保つ。肉は脂身の少ない部位を選ぶ。	肉類（赤身）、魚介類、大豆製品、牛乳など。

降圧薬のタイプと適応する症状（目安）

生活習慣を改善しても血圧が目標値まで下がらない場合は、降圧薬を服用する。薬は、血圧や全身の状態、既往症などによって選ぶ。一度、降圧薬を服用し始めたら、医師の許可なく中止してはいけない。

タイプ	働き	左室肥大	左室のポンプ能力が低下した心不全	頻脈
カルシウム拮抗薬	血管を広げて血圧を下げる	●		
ARB、ACE阻害薬	血管を収縮させる物質をブロックして血圧を下げる	●	●	
利尿薬	血管から食塩と水分（血流量）を抜いて血圧を下げる		●	
β（ベータ）遮断薬	心臓の過剰な働きを抑えて血圧を下げる		●	●

ARB：アンジオテンシン受容体拮抗薬、ACE阻害薬：アンジオテンシン変換酵素阻害薬

糖尿病を生活習慣の改善と薬で治し、心臓病を予防する

食事と運動で血糖を管理。血圧や脂質のコントロールも重要です。

糖尿病が疑われる人には心臓病の人が多い

平成14年度糖尿病実態調査によると「糖尿病が強く疑われる人」（480人）の15・8％に心臓病があることがわかりました。

血中にブドウ糖があふれた糖尿病（高血糖）では、大小の血管が傷害されます。小さい血管が傷害されると網膜症、腎症、神経障害などの合併症を引き起こします。大きな血管の傷害は、心筋梗塞や脳卒中になります。命にかかわるのは大きな血管の傷害です。

糖尿病は、予備群の段階から心臓の筋肉に血液を送る冠動脈の動脈硬化が進むことが判明しています。糖尿病の人が狭心症や心筋梗塞を発症しないためには、食事と運動に気をつけて血糖の管理をするとともに、血圧や脂質の管理が大変重要です。

食事、運動、薬物の三本柱で治療する

治療は食事療法、運動療法、薬物療法の三本柱で進めます。

食事療法は、医師から指示された標準体重相当のカロリーの食事を規則正しく摂り続けることが基本。体内での吸収が速い単糖類や果糖を多く含む食品（菓子、果物、砂糖）や脂肪の多い肉を食べ過ぎてはいけません。炭水化物を極度に控える必要はありません。

運動療法にはカロリーの消費を増し、血糖値を下げる効果が期待できます。

薬物療法では、まず飲み薬を使い、血糖値が下がらなければ、インスリン療法に移ります。

糖尿病は空腹時血糖値とHbA1cで決まる

空腹時血糖値が126㎎/dℓ以上で、HbA1c(ヘモグロビンエーワンシー)が6.5%以上なら糖尿病が強く疑われる「糖尿病型」と判断されるので、専門医療機関を受診する。

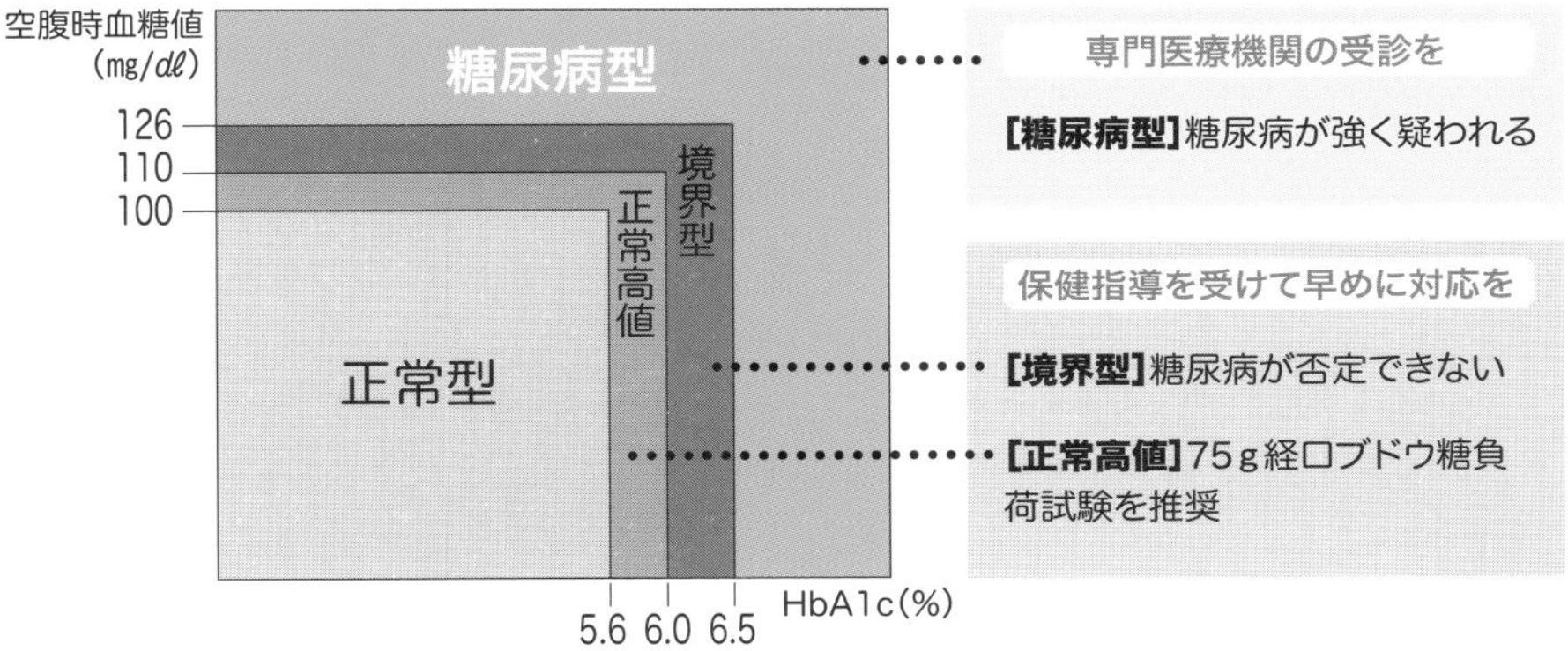

「HbA1c」とは、採血した時点から過去1〜2カ月の平均血糖値を反映する数値。「75g経口ブドウ糖負荷試験」とは、検査用の飲み物(75gのブドウ糖含有)を飲んで約120分の間に4回採血をして血糖値とインスリンの変化を調べる試験。

HbA1cが上昇すると心不全になるリスクも上がる

複数の統計を統合した解析によると、HbA1cが1%上昇すると心不全のリスクは15%増加する。

(Iribaren C et al.Circulation.2001;103:2668)

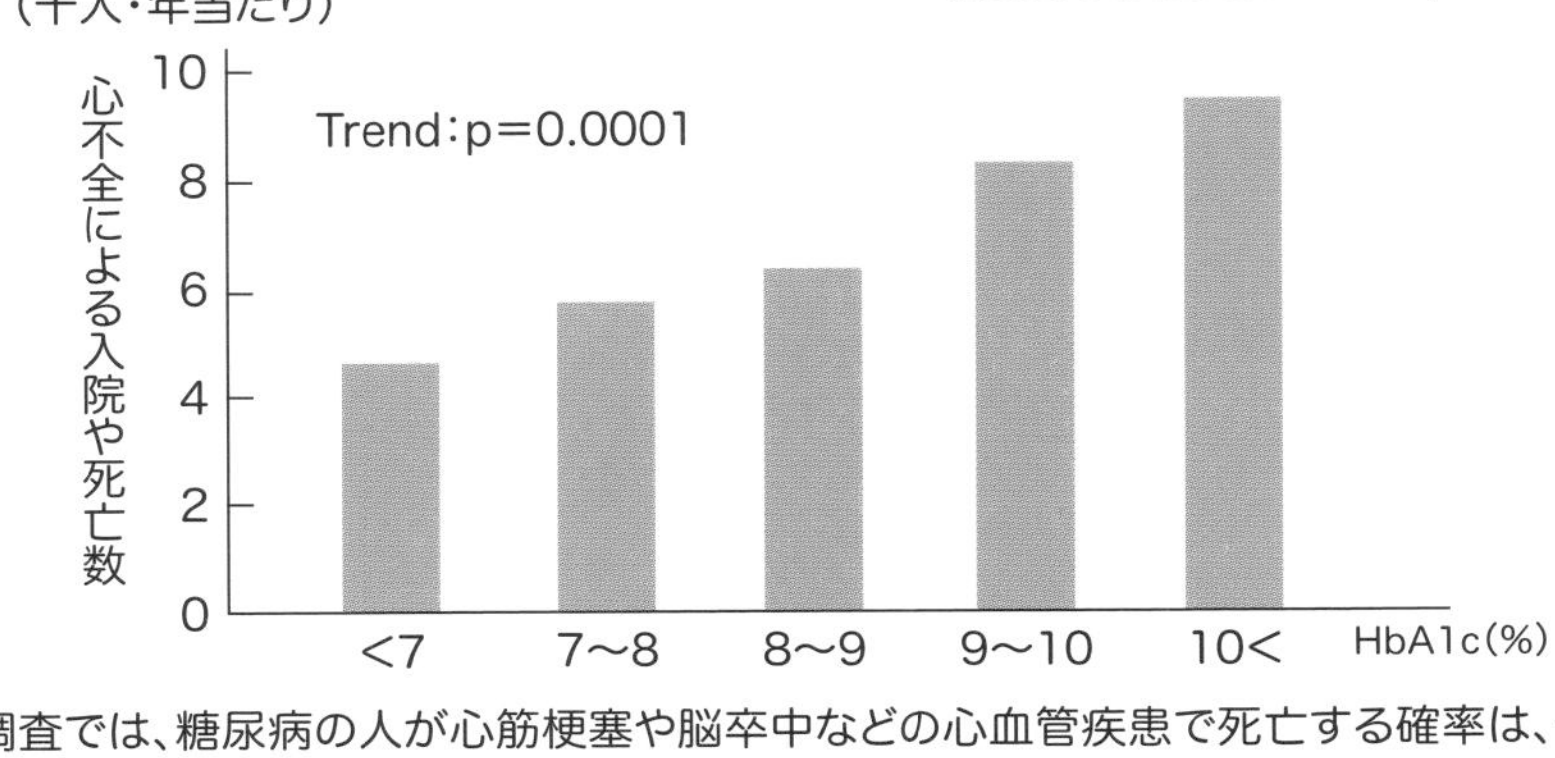

別の調査では、糖尿病の人が心筋梗塞や脳卒中などの心血管疾患で死亡する確率は、そうでない人に比べて約3倍も高いことが判明している。

1型糖尿病と2型糖尿病のちがい

糖尿病は2つに分けられる。1型糖尿病は、若年の細身の女性にも多く見られる。

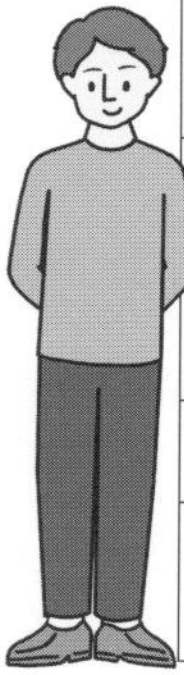

1型糖尿病		2型糖尿病
すい臓のβ細胞の破壊	原因	遺伝的要因、肥満、過食、運動不足など
すい臓でインスリンがつくられなくなるため	タイプ	インスリン量の減少やインスリンが効きにくくなるため
子どもや若年層に多い	発症年齢	中高年に多い
急激な発症が多い 症状の悪化も急激	発症の仕方	ゆるやかに発症 進行もゆっくり
やせ型が多い	体型	肥満型が多い
不足するインスリンを注射で補う	治療方法	食事療法、運動療法、薬物療法

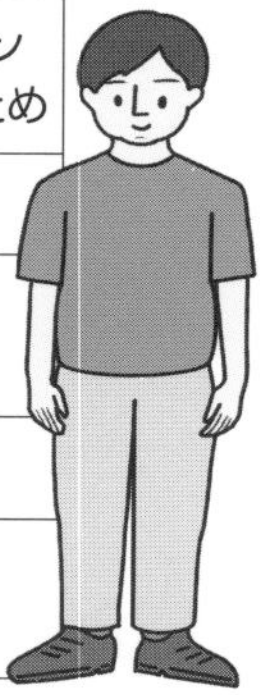

血中の糖が増えると「のどが渇く」「体重が減る」「トイレの回数が増える」といった異常が現れる。

糖尿病の進行による合併症

糖尿病の治療は以下のような「合併症の予防」と「合併症の進行ストップ」のために行う。

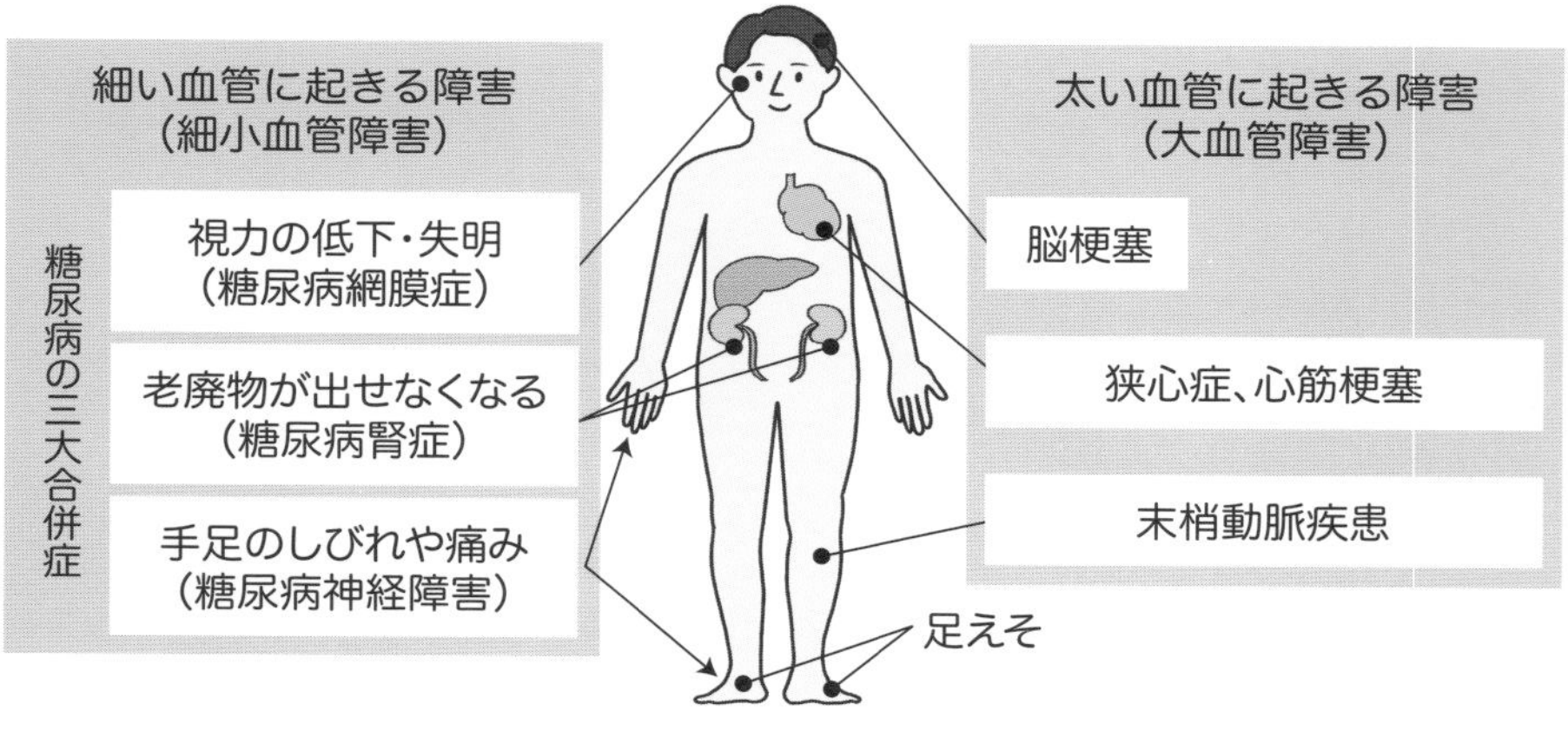

糖尿病治療の基本

	食事療法	運動療法	薬物療法
効果／目標	良好な代謝状態を維持することで、合併症を予防し、かつその進行を抑制する。	・ブドウ糖と脂肪の消費が増えて血糖値が下がる。 ・インスリンがよく効くようになり、糖尿病が改善する。	目標の血糖コントロールの達成（達成できない場合は、薬を変える）。
具体例	以下を守りながら、バランス良く食べることが大切（2章も参照）。 ・1日のエネルギー量を標準体重1kgあたり25～30kcalに抑える。 ・食物繊維を多く摂る。 ・野菜を先に食べる。 ・早食いをしない。	・週に150分以上の中等度～強度の有酸素運動。 ・週2～3回、8～10種類のレジスタンス運動を10～15回繰り返すこと。 ・上の両者の組み合わせも有効。	・飲み薬（下記参照）。 ・注射（下記参照）。

薬物療法に用いられる血糖降下薬とインスリン

血糖降下薬	ビグアナイド薬	飲み薬	インスリン抵抗性改善薬。肝臓からのブドウ糖放出抑制や、末梢組織でのインスリン感受性促進作用により効果を発揮し、肥満2型糖尿病患者では、大血管症抑制のエビデンスもある。
	DPP-4阻害薬	飲み薬	食後のインスリン分泌を促進させると同時にグルカゴン分泌を抑制する。おもに食後の高血糖を改善させる。SU薬やインスリンとの併用の際は低血糖の発症頻度が増加する可能性がある。安全性は高い。
	スルホニル尿素（SU）薬	飲み薬	インスリン分泌を促進させ、血糖降下作用は強い。細小血管症抑制のエビデンスもあるが、低血糖を発症しやすい。体重増加の副作用もある。
	αグルコシダーゼ阻害薬	飲み薬	腸管での糖の分解を抑制して吸収を遅らせるため、食直前に内服することで、食後の高血糖や高インスリン血症を抑えることができる。放屁や下痢がしばしば見られる。
	チアゾリジン薬	飲み薬	インスリン抵抗性改善薬。末梢組織でのインスリン感受性亢進、肝臓からのブドウ糖放出抑制作用により血糖を改善する。体重がしばしば増加する。ときに浮腫、心不全、骨折などをきたすことがあり注意が必要。
	速効型インスリン分泌促進薬	飲み薬	グリニド薬。インスリン分泌を速やかに促進し、食後の高血糖を是正する。短時間でその作用が消失するため、低血糖の発症リスクが低い。
	SGLT2阻害薬	飲み薬	尿糖排泄を促進し、血糖低下作用を発揮する。血糖コントロールを改善し、体重減少、血圧低下、腎保護作用がある。全死亡、心血管病による死亡、心不全を抑制するという多くの報告がある。2020年に慢性心不全、2021年に慢性腎臓病の治療薬としても承認された。
	GLP-1受容体作動薬	注射	食後のインスリン分泌を促進すると同時にグルカゴン分泌を抑制する結果、空腹時・食後高血糖を改善させる。体重減少作用がある。動脈硬化性疾患を抑制するという報告がある。
インスリン	インスリン注射	注射	1型糖尿病ではインスリン頻回注射法（3～4回/日）、またはインスリンポンプ療法が必要となる。2型糖尿病において、食事療法、運動療法およびインスリン以外の薬物療法でも目標が達成できない場合に行う。2型糖尿病に対する強化インスリン療法は大血管症の発症予防に有用。網膜症や神経症の増悪、体重増加などが起こることがある。

（「糖尿病診療ガイドライン2019」などより）

1次予防

心不全を発症しやすくなる腎臓病を生活習慣の改善と薬で食い止める

食事療法と服薬で腎機能の低下を食い止め、遅らせます。

心臓病になる危険が3倍になる「新たな国民病」

慢性腎臓病（ＣＫＤ：Chronic Kidney Disease）とは、３カ月以上続けて尿にタンパクや潜血が出るか、腎臓の働きが60％以下に低下した状態を指します。

ＣＫＤの患者数は全国に１３３０万人。日本では成人の８人に１人が該当すると推定され「新たな国民病」ともいわれています。

ＣＫＤは自覚症状がないのですが、心不全を発症しやすくなります。ひどくなると、腎臓が働かなくなり、人工透析や腎移植が必要になります。

高血糖と高血圧がＣＫＤを悪化させる

ＣＫＤの原因としては、腎炎と生活習慣病である糖尿病と高血圧があります。

ＣＫＤはその原因や進行度（ステージ）に応じて治療目標を定め、管理します。失われた腎臓の機能は元に戻らないので、治療は「腎機能の低下を食い止め、遅らせること」を目標にします。

生活習慣の改善（禁煙、減塩、肥満・運動不足の解消、節酒など）に努め、原因に応じた薬物療法を行います。

高血圧はＣＫＤの原因になるので、まずは血圧の管理が重要です。

腎臓を保護する薬としては、ＡＲＢ、ＡＣＥ阻害薬（71ページ）やＳＧＬＴ２阻害薬（１１７ページ）が適しています。

糖尿病や高血圧などから発症する慢性腎臓病

慢性腎臓病で人工透析が必要になるより、慢性腎臓病から心筋梗塞などの心血管疾患で亡くなる人のほうが多いことがわかっている。

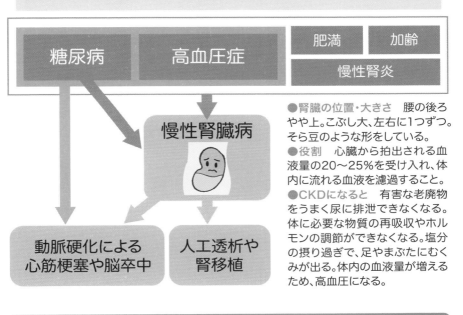

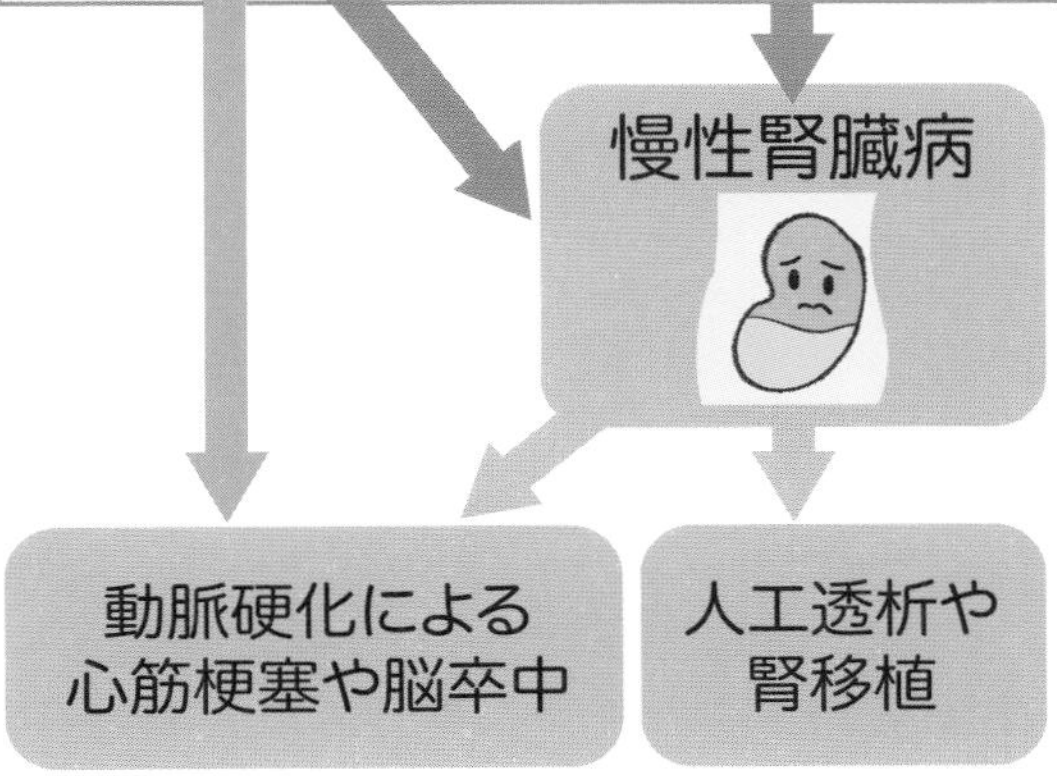

●腎臓の位置・大きさ　腰の後ろやや上。こぶし大、左右に1つずつ。そら豆のような形をしている。
●役割　心臓から拍出される血液量の20〜25%を受け入れ、体内に流れる血液を濾過すること。
●CKDになると　有害な老廃物をうまく尿に排泄できなくなる。体に必要な物質の再吸収やホルモンの調節ができなくなる。塩分の摂り過ぎで、足やまぶたにむくみが出る。体内の血液量が増えるため、高血圧になる。

糖尿病や高血圧による腎臓病患者が増加

人工透析導入患者の原疾患別占率の推移

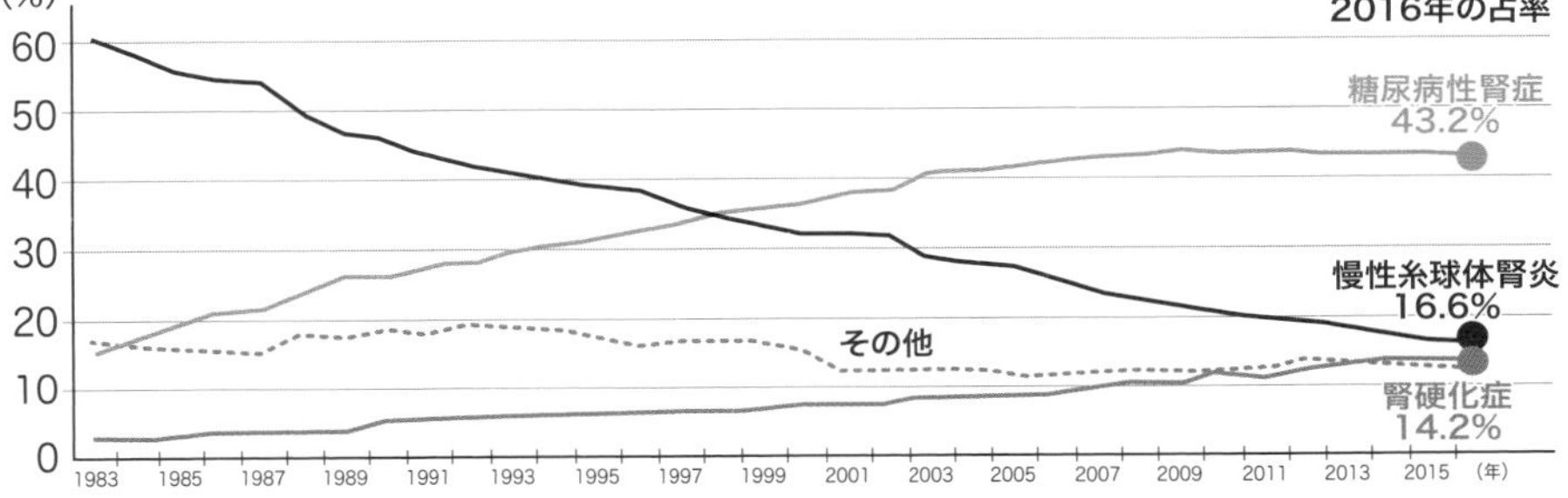

(日本透析医学会「図説　わが国の慢性透析療法の現況(2016年12月31日現在)」から)

血尿やタンパク尿が出現する腎臓病(慢性糸球体腎炎)による透析患者の割合が減る一方、糖尿病由来の糖尿病性腎症や、高血圧由来の腎硬化症による透析患者の割合が増加。糖尿病や高血圧による慢性腎臓病が増加していることがわかる。

慢性腎臓病の進行と、治療・運動の目安

「eGFR」とは血清クレアチニン値や年齢などから算出した腎機能の指標。CKDの目安として使われる。

<table>
<tr><td>ステージ</td><td>G1</td><td>G2</td><td>G3a</td><td>G3b</td><td>G4</td><td>G5</td></tr>
<tr><td>eGFR値</td><td>90以上</td><td>89〜60</td><td>59〜45</td><td>44〜30</td><td>29〜15</td><td>15以下</td></tr>
<tr><td>腎臓の働きの程度</td><td>正常</td><td>軽度低下</td><td>軽度〜
中等度低下</td><td>中等度〜
高度低下</td><td>高度低下</td><td>末期腎不全</td></tr>
<tr><td></td><td colspan="6">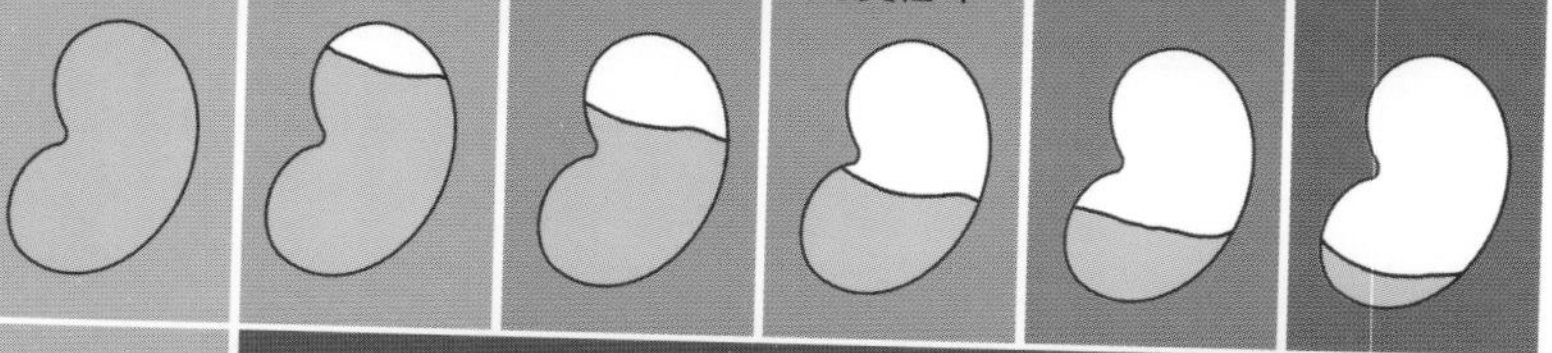</td></tr>
<tr><td rowspan="3">治療の目安</td><td rowspan="3"></td><td colspan="5">生活改善</td></tr>
<tr><td></td><td colspan="4">食事療法、薬物療法</td></tr>
<tr><td></td><td></td><td></td><td>透析・移植を検討する</td><td>透析・移植を準備する</td></tr>
<tr><td>腎臓の状態と自覚症状</td><td>ほぼ健康。生活習慣病がある人は、この段階で治しておく。</td><td>慢性腎臓病の進行を食い止め遅らせるために、生活習慣を改善し禁煙を実践。運動不足も解消する。</td><td colspan="3">「疲れやすい」「血圧が高くなる」「尿が泡立つ」「夜トイレに何度も行く」「貧血」「むくみ」などの症状が現れるため、生活習慣の改善に加え、食事療法と薬物療法が必要になる。薬物療法では降圧薬、利尿薬、経口吸着炭製剤、カリウム吸着剤、リン吸着剤、ホルモン製剤などを使う。</td><td>腎臓が自力で濾過できなくなる。透析治療を始め、場合によっては腎臓移植を検討する。</td></tr>
<tr><td rowspan="2">運動とのつきあい方</td><td colspan="2">高度のタンパク尿がない限り、特に運動を制限する必要はない。</td><td colspan="2">血糖値や血圧を改善させ、CKDの進行も抑えるといわれる有酸素運動とレジスタンス運動を始める。</td><td colspan="2">過度の運動は腎臓に負担になる。主治医と相談し自分に適した有酸素運動を継続する。</td></tr>
<tr><td colspan="6">有酸素運動
ふだんよりも酸素を体内に多く取り込みながら行う運動。
●速足のウォーキング
●ジョギング
●サイクリング
●水泳
●エアロバイク
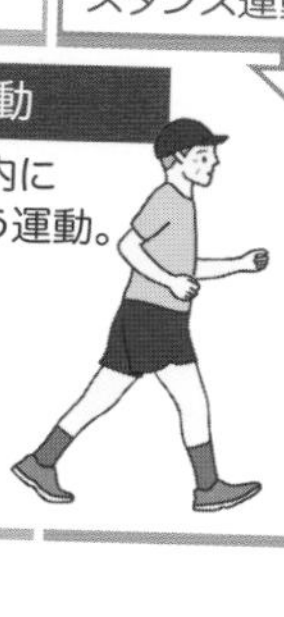
レジスタンス運動
「筋力トレーニング」とよばれる運動。
●ダンベル体操
●スクワット
●腕立て伏せ
●腹筋
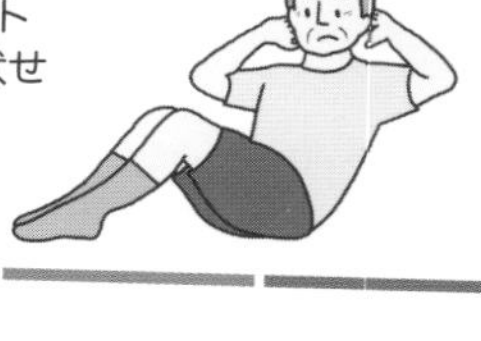</td></tr>
</table>

ステージG3・G4以降の食事療法

食事療法は、CKDの「進行を食い止め、遅らせること」と「症状の改善」を目標にする。

食事療法は、腎機能が低下したステージG3aのタイミングで始めます。主治医と栄養士の指導を受け、家族の協力と理解のもとで始めましょう。

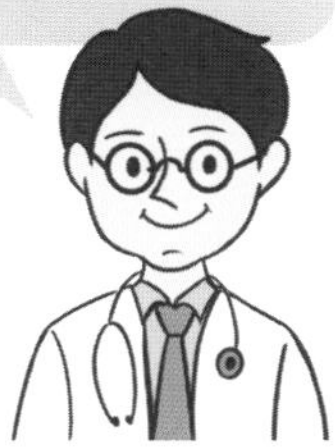

タンパク質を抑える

腎臓から排出されるタンパク質を少なくして、腎臓の負担を軽くするため。ステージG3aの場合、標準体重（身長（m）×身長（m）×22）1kg当たり0.8〜1.0ｇ、ステージG3b以上では同0.6〜0.8ｇを目安にする。ご飯や肉など、すべての食材のタンパク質の合計を上の数値内に収める。

カロリーを十分に摂る

減らしたタンパク質を補うため。腎臓病患者用の治療用特殊食品も利用する。

ただし、肥満は慢性腎臓病を悪化させるので、肥満の方は、標準体重（左）に合った適正エネルギー量の摂取にとどめ、エネルギーの摂り過ぎを控えるほうがよい。

塩分を減らす

腎機能が低下すると、塩分が体内にたまるため。1日6ｇ未満を目標にする（48ページ参照）。

カリウムを減らす

腎機能が低下すると、カリウムの排泄が減るため。1日のカリウム摂取量を1500㎎以下に制限する。

リンを減らす

摂り過ぎると、血管が傷つけられるため。リンを含む食品添加物を使った加工食品にも注意する。

カリウムの多い食品

カリウムは水に溶けやすい（いもやかぼちゃを除く）ので、麺類は湯切りをするとよい。

果物	いも・野菜	肉・魚	主食	海藻類など	調味料	乳・豆製品	お菓子	飲み物
・バナナ ・いちご ・メロン ・スイカ ・干し柿 など	・いも類 （特に里芋） ・かぼちゃ ・ほうれん草 ・小松菜 ・春菊 など	・刺し身 ・肉・魚には比較的多く含まれている。	・玄米 ・ライ麦パン ・麺類	・とろろ昆布 ・干しひじき ・昆布 など	・黒砂糖 ・だし など	・牛乳 ・納豆 ・高野豆腐 ・ピーナッツ ・アーモンド など	・スィートポテト ・あんみつ ・チョコレート など	・コーヒー ・豆乳 ・日本茶 ・100%ジュース など

食事に関して

72歳男性

果物なら何を食べてもよいのですか？食べていけない食べ物もありますか？

果物は、ほとんど何を食べてもかまいませんが、食べ過ぎてはいけません。甘い果物を食べ過ぎると、カロリーの摂り過ぎを招く危険性があるからです。

特に糖尿病の人は、果物の食べ過ぎを控えるべきです。

果物からは、次のような栄養素の摂取が期待できます。

- **ビタミンC**↓カキ、キウイ、イチゴ、柑橘類などに多い。
- **カリウム**↓クリ、バナナ、メロン、キウイなどに多い。
- **食物繊維**↓クリ、キウイ、西洋ナシ、カキなどに多い。

果物は、このような栄養素に注目して選ぶのもよいでしょう。

なお、血管を広げるカルシウム拮抗薬（降圧薬）を服用している人は、服用の前後4時間はグレープフルーツ（ジュース）の摂取を控えましょう。

グレープフルーツが結果的に薬の効きをよくし過ぎて、血圧が下がり過ぎる恐れがあるからです。

また、腎機能の低下のある人はカリウム摂取に注意が必要です。

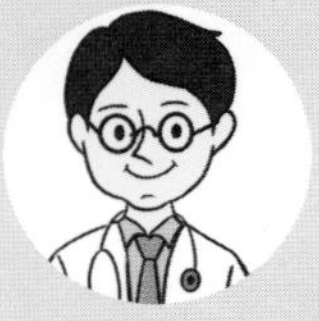

どのような果物を食べてもほとんど問題ありません。でも、食べ過ぎてカロリー過多にならないよう注意を。

75歳女性

心不全予防には、魚がおすすめと聞きました。毎日食べるほうがよいのでしょうか？

魚は心不全予防に有効です。

厚生労働省の研究報告「魚食と心疾患との関係」（２００６年）によれば、魚をたくさん食べるグループ（１日当たり１８０ｇ）は、少しだけ食べるグループ（同20ｇ）より心疾患のリスクは約40％低く、なかでも心筋梗塞のリスクは約55％も低くなることがわかっています。

でも、だからといって「毎日、魚を食べなさい」とはいいません。

いくら「体によい」といっても、一つの食材に偏った食事を摂り続けることは体によくないからです。

また、「体によいから」という理由で塩辛い焼き魚や刺身に醤油をたっぷりかけて食べ続けていたら、高血圧になってしまいます。

体を健康に維持するにはタンパク質、脂質、糖質（炭水化物）、ビタミン、ミネラル、食物繊維などをバランス良く摂ることが肝心です。

具体的には肉、魚、穀物、野菜、果物、海藻などを毎日バランス良く、腹八分目を目安に食べることが大切なのです。

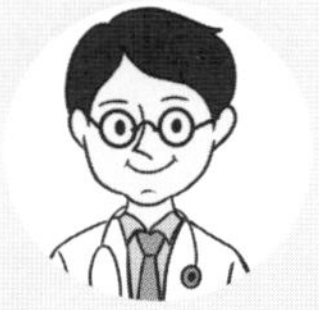

魚をたくさん食べると心疾患になりにくくなります。でも、一つの食材に偏った食事は避けましょう。

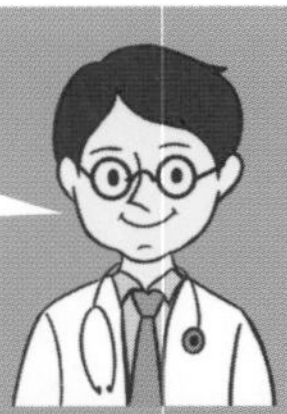

生活習慣の改善を継続しながら薬を忘れずに服用し、暴飲暴食、過剰な食塩摂取などを防ぎましょう。

心臓病を予防し治す

心筋症を早く発見し治療する

心筋症とは、遺伝子の異常や、全身・心臓の病気から心臓の筋肉が肥大したり、収縮が悪くなって心臓が拡大したりする病気。

拡張型心筋症

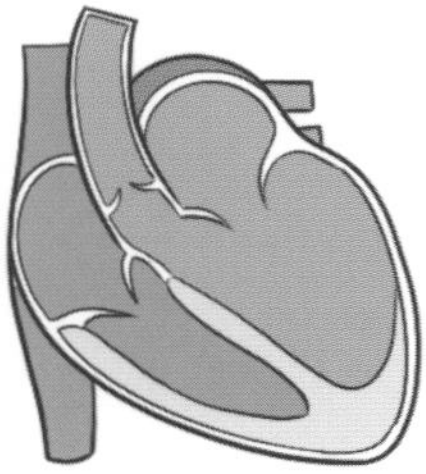

88・89ページ

不整脈を予防・治療する

不整脈とは、脈（心臓の拍動のリズム）が極端に速くなったり遅くなったり不規則になったりする病気。

速い脈の心電図

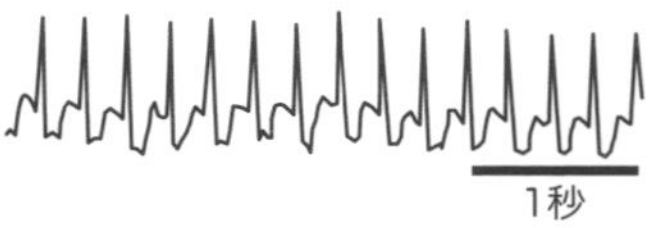

90・91ページ

心不全の発症（心臓の機能低下）

急激な体重増加

疲労感

手足の冷え

2次予防の目標

心不全を引き起こす

虚血性心疾患の発症・再発を防ぐ

虚血性心疾患とは、動脈硬化で冠動脈の中が細くなり十分な血液が流れなくなる狭心症や、血流が完全に遮断された心筋梗塞を指す。

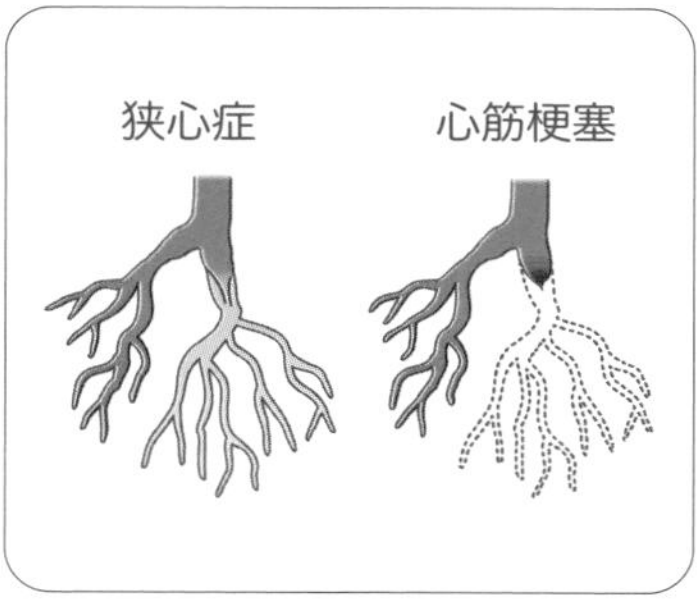

84・85ページ

弁膜症を早く発見し治療する

弁膜症とは、心臓の血液の逆流を防ぐ弁がうまく閉じなくなって血液が逆流したり、開かなくなって血液がうまく流れなくなる病気。

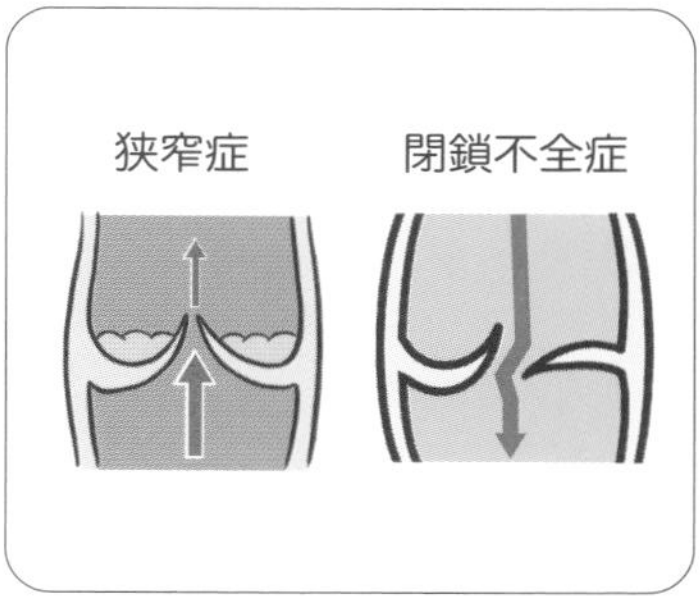

86・87ページ

×　×

ステージC

息切れ	動悸	呼吸困難	むくみ

虚血性心疾患の発症を予防して心不全や突然死を予防する

禁煙や減塩などの生活習慣の改善で、虚血性心疾患は予防できます。

虚血性心疾患は酸素不足で心臓が悲鳴をあげた状態

心不全の多くは、狭心症と心筋梗塞に代表される虚血性心疾患が原因です。虚血とは「血が足りないこと」、酸欠状態を指します。

狭心症は、心臓に酸素と栄養を送る冠動脈が狭くなり、血液不足で心臓が悲鳴をあげた状態。階段や坂道を上がる労作時に心臓の酸素需要が増え、心臓が酸素不足となり、胸の痛みとなって現れます。

心筋梗塞は、冠動脈が詰まったために心臓の一部に血液が流れ込まなくなった状態。心筋が壊死するので、大変強い胸の痛みを感じます。

原因はともに脂質異常、高血圧、糖尿病、喫煙などによる冠動脈の動脈硬化です。

狭心症には薬物療法や冠動脈形成術などで、心筋梗塞には詰まった冠動脈に血流を再開させる再灌流療法で対応します。

動脈硬化を予防する生活習慣の継続を

狭心症や心筋梗塞の発症予防には、動脈硬化の進行予防が効果を発揮します。そのために以下の生活習慣を心がけましょう。

- 塩分・糖分・脂肪分の過剰な摂取を控える。
- バランスの良い食事を摂る。
- 禁煙する。
- 適度な運動をする。
- ストレスを減らす。
- 睡眠を十分にとる。
- 屋内外の温度差を減らす。
- 高血圧、糖尿病、脂質異常症を改善する。

狭心症と心筋梗塞

心筋梗塞は突然死を引き起こす。20分以上続く胸の痛みを感じたら、救急車を呼ぶ。

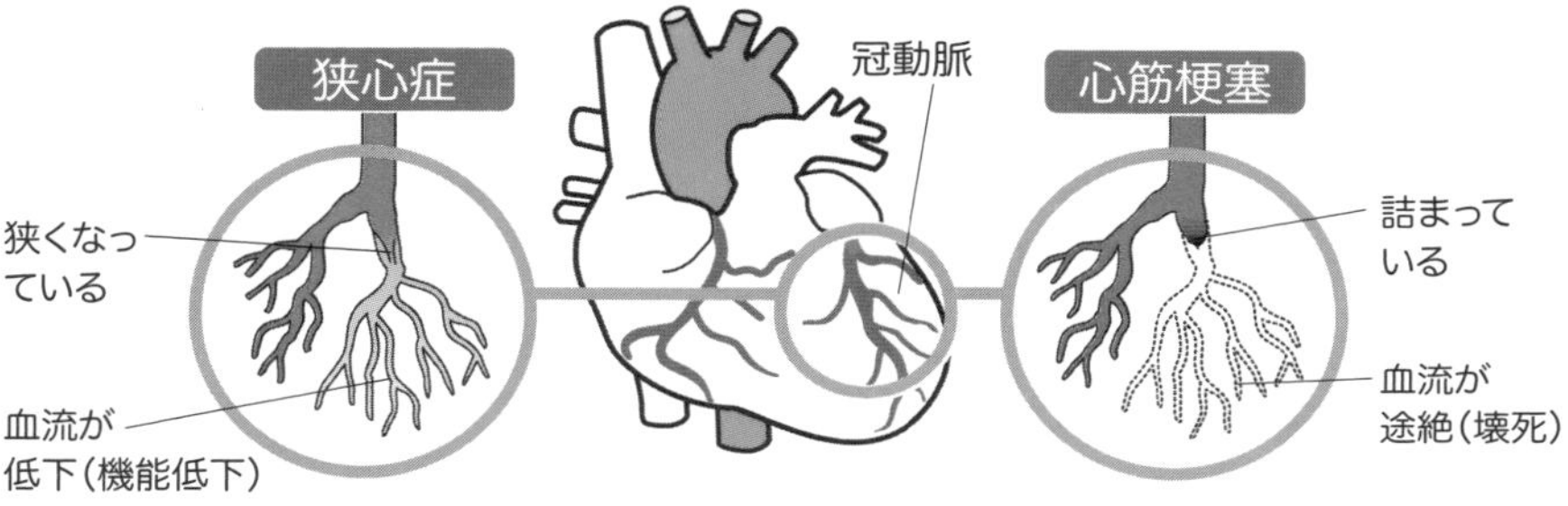

狭心症		心筋梗塞
生きている	心筋の状態	一部が死んでいる
狭窄のため血液が流れにくい	血管の状態	血栓で冠動脈が詰まっている
労作性の場合は、心臓の求める血流量に、冠動脈の血流量が追いつかないときに起きる	どのようなときに起こるか	朝から午前中にかけてが多い。突然、発症することもある
絞めつけられたり押さえつけられたりするような鈍い胸の痛みが数十秒～10分ほど続く	症状の特徴	冷や汗や吐き気、恐怖感を伴う耐え難い胸の痛みが20分以上続くこともある
治る	安静にすると	治らない
蒼白にはならない	顔色	蒼白になる
再灌流療法（冠動脈形成術、冠動脈バイパス術）	治療法	できるだけ早く再灌流療法（冠動脈形成術、冠動脈バイパス術）を行う
血栓予防薬、脂質異常症の治療薬、降圧薬を服用。生活習慣を改善しながら有酸素運動を始める	再発予防	血栓予防薬、脂質異常症の治療薬、降圧薬を服用。生活習慣を改善しながら有酸素運動を始める

虚血性心疾患を予防する生活習慣

- 塩分、糖分、脂肪分を摂り過ぎない
- バランスの良い食事を摂る
- 禁煙する
- 適度な運動をする
- ストレスを減らす
- 緊張することを減らす
- 働き過ぎない
- 睡眠を十分にとる
- 屋内外の温度差を減らす
- 高血圧、糖尿病、脂質異常症を改善する

弁膜症を手術やカテーテルで治し心臓の負荷をとり心不全を予防する

弁膜症が重症化すると、突然死や脳梗塞の恐れも。

重症になると、弁の交換手術をすることも

心臓の中には血液の逆流を防ぐ弁が4つあり、これらのいずれかに不具合がある状態を弁膜症とよびます。高齢者に増えています。

弁膜症になると、血液がうまく流れなくなり、放置すると、息切れ、むくみなどの心不全の症状が現れ、重症になると重度の心不全に至る恐れもあります。検診で心雑音を指摘されたら医師に相談し、心エコーの検査を受けましょう。

弁膜症は、軽いうちは薬で様子を見ます。悪化して重症になると、弁の悪い部分を修復するか、人工弁と交換する手術で治します。

最近は、カテーテルで人工弁を大動脈弁に装着するTAVI（経《けい》カテーテル大動脈弁植え込み術）や2枚の弁の先をクリップでとめるカテーテル治療が定着してきており（115ページ）、体に負担が少なく超高齢者でも可能なため、件数は世界的に急増しています。

弁膜症による心不全は「予防できる心不全」になりつつあります。

コラム

乳児の息切れは先天性心疾患を疑う

生まれたときに、心臓に異常のある人はおよそ100人に1人。赤ちゃんが、ミルクを飲むと息が切れる、体重が増えない、汗をたくさんかくといった症状を見せたら、先天性心疾患（心臓や血管の形が生まれつき、正常とは違う病気）の疑いがあります。小児科の循環器専門医がいる病院を受診しましょう。先天性心疾患の中には、心室中《しんしつちゅう》隔欠損症《かくけっそんしょう》のように自然閉鎖が期待できる病気もありますが、通常は手術で治します。日常生活の中での注意点は、病気の種類や術後の状態によって異なります。保護者は主治医の意見を聞き、保育園や幼稚園、学校などとも連絡を取りサポート環境を整えましょう。

心臓弁膜症とはどのような病気か

原因

加齢や先天性による弁膜症が多い。昔はリウマチ熱の後遺症としての弁膜症が多かった。

発症予防には

定期的な健康診断で早期発見と早期治療に努める。弁膜症と診断されたら、心不全予防のために生活習慣を改善する。

自覚症状

軽症なら、自覚症状なし。進行すると、息切れ、むくみなど。

タイプ

弁が開きにくくなる狭窄症と、弁がきちんと閉じない閉鎖不全症に分けられる。

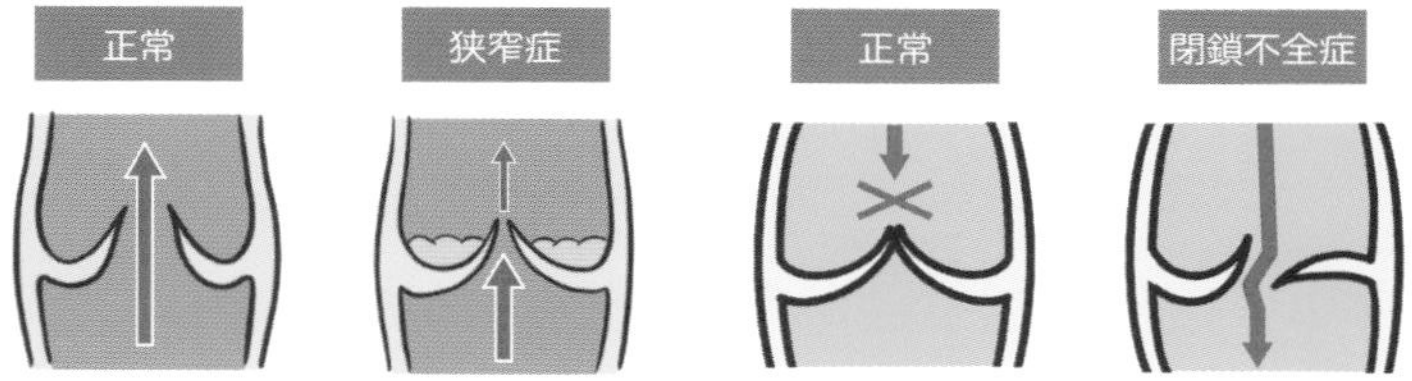

弁が開くタイミングで弁が十分に開かないため、血液が十分先に進まない。

弁が閉じるタイミングで弁がきちんと閉じないため、血液が一部、逆流する。

進行すると

大動脈弁狭窄症→狭心症、失神、心不全を起こす。
僧帽弁狭窄症→息切れが起きる。心房細動になりやすい。
大動脈弁閉鎖不全症→左心室が拡大し、進行すると息が切れる。
僧帽弁閉鎖不全症→左心房の圧が高くなり息切れが起きる。

治療

軽症段階なら生活習慣の改善、薬物療法を行う。重症化すると弁形成術、人工弁置換術などの外科的手術や、TAVIなどのカテーテル治療を行う。

治療のタイミング

❶心不全の症状（息切れ、むくみ、体重増加など）が見られるとき。❷不整脈を合併したとき。僧帽弁閉鎖不全症や僧帽弁狭窄症では、心房細動などの不整脈を合併することがある。❸感染性心内膜炎を発症したとき。弁膜症の人では、弁に細菌と血液の塊が付着して、感染性心内膜炎という難治性の感染を起こす。

弁を修復する手術と交換する手術

●自分の弁を修復する弁形成術

適応できる病態は限られるが、低侵襲で行うことができるものもある。

僧帽弁閉鎖不全症の場合

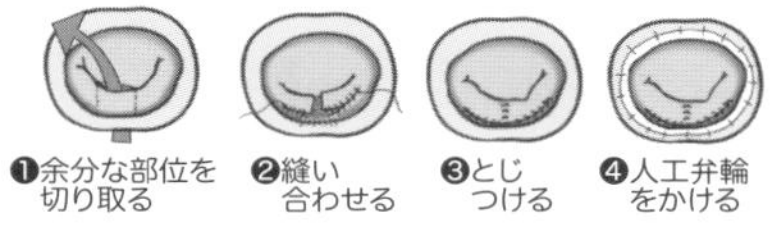

●弁を交換する人工弁置換術

壊れた弁を人工弁（生体弁や機械弁）に取り替える。

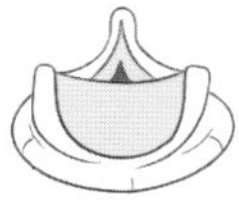

生体弁。血栓はできにくいが、耐久性は機械弁に劣る。

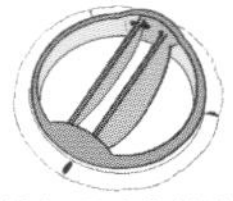

機械弁。長寿命だが、毎日、抗凝固薬を服用する必要がある。

心筋症を早期に発見・治療して重度の心不全、突然死を予防する

心筋症は怖がりすぎず、平常心を大切にして付き合っていきましょう。

薬物、ICDによる治療か原因の病気を治す

心臓の筋肉（心筋）に起きた原因不明の変化により起こった障害を特発性心筋症（心筋症）とよびます。重度の心不全や不整脈を引き起こす心筋症は、肥大型と拡張型に分けられます。

肥大型心筋症の多くは特に問題ありませんが、約1割は、しだいに心臓の収縮機能が落ち重症な心不全になります。同じく約1割には危険な不整脈が出て、突然死の危険性があります。

突然死を避けるため、肥大型心筋症の人で、突然死した血縁者がいる人、心停止経験がある人、心室性不整脈を制御できない人、失神発作の経験がある人は薬物や植え込み型除細動器（ＩＣＤ）による治療を検討します。

拡張型心筋症は、心臓の収縮機能が悪いために心臓が拡大した障害です。症状が出ない人もいますが、心房細動になったり、カゼや過労でいきなり息苦しくなり心不全を発症したりする人もいます。

心筋症は、他の病気からも発症します（二次性心筋症）。リンパ節や目、皮膚など体のあちこちに炎症が生じるサルコイドーシスは、心臓に炎症を起こすと、心不全や不整脈の原因になります。

心臓にアミロイドといわれる異常なタンパク質がたまる心アミロイドーシスや、酵素がないために本来分解されるべきものがたまるファブリー病も、心肥大や心不全の原因となります。これらは原因の病気を治療することで、心不全の予防につなげます。

心筋症の２つのタイプ

肥大型心筋症と拡張型心筋症は、厚生労働省から難病（特定疾患）に指定されている。

	肥大型心筋症	拡張型心筋症
タイプ	左心室の心筋が肥大し、左心室の内腔が小さくなった状態。	心筋の収縮機能が低下し、左心室が大きくなった（拡張）状態。

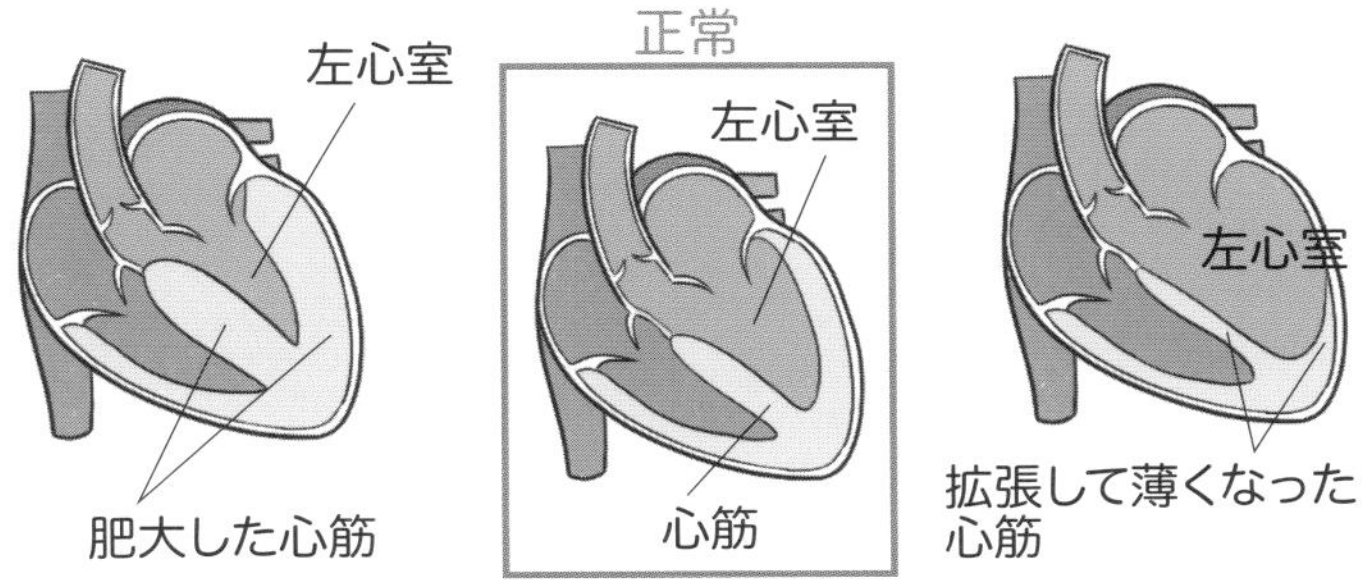

	肥大型心筋症	拡張型心筋症
原因	特発性は遺伝子の変異による。他の病気から発症する心筋症もある。	
家族歴、年齢など	500人に1人の確率で発生。患者の2人に1人に、同じ心筋症の家族歴がある。	中高年の男性に多い。
発症予防には	定期的な健康診断。生活習慣病の予防・改善。	
自覚症状	息切れ、動悸、めまい、失神などが起こることもあるが、無症状のことが多い。	ポンプ機能低下による息切れ、むくみ、疲れやすさや、不整脈による動悸など。
早期発見には	息切れや動悸、体重増加、むくみなどの心不全症状があれば、医療機関を受診する。	
進行すると	重症の心不全や不整脈になる。突然死もまれではない。	
5年生存率	91%（1982年：厚生省）。	76%（1999年：厚生省）。
薬物療法	心臓をできるだけ休ませるβ遮断薬を使う。	体内の過剰な水分を尿として排出する利尿薬、心筋を保護するACE阻害薬、ARB、β遮断薬などを使う。
外科的治療	心室中隔切除術などの外科的手術が適応となる場合もある。危険な不整脈には植え込み型除細動器（ICD）が有効。	ICD、両心室ページング機能付き植え込み型除細動器（CTR-D）を使うこともある。心臓移植が行われることもある。

2次予防

不整脈を治して心不全を予防 突然死のリスクを回避する

失神などの意識障害や突然死につながる不整脈を治しましょう。

頻脈性も徐脈性も心不全を起こす恐れが

収縮と拡張を繰り返す心臓の動きは、つねに電気信号によって制御されています。

この電気信号に異常が発生し、心臓の拍動のリズムが乱れた状態が不整脈です。不整脈は脈が速くなる頻脈性、遅くなる徐脈性、脈がずれる期外収縮に分けられます。

頻脈性は、心臓の過活動が心臓に負担となり心不全を来たします。徐脈性は心拍数が少なくなり、心臓から駆出される血液量が少なくなるため心不全を来たします。

頻脈性の自覚症状は動悸、脈の乱れ、息切れ、立ちくらみなど。徐脈性はめまい、失神、過度の疲労感、息切れなどです。

不整脈は、だれでも多少はあるものです。治療が必要な不整脈は、失神などの意識障害や突然死につながる不整脈や、動悸やめまいの原因となる不整脈などです。

生活習慣の改善、薬物療法、非薬物療法で治療

不整脈の治療は、症状とその進行具合に応じて生活習慣の改善、薬物療法、非薬物療法を適宜おり交ぜて進められます。

頻脈性不整脈は、薬物療法が基本です。

目的は、心拍を正常に戻し維持すること。ただし、薬物だけで治らない場合は、カテーテルアブレーション（１１６ページ）などの非薬物療法を検討します。

徐脈性不整脈で症状がある場合は、ペースメーカの植え込み（１１０ページ）が推奨されます。

不整脈の分類と心電図

電気的刺激が増えると頻脈性不整脈に、少なかったり遅れたりすると徐脈性不整脈になる。

正常な脈の心電図
Pは心房の興奮、Q・R・Sは心室の興奮、Tは心室の興奮の消退を示す。

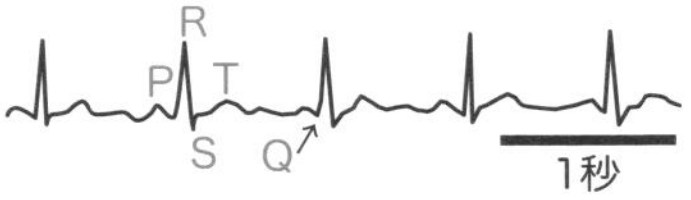

頻脈性不整脈
心拍数が1分間に100回以上の速い不整脈。

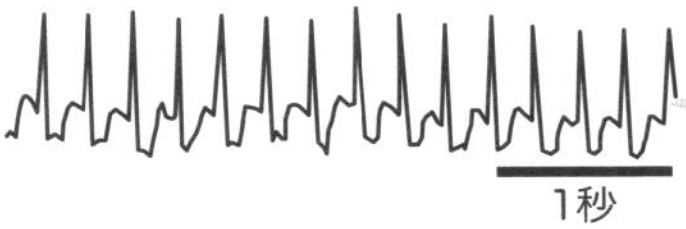

なかでも心室細動、持続性心室頻拍は突然死の危険性が高い。

徐脈性不整脈
心拍数が1分間に50回以下の遅い不整脈。

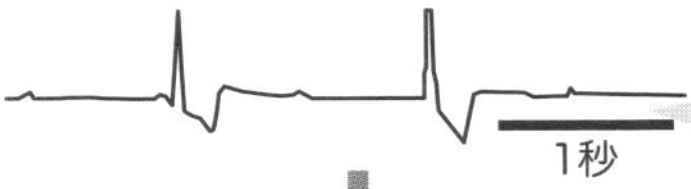

突然死につながる完全房室ブロックには注意を。

期外収縮
洞結節以外から発生するタイミングのちがう電気刺激が原因。「脈がとぶ」感じ。

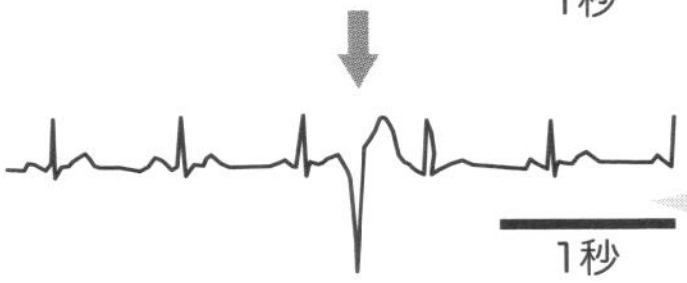

健康な人にも出現。回数が少なければ、治療の必要はない。

抗不整脈薬の作用と適用

不整脈を抑え込む薬（チャネル遮断薬）か、心拍数を遅くする薬を使う。

ナトリウムチャネル遮断薬	ナトリウムイオンが出入りする通路（チャネル）を遮断して、心筋細胞の電気的興奮を抑制する。	発作性心房細動 期外収縮
カリウムチャネル遮断薬	心筋で働くカリウムイオンの出入りを遮断して、頻脈を抑える。	心室頻拍 心房細動 心房粗動
カルシウム拮抗薬	カルシウムイオンの出入りを抑えることで、洞結節からの電気的刺激を抑える。	発作性上室性頻拍 心房細動
β遮断薬	交感神経の働きを抑え、心拍を遅くする。	興奮したり運動したりしたときに発作を起こしやすい不整脈

心臓病に関して

50歳女性

「心臓病は遺伝する」とよく聞きます。これは本当なのでしょうか？

日本に5万人ほどいるとされる特発性心筋症（心筋症）は、遺伝子異常による病気です。しかし、家族の中で同じ病気が見つかるのは半分くらいです。遺伝子の異常なので、生まれつき異常な遺伝子を持っているのですが、多くは大人になってから心不全になります。

心筋症と診断されたら、家族や子どもが同じ病気になっていないか、調べてもらうとよいでしょう。

他の多くの心臓病は遺伝病ではありませんが、親から子に体質は遺伝するので、親が心臓病の場合は注意が必要です。なぜなら心臓病は、遺伝的要素と環境要素によって起きる生活習慣病をもとに発症することもあるからです。

たとえば、糖尿病は、その遺伝因子と「太り過ぎ」という環境因子がそろったときに発症します。高血圧症は、その遺伝因子と「塩分の摂り過ぎ」などの環境因子が加わって発症します。

これらがもとになって、さまざまな心臓病が発症し、最後は心不全につながるのです。

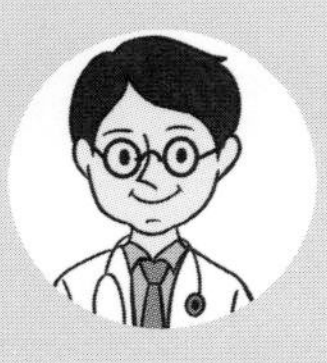

心筋症は親から子に遺伝することがあります。その他の心臓病も、親が心臓病なら油断は禁物です。

33歳
女性

妊娠をきっかけに、心不全になることもあるのでしょうか？

これは、周産期心筋症とよばれる心不全です。

周産期心筋症は、大きく2つのパターンに分けられます。

ひとつは、妊娠以前に無症状の心筋症だった人が、妊娠による体の変化に伴う心臓の負荷によって、心筋症を発症するパターンです。

これは、すでにあった心筋症が発症したパターンなので、出産後に一般的な心不全と同じように治療します。

もうひとつは、これまで心臓病のなかった人が妊娠によって心不全を発症し、拡張型心筋症に似た症状を示すパターンです。

本来、妊婦の心臓は胎児とともに大きくなり、大きくなった心臓に血を送る血管も増えるはずなのですが、なかにはその血管が十分に増えないために、心臓がよく動かなくなる妊婦もいるのです。

こちらは一時的な心不全で、出産後は体重も体液量も元に戻って、よくなってしまうことが多く見られます。

ともに、発症例は極めて少数です。

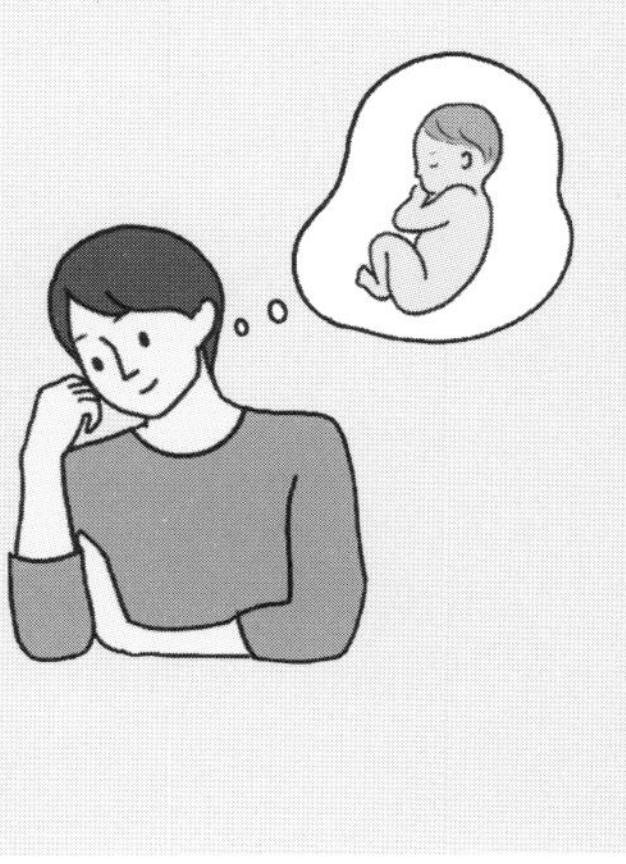

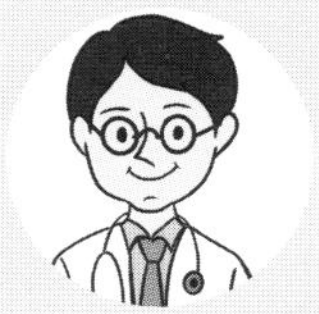

周産期に、それまで心筋症で無症状だった人が心不全を発症したり、拡張型心筋症に似た心不全を発症することがあります。

抗がん薬の副作用で心不全の恐れ むくみや息苦しさがあれば受診を

抗がん薬治療をいま受けている人やその治療を何年も前に終えた人が、足のむくみ、息苦しさ、胸痛などを感じていたら、循環器の専門医がいる医療機関を受診しましょう。

もしかしたら、抗がん薬治療で循環器の病気を発症しているかもしれないからです。特に高齢者(65歳以上)や心血管疾患のリスクの高い人が抗がん薬治療を行った場合は、高い確率で心不全になっている可能性があります。

昨今、がんの治療は著しく進歩し、多くの人が治療後も長く生きられるようになりました。

しかし、「がんの征圧」を最大の目標とする抗がん薬治療では、がん細胞と同時に正常な臓器や組織も攻撃され、さまざまな副作用(脱毛、下痢、口内炎、白血球の減少、免疫力の低下、血小板減少による血液凝固作用の低下など)が生じます。

なかでも、心臓病を発症させる副作用は深刻です。抗がん薬の多くは、心臓を障害します。たとえば、心筋細胞を殺してしまう抗がん薬や、心筋細胞の機能を低下させる抗がん薬があるので、抗がん薬や放射線の治療を受けた人は注意が必要です。

抗がん薬治療による心臓への副作用は、がんがよくなって何年もしてから現れることもあります。従って、昔、がん治療を受けた人で、上記の自覚症状に思いあたる節があったら、「年だから」と決めつける前に一度、循環器科のある病院を受診することをおすすめします。

抗がん薬治療を受けている人、抗がん薬治療を受けた人が注意すべき点

❶心不全の症状に注意する
足のむくみ、息苦しさ、胸痛を感じたら、循環器の病気を疑う。気になるようなら、循環器の専門医に相談する。

❷高血圧を予防する
抗がん薬治療による高血圧は心疾患のきっかけになる。血圧を毎日測定し、高血圧予防を心がける。

❸定期的に検査を受ける
定期検査では、一般の血液検査のほか、心臓の働きを測定できるBNPかNT-proBNPの検査を受けるとよい。

第4章

再発を予防するために治療する［3次予防］

心不全を発症したら、再発を予防することが最大の目標。退院後は、心臓の機能回復と心臓に負担をかけない生活を心がけましょう。

一度発症した心不全は、再発予防が重要です。「再発させない」という強い意志で良い生活習慣を身につけ、薬を忘れずに服用しましょう。

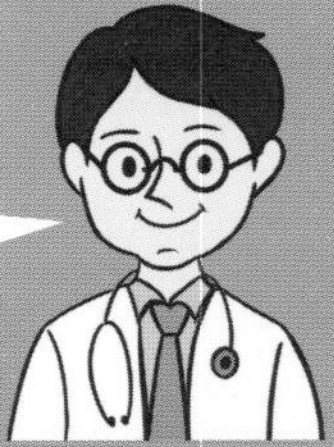

(急性増悪)を防ぐ

退院後は再発予防の薬を毎日、服用する。症状は改善しても、それは「治癒」ではなく「急性から慢性へ移行」しているだけであるからだ。

104〜107ページ

心臓の負担が少ない生活を送る

退院後は服薬、禁煙、肥満改善に加え感染症の予防、暴飲暴食の禁止といった生活の自己管理が重要です。

128〜141ページ

生活習慣の見直しと改善も、広い意味での心臓リハビリです。
カテーテル治療や心臓手術、ペースメーカの植え込みといった非薬物療法で、心不全の原因になった病気を治す症例もあります（110〜116 ページ）。

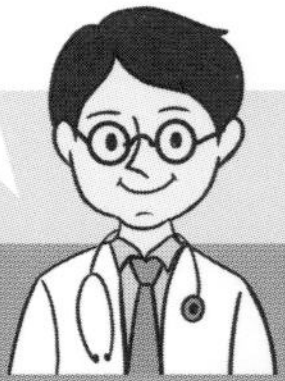

心不全の悪化を食い止める

最終段階の心不全（難治性の心不全）

重篤な症状

治療薬への反応不良

3次予防の目標

全力で心不全の再発

入院して症状が改善したら退院

通常、急性心不全で入院すると、心保護薬や利尿薬の治療が行われ、症状は改善する。心不全の原因を明らかにし、今後の治療方針を立てて退院する。

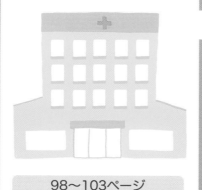

98～103ページ

指示された薬を飲み忘れない

運動をすることで心臓・血管の機能を改善する

入院中から始めた心臓リハビリテーション（心臓リハビリ）とよばれる運動を退院後も継続。心血管の機能が改善する。

120～127ページ

再発（急性増悪）の予防

ステージD

再発による入退院の繰り返し

3次予防

夜間発作性呼吸困難や起坐呼吸は急性心不全のサイン。すぐ病院へ

急性心不全は命の危険を伴います。医療機関を受診しましょう。

急性心不全の症状が出たら受診する

心臓機能の低下に暴飲暴食や感冒、過労などの負荷が加わり、急激に肺に血液が停滞（肺うっ血）して息苦しくなる。これを、急性心不全といいます。横になっているよりも座っているほうが楽という起坐呼吸（13ページ）や、夜寝ていると苦しくなり起きてしまう夜間発作性呼吸困難（13ページ）も、急性心不全の症状です。手足が冷たくなり、冷や汗が出ることもあります。このような症状があれば、病院を受診しましょう。

良い生活習慣を継続すれば再発（急性増悪）を予防できる

心不全はいったん発症しても多くの場合、適切な急性期治療で回復します。しかし、これは、心不全が治ったわけではなく、「急性心不全が慢性心不全に移行した」にすぎません。心不全は急性増悪を繰り返すたびに重症化し治療効果が出にくくなるので、心不全の再発（慢性心不全の急性増悪）を防ぐことが重要です。心不全の予後（発症後に生きられる期間）はがんと同じくらいでよくはありません。しかし、がんと異なり、いったん発症しても、服薬を継続し、良い生活習慣の継続を心がければ、急性増悪を起こさずに普通の生活が送れます。そのためにまず、診察、血液検査、心電図、胸部エックス線、心臓超音波検査などを受け、今後の治療方針を立てます。心臓カテーテル検査、画像検査、心肺運動負荷検査を受けることもあります。

問診と診察で確かめられること

医師は以下のような問診と診察で、病気の診断をつけていく。

問診 **心不全の原因とリスクを診断する重要な材料になる。気になっている体の変調は、問診のときに積極的に医師に伝えるほうがよい。**

●自覚症状について

☐ 息切れ、息苦しさ、むくみ、せき、たん、胸痛、動悸、倦怠感、食欲低下、手足の冷え、唇や皮膚が青くなる（チアノーゼ）などの症状が出るか

☐ それはいつから、どんな頻度で、どんなときに、何分くらい続くか

●家族歴について

☐ 心臓病になった家族や親族はいるか。それはだれか

☐ どんな病気だったか

●生活習慣について

☐ 喫煙歴はあるか。その期間はどのくらいか。いま、毎日、何本吸っているか

☐ 毎日、アルコールをどのくらい飲むか

☐ 最近、体重増加がなかったか

●持病（既往症）について

☐ 心臓の病歴があるか。それはいつか

☐ 脂質異常症、高血圧、糖尿病、慢性腎臓病といわれたことはあるか。それはいつか

☐ 慢性閉塞性肺疾患（COPD）、睡眠時無呼吸症候群（SAS）といわれたことはあるか。それはいつか

☐ 上記以外に、どんな病気にかかったか。それはいつか

●常用薬について

☐ 服用中の薬はあるか。その薬の名前は

お薬手帳を持参するとよい

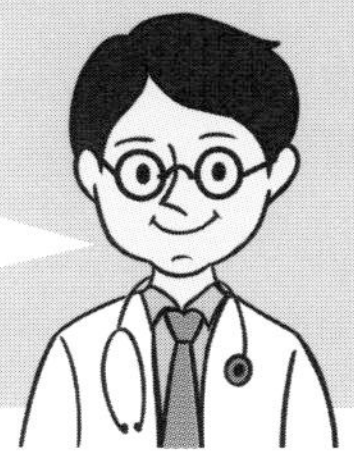
伝え忘れることがないよう、医師に伝えたいことは、事前にメモにまとめて持参するとよいでしょう。

視診 **心不全が疑われるときは、特に「首の横にある静脈（頸静脈）が膨れて浮き上がっていないか」「脚がむくんでいないか」などを診る。**

聴診 **「異常な心臓の音や呼吸の音が聴こえないか」などを診る。**
心臓に異常な音（心雑音）が聴かれたら、心不全や弁膜症、先天的な心臓の構造異常（中隔欠損など）を疑う。
異常な呼吸の音が聴こえたら、肺うっ血（心不全）を疑う。

検査の項目と目的

血液検査

心臓に異常な負荷が加わると上昇するBNPの検査が、心不全の診断に役立つ。

●心臓の状態を見る血液検査

- **BNP…**心不全になると、上昇する。
- **NT-proBNP…**心不全になると、上昇する。
- **トロポニンT／トロポニンI…**心筋梗塞、心筋炎などで心臓の筋肉が傷むと上昇する。

●全身の状態を診る血液検査

- **CRP…**感染症などの炎症で上昇するが、心筋梗塞などでも上昇する。
- **クレアチニン（Cre）…**腎機能の低下で上昇するが、心不全でも上昇する。
- **血液ガス分析…**体内の酸素と二酸化炭素から血液が体内に十分に送られているかがわかり、検査時の心臓の働き具合を推定できる。

BNP（脳性ナトリウム利尿ペプチド）とは、心臓に過度な負担がかかると心臓から分泌されるホルモン。BNPが40以上で心臓への負担が疑われ、100以上になると心臓に問題がある可能性が高い。

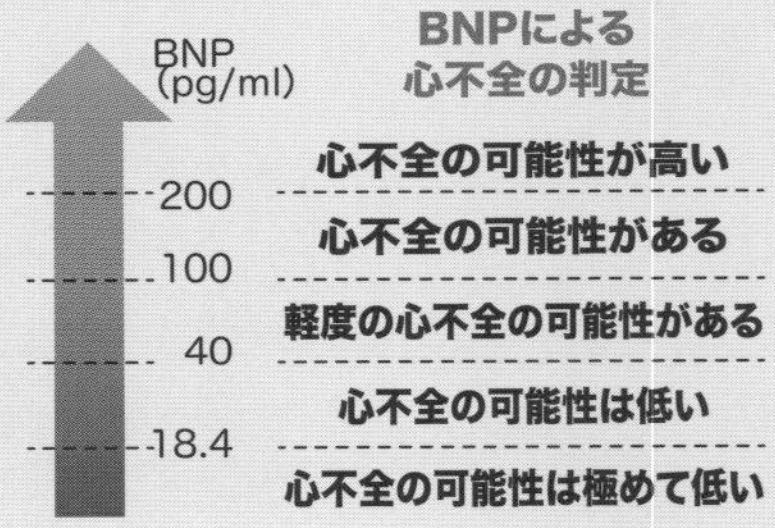

（日本心不全学会ホームページより作成）

心電図検査

不整脈はないか、心肥大はないか、心筋梗塞になっていないかなどがわかる。

狭心症では胸痛のあるときだけ心電図に異常が出るので、運動をしながら心電図を記録する検査や、携帯用の装置を24時間身につけて心電図をとる検査もある。

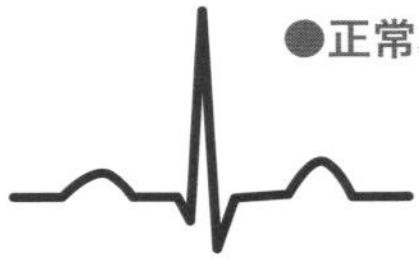

●正常な心電図

胸部エックス線検査

心臓の大きさ・形・位置や、大動脈や肺動脈の形、肺に水がたまっているかどうかを確かめる。

レントゲン検査。白く映る心臓の影から大きさ・形・位置を確かめ、心不全などの診断の参考にする。黒く映るはずの肺が白く見える場合は、うっ血性心不全による肺水腫や肺炎を疑う。

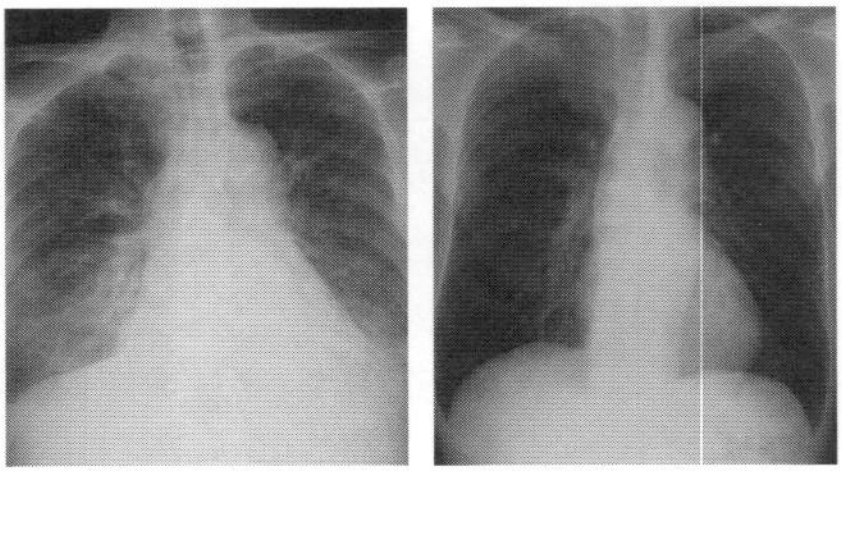

●胸部エックス線検査の画像　左＝心不全状態の心臓と肺。右＝心不全が改善した状態。

心臓超音波検査

心臓の収縮と拡張の機能、弁膜症による血流の異常、心臓壁の厚さ、心房・心室の大きさなどを診る。

体内に向けて超音波（エコー）を当てて、その反射波から心臓を画像として映し出す。心エコー検査では心臓の形や動きが、ドップラー法では血流の様子がわかる。体に害がなく、心筋梗塞、弁膜症、心筋症などの心臓病が診断できる。

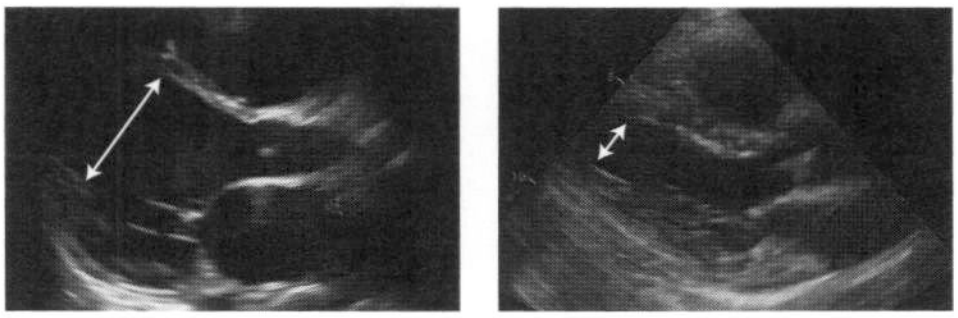

●心エコー検査の画像　左＝拡張した左心室。右＝正常な左心室。

心臓カテーテル検査

冠動脈に狭い部分がないか、心臓の形・圧・機能に異常はないかなどを調べる。

手首や足のつけ根から動脈・静脈に細い管（カテーテル）を挿入し心臓内の血圧や血液中の酸素濃度を測定したり、冠動脈に造影剤を注入して冠動脈に狭い部分がないか、左心室内に造影剤を注入し、心室の動きや弁の状態などを調べたりする。冠動脈の検査にはマルチスライスCTを使うことが増えている。

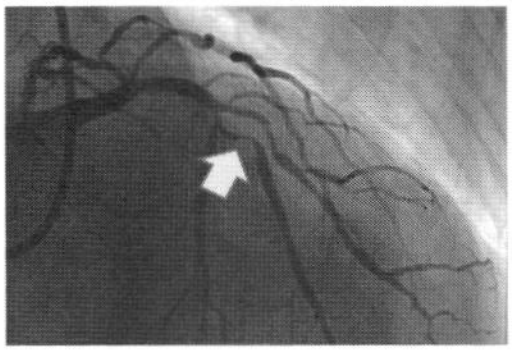

●心臓カテーテル検査による冠動脈造影検査　狭窄部（白色の矢印）が確認できる。

画像検査

冠動脈の明瞭な立体画像が得られる。

超高速撮影ができる電子ビームCTや短時間にたくさんの断面図を撮影できるマルチスライスCTを心電図と連動させると、冠動脈の明瞭な立体画像が得られる。MRI検査では、心臓の機能や線維化などの性状も診ることができる。心筋シンチグラフィーでは、冠動脈の狭窄により心臓に血液が十分行きわたっていないことを診る。

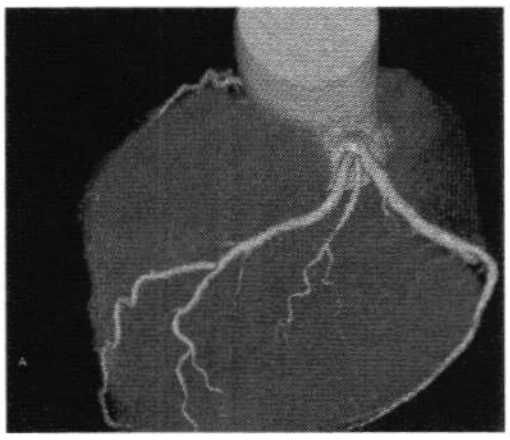

●マルチスライスCTの画像　冠動脈の狭窄や石灰化、動脈硬化の程度などを確かめることができる。

心肺運動負荷検査

心不全の程度を知り、どのくらい運動ができるかを診る。

心臓病のある人が安心して長時間続けられる運動の強さを調べる。具体的には、呼気ガス検査、心電図や心拍数の変化、不整脈の出現、血圧変動などの記録を解析して運動処方の作成に役立てる。CPXと略す。

●エルゴメーター法　マスクをつけてエアロバイクをこぎ、最大酸素摂取量を測定する。電動ベルトコンベアの上を歩いて検査するトレッドミル法もある。

3次予防

心不全が再発しないよう生活を見直し治療を続ける

心不全を一度発症すると、軽快しても急性増悪を繰り返しやすくなります。

重症度を評価し肺水腫、体液貯留、低心拍出を改善

急性心不全と診断されたら、医療施設で集中治療を受けます。まず重症度が評価され、肺水腫、体液貯留、低心拍出を一刻も早く改善するために、安静、酸素投与に続いて、利尿薬や血管拡張薬として硝酸薬（ニトログリセリン）などによる治療が行われます。

症状が改善したら一般病棟に移り、慢性心不全の治療が始まります。急性増悪（慢性心不全の悪化）やＱＯＬの低下を防ぐため、利尿薬や心保護薬などによる薬物療法が始まります。

早期離床を目指して心臓リハビリテーション（１２０ページ）も始まります。

急性増悪による再入院を予防するために

退院後は急性増悪とそれに伴う再入院を回避するために服薬を継続し、心臓リハビリテーションによって運動能力を高め、良い生活習慣を守ることが重要です。

退院したら、以前と変わらない生活を送れるようになる人もいます。しかし、誤解してはいけません。それは心不全が治ったわけではなく、慢性心不全に移行しただけなのです。

一度、心不全を発症した人は、自分がすでに「適切な治療で心不全の再発と悪化を防ぐべき慢性心不全患者」に移行したことを自覚しましょう。

そして、「二度と急性増悪しない」と強く決意し、治療と生活改善に臨みましょう。

急性心不全を発症したら

発作性夜間呼吸困難や起坐呼吸を発症。

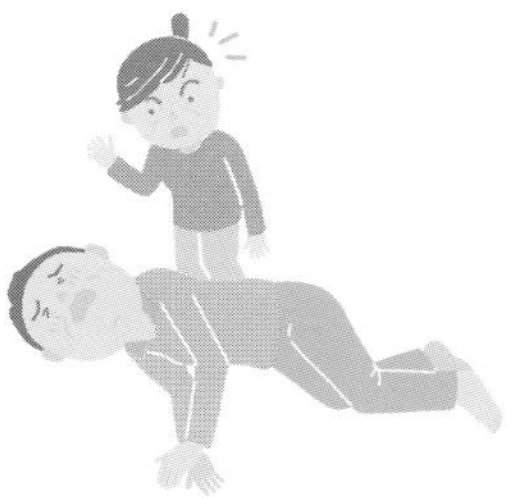

病院に行く。必要であれば「119」に電話して救急車を呼ぶ。

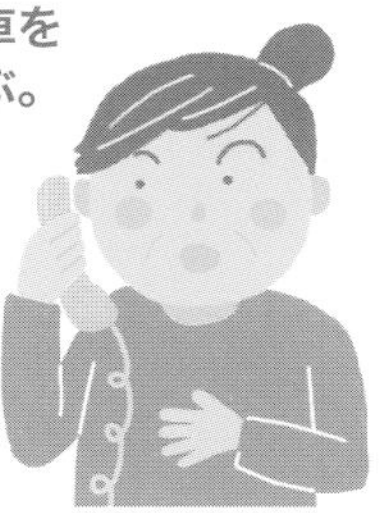

待っている間は上半身を起こし衣服をゆるめる。

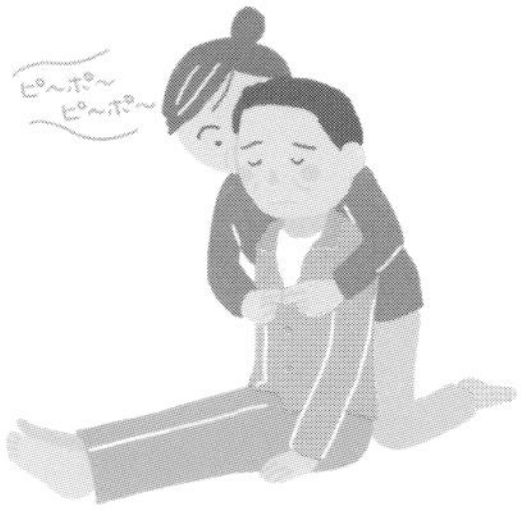

急性心不全治療の流れ

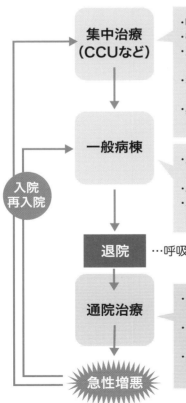

集中治療（CCUなど）

・呼吸困難の原因になる肺水腫の改善。
・むくみの原因になる体液貯留の改善。
・冷感や全身の発汗の原因になる低心拍出の改善。
・利尿薬や血管拡張薬、強心薬などによる薬物治療。
・必要な場合にはペースメーカの植え込み治療など（110ページ）を行う。

（急性心不全の治療）

↓

一般病棟

・ACE阻害薬、β遮断薬などの心保護薬と利尿薬の服用。
・心不全の原因の探索とその治療。
・心臓リハビリテーションを開始して早期離床を目指す。

↓

退院 …呼吸困難・むくみの有無などの確認。

↓

通院治療

・予後を良くするため急性増悪の発生と、QOLの低下を予防する。
・心保護薬や利尿薬などによる薬物治療の継続。
・心臓に無理のない程度の運動を継続し、良い生活習慣を守り続ける。

（慢性心不全の治療）

↓

急性増悪 → 入院 再入院（集中治療・一般病棟へ）

ＱＯＬの維持と心不全の再発予防のために薬物療法を継続する

慢性心不全には、薬物療法が大変有効です。

「保護する」「休ませる」「軽くする」「強くする」

慢性心不全の治療は薬物療法と生活習慣の改善によって「生活の質（ＱＯＬ）を維持・向上」「心不全の悪化を防ぐ」ことを目標に進めます。薬物療法では心臓を「保護する薬」「休ませる薬」「症状を軽くする薬」「ポンプ機能を強くする薬」が使い分けられます。

●**利尿薬**　余分な水分を尿として排出。むくみや息苦しさを解消して、心臓を楽にすると同時に症状をとる薬です。

●**ACE阻害薬**　アンジオテンシン変換酵素（ＡＣＥ）阻害薬。ＡＣＥを抑制して、血管を収縮させるアンジオテンシンⅡを作らせない薬。動脈と静脈を広げて血圧を下げて心臓に戻る血液量を減らすとともに、心臓を保護します。

●**ARB**　アンジオテンシンⅡ受容体拮抗薬。ＡＣＥ阻害薬に似た作用が期待できる薬。

●**ARNI**（１１７ページ）

●**MRA**　ミネラルコルチコイド受容体拮抗薬（アルドステロン拮抗薬）。血圧上昇や、心臓の肥大化・線維化を促進するアルドステロンの働きを抑制する薬。

●**β《ベータ》遮断薬**　ノルアドレナリンと結合して血圧を上げ、心拍を速くするβ受容体を遮断。血圧を下げ心拍を遅くして心臓の仕事量を減らし、心臓を守ります。

●**強心薬**　心筋内のカルシウムを増やし心筋の収縮力を強化する。急性期の重症例には、カテコラミンやＰＤＥⅢ阻害薬などの強心薬を一時的に用いることがあります。

●**SGLT2阻害薬**（１１７ページ）

心不全の代表的な治療薬とその働き

利尿薬は息切れやむくみなどの症状改善とQOLの維持のために使われる。ACE阻害薬、ARB、MRA、β遮断薬は心不全の再発予防が目的。

種類	働き	適応	副作用／注意
利尿薬 症状を軽くする	余分な水分を尿として排出し、むくみや息苦しさを解消	むくみなどを発症するうっ血性心不全のほか、腎性・肝性のむくみに推奨される薬もある	※種類によって異なる
ACE阻害薬 心臓を保護する	血圧を上げるホルモンの産生を抑えることで動脈を拡張して血圧を降下。静脈を拡張して心臓に戻る血液量を減らし、心臓を保護する	軽症〜中等症の慢性心不全、高血圧症の人に。腎臓障害の予防、改善にも効果が期待できる	空咳が出る
アンジオテンシン受容体ネプリライシン阻害薬（ARNI）	血圧を下げ、体内に貯留する水分量を減らす作用から心臓への負担を軽減する	慢性心不全の標準的な治療を受けている患者	低血圧／脱水に注意
ARB 心臓を保護する	ACE阻害薬と同じように機能する	軽症〜中等症の慢性心不全、高血圧症、糖尿病性腎症の人に	
MRA 心臓を保護する	血圧を下げ、心肥大を抑制して心臓を保護する	ステージC（107ページ）の症例に	女性化乳房や電解質異常などの副作用があることも
β遮断薬 心臓を休ませる	血圧を下げ、脈を遅くして、心臓を休ませる	虚血性心疾患、心房細動、心室性期外収縮、軽症〜中等症の本態性高血圧、虚血性・拡張型心筋症による慢性心不全の人に	高度徐脈、房室ブロック、洞不全症候群の人の使用には注意が必要
強心薬 心臓を強くする	血液を送り出すポンプ機能を強くする	他の薬で効果が上がらない急性心不全の人に。ジギタリスは頻脈性心房細動を合併した慢性心不全に	※種類によって異なる
SGLT2阻害薬	余分な糖を尿と一緒に体から出して血糖値を下げる	慢性心不全の標準的な治療を受けている患者	尿路、性器の感染症／脱水に注意

ステージCの慢性心不全は、心臓の駆出率によって治療の進め方が異なる。

ステージD　難治性の心不全

急性心不全で入退院を繰り返す。通常の治療に反応しなくなった状態。

HFpEF（ヘフペフ）の薬物療法

HFpEFとは…心不全患者の半分近くを占める、駆出率（EF）が保たれている心不全。拡張性心不全ともよばれる。EFは50％以上。

原疾患に対する基本的治療に加え、心不全症状を軽減させることを目的とした負荷軽減療法、心不全増悪に結びつく併存症に対する治療を行う。

最近、HFpEF（拡張性心不全）に有効な治療薬として SGLT2阻害薬が注目されています。

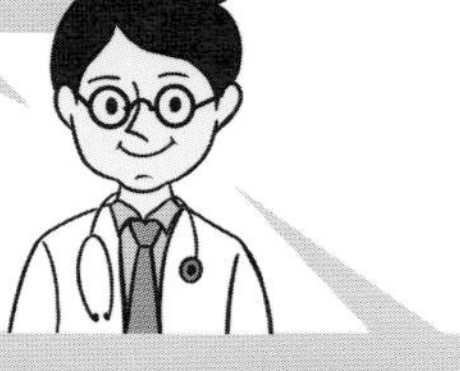

左室の拡張障害は、高齢になるにつれ顕在化します。その進行は60歳以上の女性で顕著なため、高齢女性はHFpEFになる確率が高くなります。

薬物療法など

・治療薬を見直す。
・緩和ケアを始める（142ページ）。

外科的療法

・補助人工心臓を装着する（116ページ）。
・心臓移植を行う（116ページ）。

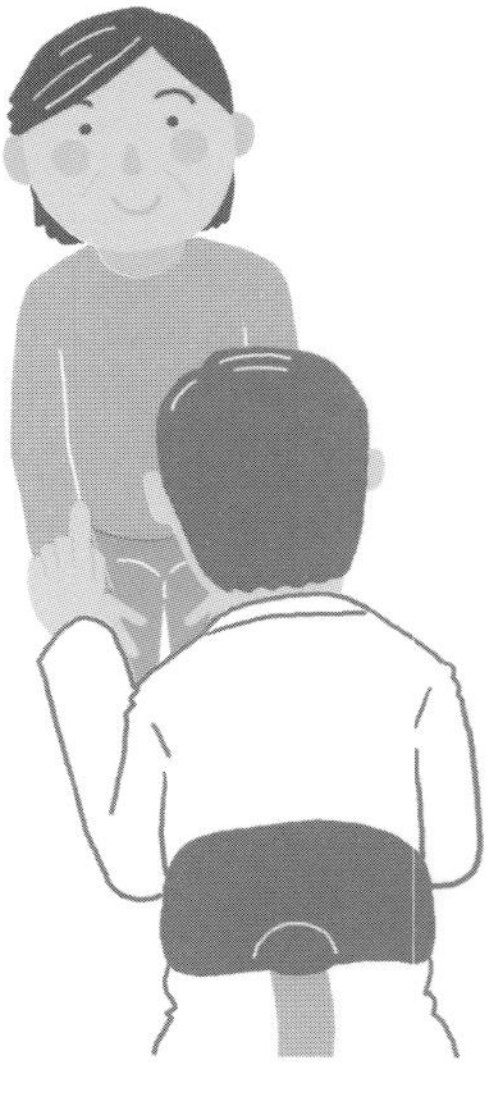

慢性心不全の薬物療法

ステージC 治療が有効な心不全

息切れや動悸、急激な体重増加などが現れ運動耐容能が低下した状態。

HFrEF（ヘフレフ）の薬物療法

HFrEFとは…心臓の収縮機能の低下によって起こる心不全。収縮性心不全ともよばれる。虚血性心疾患や拡張型心筋症などの心筋傷害をおもな病因とする。心エコー検査で通常50～70%の駆出率（EF）が40%以下になると、HFrEFと判断される。EFは、心拍ごとに心臓が放出する血液量（駆出量）を拡張期の左心室の容量で割った比率。

ACE阻害薬もしくはARBと、β遮断薬、MRAを投与する。息切れやむくみなどの症状をとるために、利尿薬を投与する。

●おもな治療薬

ACE阻害薬／ARB	ARNI	β遮断薬	MRA
利尿薬	強心薬	抗不整脈薬	SGLT2阻害薬

特殊な治療として、以下を行うこともある。

❶心室頻拍や心室細動など命に関わる不整脈が出る人には、植え込み型の除細動器（ICD）を植え込む（110ページ）。

❷心臓が拡大し収縮がうまく同期しない場合は、心臓再同期療法（CRT）を行う（110ページ）。

HFmrEF（マイルドリーレデュースド）の薬物療法

HFmrEFとは…HFrEF（収縮性心不全）とHFpEF（拡張性心不全）の中間に位置するカテゴリーの心不全。駆出率（EF）は40～49%。

個々の病態に応じて治療方針を立てる。

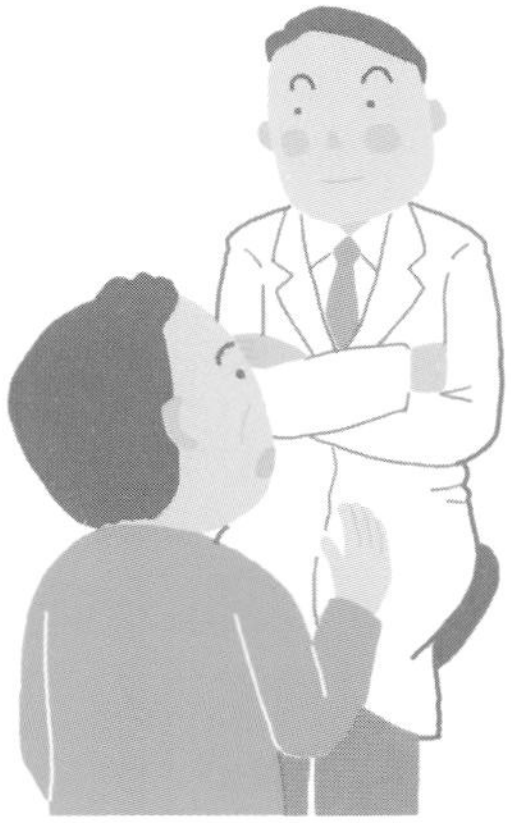

気になる症状について

68歳男性

投薬治療を始めたら、めまいや立ちくらみを感じることが増えました。医師に相談するほうがよいでしょうか。

心不全を発症したら、まずＡＣＥ阻害薬かＡＲＢ、次にβ遮断薬を服用します。むくみなどは利尿薬でとります。

これらのどの薬にも、血圧を下げる効果があります。

それが効き過ぎて、血圧が下がり過ぎると、立ちくらみやふらつきなどの副作用を起こすことがあります。

具体的には最高血圧が80㎜Hgより下がると、めまいや立ちくらみを感じたり、元気がなくなったりすることがあります。そのような場合は、医師に相談するとよいでしょう。

しかし血圧が低くなっていても、そのような不都合な症状がなければ、服用している薬を変える必要はありません。

血圧が低いほうが、心臓にとっては負担が少ないからです。収縮期血圧が１００～90㎜Hgまで下がっても、めまいや立ちくらみなどの症状が出なければ、薬を減らす必要はありません。

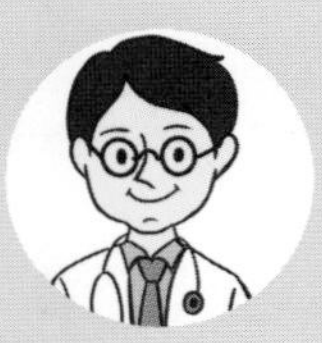

心不全の薬には血圧を下げる働きがあります。日常生活に支障があれば、医師に相談しましょう。

70歳
女性

主人は大いびきをかき、以前、睡眠時無呼吸症候群と診断されました。心臓は大丈夫でしょうか。

睡眠時無呼吸症候群（ＳＡＳ）は睡眠時に何度も呼吸が止まる病気です。いびきは、無呼吸になる前兆症状と考えられています。

近年の研究で、ＳＡＳが循環器病を合併しやすいことが明らかになっています。ＳＡＳになると、慢性心不全や高血圧症になるリスクが健常者の2倍、狭心症や糖尿病になるリスクは2～3倍。脳血管障害のリスクは4倍になるという報告もあります。

なぜ、心臓に負担がかかるのでしょうか。呼吸が止まると、血液中の酸素濃度が下がります。すると、心臓は体中に十分な酸素を供給しようとして、心拍数や血圧を上昇させ、いつも以上に働きを強めます。このような心臓への負担が毎晩、1時間に何回も、何十年も繰り返されるため、心臓のポンプ機能が衰えていくのです。

心不全の患者さんには、チェーンストークス呼吸がよく見られます。無呼吸のあとに呼吸が再開するとき、だんだん大きく速くなったあと、だんだん弱くなっていき、最終的に再び無呼吸に至るという呼吸パターンです。これが就寝時だけでなく日中に出現する人もいます。チェーンストークス呼吸の頻度が高い人は、心不全の予後がよくありません。

睡眠時無呼吸症候群と診断されたら、一度は循環器内科を受診しましょう。

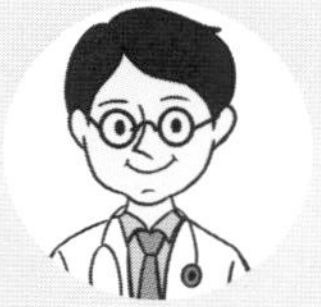

一度、循環器内科を受診し、心臓の検査をしましょう。放っておくと、慢性心不全のリスクが高まります。

薬や生活習慣の改善で止められない心不全には機器による治療も検討する

ペースメーカの植え込み、呼吸補助療法などが選択肢に。

電気的な刺激を与えて拍動を正しいリズムに戻す

薬物療法を続け生活習慣を改善しても悪化が止まらない重度の心不全には、薬物以外の次のような治療法を検討します。

●植え込み型除細動器（ＩＣＤ）

心不全のために致命的な不整脈（心室細動、心室頻拍）が起きたら、ＩＣＤが心臓に自動的に電気ショックを与えたり、繰り返し電気刺激を与えたりして心臓の拍動を正常なリズムに戻します。

●心臓再同期療法（ＣＲＴ）　ペースメーカで心臓に電気刺激を与え、左右の心室が収縮するタイミングのズレ（心室同期障害）を調整します。（１１２ページ）

薬物療法で症状が改善しない人、心臓が同期して収縮しない人などにすすめられます。

ＣＲＴにＩＣＤの機能を加えたＣＲＴ-Ｄを植え込む人もいます。こちらは心室同期障害に加え心室頻拍や心室細動を起こしたことがあり、突然死の危険性がある場合に検討されます。

●運動療法と心臓リハビリテーション　心臓や全身の機能を改善・強化します（１２０ページ）。

●呼吸補助療法　心不全に多く合併する睡眠時無呼吸症候群や、心不全で起こる肺うっ血に対しては、在宅酸素療法や持続陽圧換気療法で治療します。治療には、マスク式の人工呼吸器を用いることもあります。（１１２ページ）

これらの呼吸補助療法は、治療抵抗性のある心不全患者にも検討します。

植え込み型除細動器（ICD）

突然死につながる心室細動を止める除細動器。心臓が正しい拍動のときは作動しない。

処置と目的　ICDから発する電気刺激で、突然死の恐れのある頻脈性不整脈の発生を感知して正常なリズムに戻す。

働き　拍動が速くなる前兆を感知したら、連続した電気刺激で頻脈を抑制。それでも収まらなければ電気ショックを発して拍動を正常なリズムに戻す（除細動）。反対に脈が遅くなったら電気刺激を発して脈を誘発し、自分の脈を補助する。

適応　突然死の危険性の高い心室細動、心室頻拍などのある人。

●ICDを植え込んだイメージ

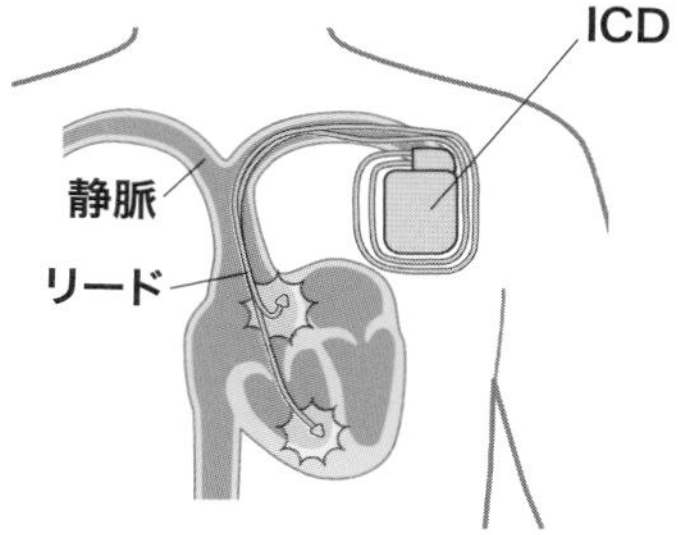

ICDは回路と電池からなり、電気刺激はリードによって伝えられる。

●ペースメーカ

働き　脈が遅くなった心臓に電気刺激を与えて脈を誘発し、自分の脈を補助する。

適応　洞不全症候群や房室ブロックで3秒以上の心停止、めまいや失神の頻発、心不全の危険性のある人に。

●突然死の恐れのある頻脈性不整脈

心室頻拍　心室を発生源として毎分120回以上の拍動を刻む。動悸と心不全の症状が見られる。

心室細動　心室が毎分300回以上震えるようにけいれんし、全身に血を送れなくなる。

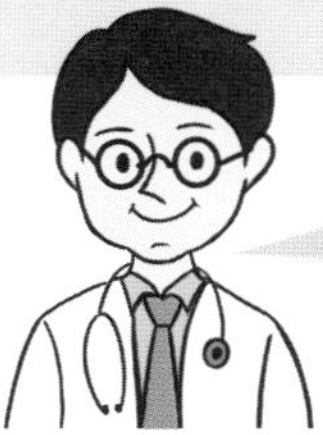

公共施設や大型商業ビルなどでAED（自動体外式除細動器）を見かけますね。ICDは、あのAEDを小型化して体内に植え込むようにした機器です。

●植え込み後の注意点（次ページの心臓再同期療法の場合も同じ）

特定の機器に近づかない	運動を制限する	定期的に受診する	数年後に交換する
電気や磁力の影響を受けやすい機器には近づかない（144ページ）。詳しくは医師に確認する。	医師の指導に従う。体がぶつかる競技や胸の筋肉を使う腕立て伏せや鉄棒などは控える。	機器を調整することもある。胸の痛みやむくみなどがあれば、担当医師を受診すること。	内臓電池の寿命に合わせて本体を交換する。リードを交換・追加することもある。

心臓再同期療法（CRT）

心臓のポンプ機能を取り戻すため、心臓内の電気信号のずれを整える（再同期）。

●CRTを植え込んだイメージ

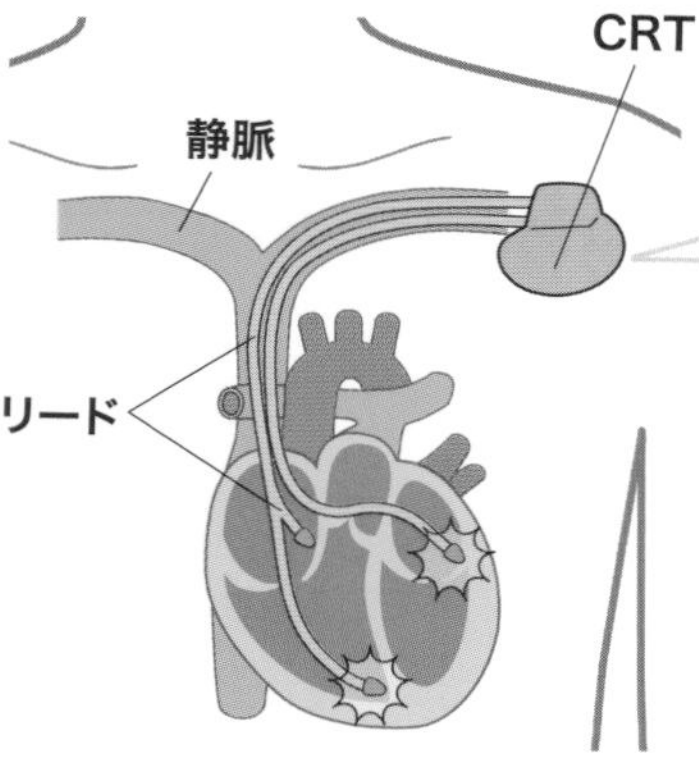

●CRT-P　両心室ペースメーカ。右心房と左右の心室の収縮のタイミングを合わせる。

●CRT-D　両室ペーシング機能付き植え込み型除細動器。CRTにICDの機能を加えたペースメーカ。致死性の不整脈を合併した心不全に用いられる。

処置と目的　ペースメーカから発する電気刺激で、左右の心室の収縮タイミングを合わせる。

CRT-Pの適応　中等度〜重度の心不全（左室駆出率35%以下、薬物治療抵抗性がある）の人、電気信号の異常で左右の心室の収縮がずれる心室同期障害の人、薬物治療で改善しない心不全の人などに。

CRT-Dの適応　CRTの適応に加え、致死性の不整脈を有した人、致死性不整脈による心停止を経験した人、めまいや失神が起こる心室頻拍または心室細動を経験した人などに。

呼吸補助療法（酸素療法）

処置と目的　睡眠時の無呼吸や、労作時（体を動かしたとき）の酸素不足は心臓に負担がかかるため、専用チューブやマスクを鼻に着け自宅や外出先で酸素を吸入して、酸素不足を補う。酸素濃縮器（酸素発生装置）から自宅で酸素を吸入する治療法を「在宅酸素療法」という。

適応　急性増悪の恐れのある心不全の人、心不全による肺うっ血（肺のむくみ）がある人、睡眠時無呼吸症候群の人など。

注意点　装着に慣れるため、自分に合った器具を選び、短時間の装着から始める。

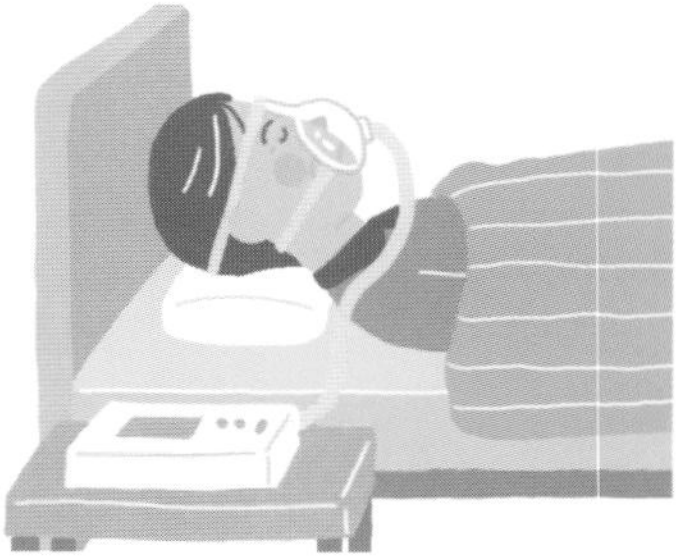

チェーンストークス呼吸には、その周期に合わせて、自動調節が可能な陽圧呼吸療法が有効とされる。

3次予防

高度なカテーテル治療で対応できる心不全も。最後のとりでは心臓移植

体に負担の少ないＴＡＶＩやマイトラクリップは高齢者にも適応。

冠動脈の狭窄や閉塞はＰＣＩで血流再開

心筋梗塞や狭心症などの虚血性心疾患で冠動脈が詰まったり細くなったりしてポンプ機能が低下すると、心不全になります。このような心不全では、狭窄を来たした冠動脈の箇所をカテーテルの先端についた風船で広げる経皮的冠動脈インターベンション（ＰＣＩ、次ページ）や太い血管で前後をつなぐ冠動脈バイパス術などで血流を再開させます。

体に負担の少ないカテーテル手術で心臓弁膜症を治す

大動脈弁の開口部が狭くなり左心室から大動脈への血流が妨害される大動脈弁狭窄症治療には最近、経カテーテル大動脈弁植え込み術（ＴＡＶＩ、１１５ページ）を選ぶ医療機関が増えています。体への負担が少ないので、高齢者の治療にも適応できるためです。

高齢のため外科的な手術が難しい僧帽弁閉鎖不全症の治療には、経皮的僧帽弁形成術（MitraClip：マイトラクリップ、１１５ページ）で僧帽弁における血液の逆流改善を試みます。

心不全や脳梗塞の原因になる心房細動（不整脈）は、アブレーション治療によって根治できるようになりました（１１６ページ）。

重症の心不全には心臓移植を検討します。心臓移植の待機期間中は「つなぎの治療」として補助人工心臓で心臓をサポートします（１１６ページ）。補助人工心臓も小型化し、安定している場合は装着したまま社会復帰できます。

経皮的冠動脈インターベンション（PCI）による治療

動脈硬化で狭くなった血管を広げて、血流を再開させる。

処置と目的　足のつけ根や腕、手首などの血管からカテーテルを冠動脈まで挿入。狭くなった部分でバルーン（風船）を膨らませて血管を広げたら、血管が狭くならないようにステントとよばれる金網の筒を血管の中に置き、血流を再開させる。

適応　虚血性心疾患で心臓に十分な血液が送られなくなった人。

●バルーンで血管を広げステントで血管を補強する

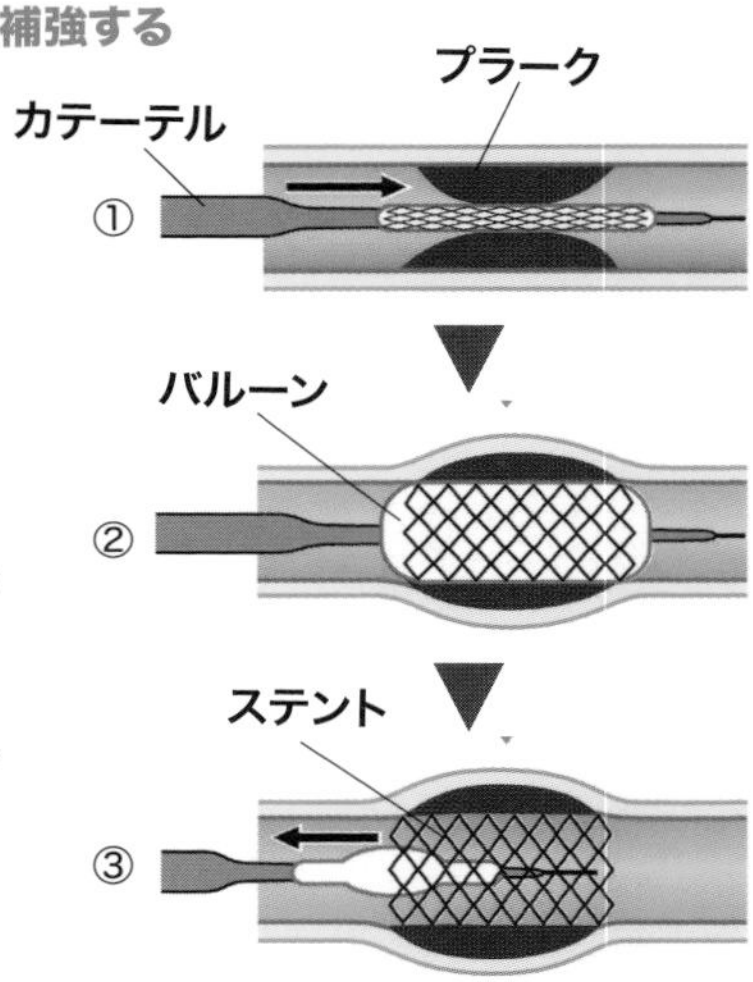

①カテーテルの先端を、狭くなった血管の部位まで移動する。
②バルーンを膨らませる。
③血管が正常な太さまで広がったらバルーンをしぼませてステントを留め置き、カテーテルを引き抜く。

体への負担が小さく、治療時間も入院期間も短いカテーテル治療

カテーテルの挿入口には血液の逆流を防ぐシースを差し込む。PCIなどの治療に使われるカテーテルは直径1～2㎜。

●動脈とカテーテルの比較

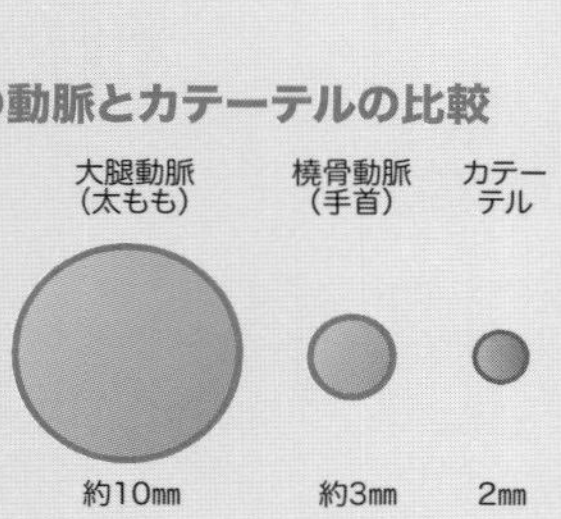

●カテーテルの挿入方法と経路

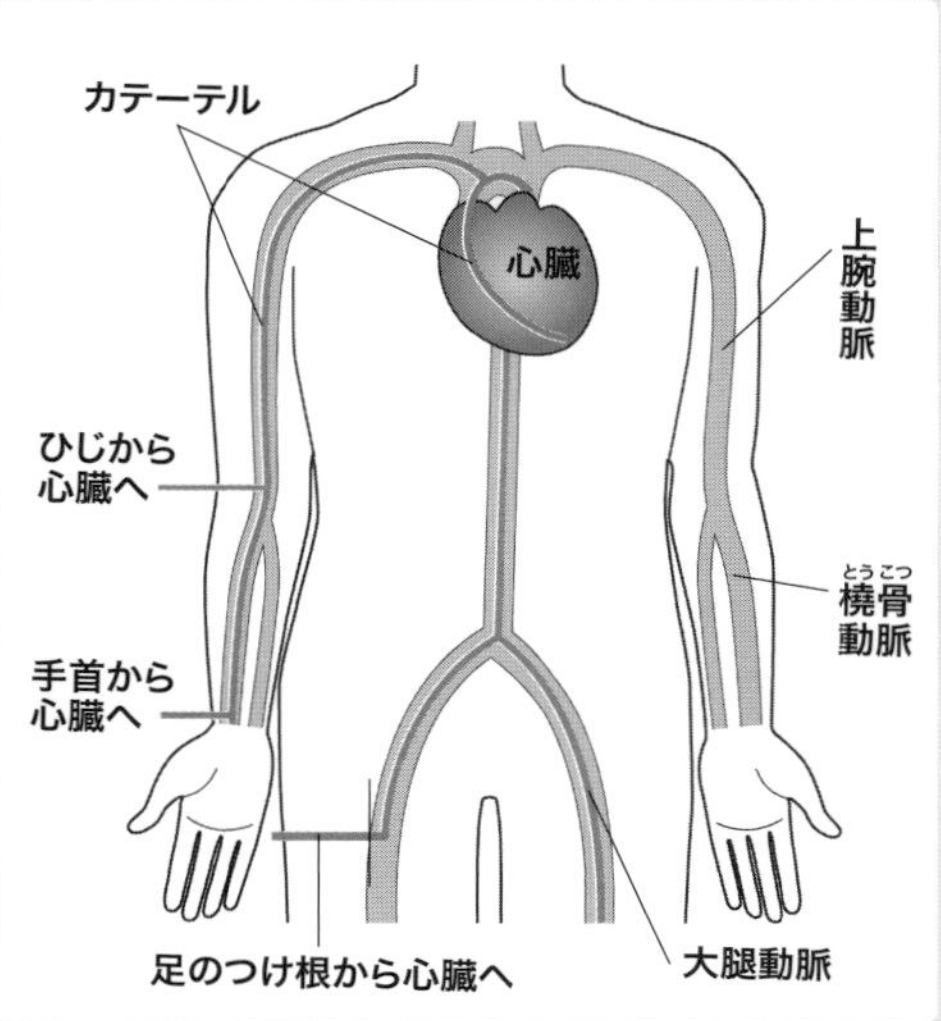

経皮的僧帽弁形成術（MitraClip《マイトラクリップ》）による治療

しっかり閉じない僧帽弁の開口部を狭くして、逆流する血液を減らす。

●僧帽弁閉鎖不全症

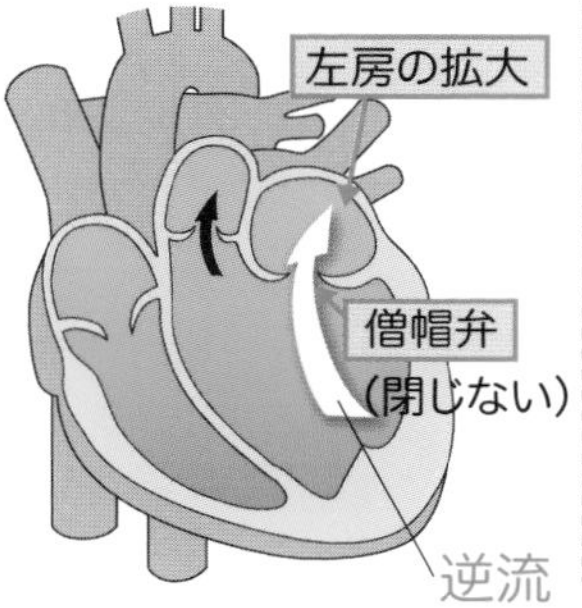

●マイトラクリップの流れ

①向かい合う僧帽弁をクリップ状の器具ではさむ。
②カテーテルを抜く。

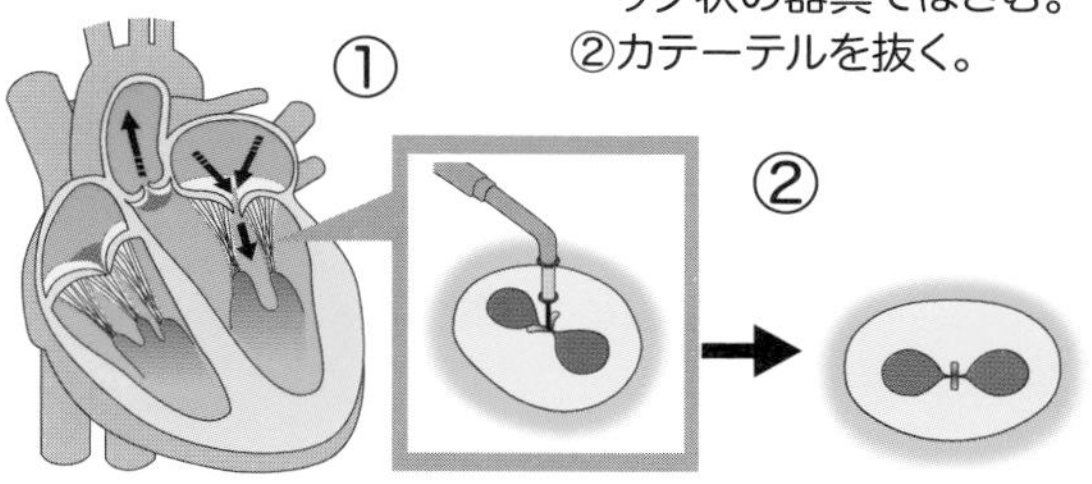

処置と目的　向かい合う僧帽弁の先をクリップ状の器具でつまんで弁の開口部を狭め、逆流する血液を減らす。

適応　僧帽弁閉鎖不全症で外科的治療（手術）に危険性が高い人、非常に高齢な人、心臓手術の既往がある人、心臓の動きが弱い人、免疫不全の人などに。

注意　術後は心臓リハビリで、早くから体を動かし、体力回復と自覚症状の改善に努める。

経カテーテル大動脈弁植え込み術（TAVI）による治療

カテーテルで新しい大動脈弁を植え込み、血の流れをよくする。

●大動脈弁狭窄症

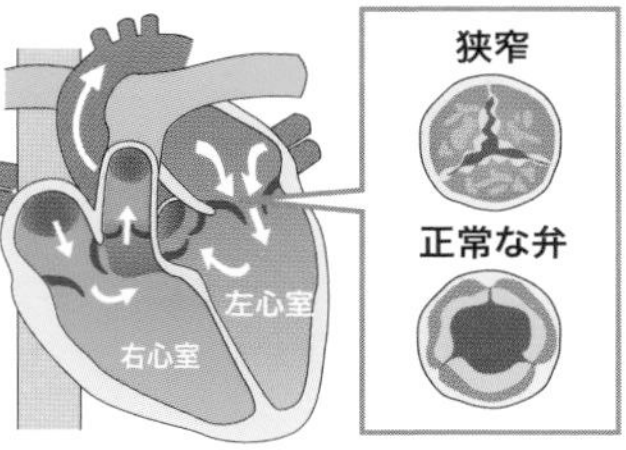

●足のつけ根から入れる場合

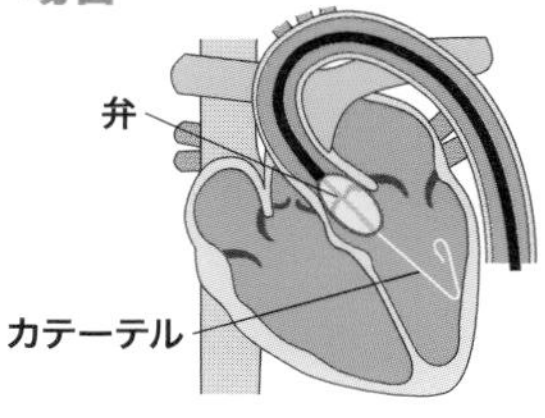

大動脈を通じて人工弁を設置しおえたら、カテーテルを抜く。

処置と目的　大腿動脈か心臓の先からカテーテルを挿入。しっかり開かなくなった（狭窄した）大動脈弁の内側に人工の弁を留置して、大動脈への血流をよくする。

適応　大動脈弁の形が手術に適している人、高齢の人、開胸手術の既往がある人、呼吸器疾患（肺気腫など）を合併している人、頸動脈狭窄を合併している人など。

カテーテルアブレーションによる心房細動治療

異常な電気信号を伝える部位をやけど(焼灼)させ、拍動を正しいリズムに戻す。

処置と目的　カテーテルを左心房まで到達させ、心房細動を起こす異常な部位を見つけたら、その部位をカテーテルの先端から出る電流で焼灼して、拍動を正常なリズムに戻す。冷やした風船(バルーン)で当該部位を冷凍して電気的な流れを止める方法もある。

適応　心房細動の治療に。

予後　発作性心房細動は1回の治療で50〜80%が根治。複数回の治療で根治率は高まる。

●心房細動の治療イメージ

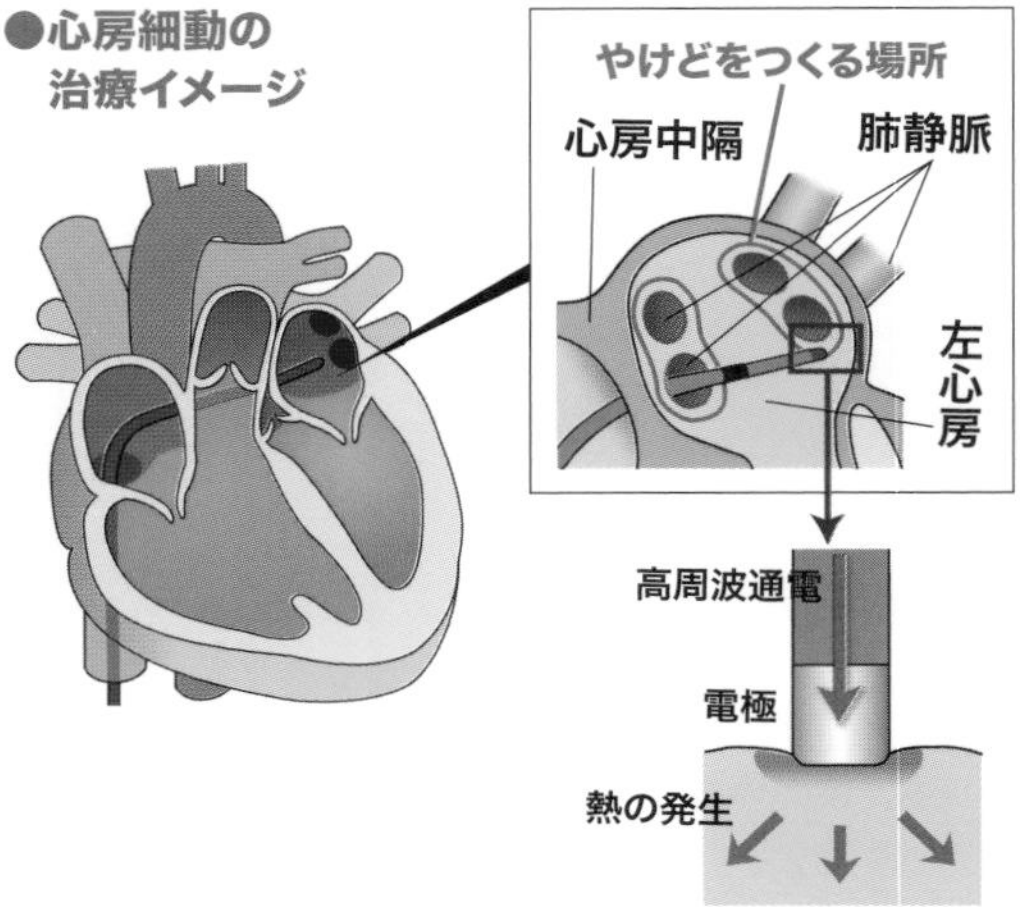

補助人工心臓(VAD)などの補助循環装置

重症心不全からの回復のため、心臓移植までの橋渡しとして利用する。

処置と目的　心臓の代わりに機能する「血液ポンプ」を体内に植え込むか体外に設置。弱った心臓を休ませて、全身への循環を機械が補助し、心臓移植までの「橋渡し」の機器として利用する。

適応　劇症型心筋炎、虚血性心筋症、拡張型心筋症などで重度に心機能が低下した人に。

予後　ある程度、自由に動き回れるが、感染と血栓症に注意が必要。定期的な検査が欠かせない。

●植え込み型補助人工心臓

以前は心臓移植適応と判定された人の利用に限られたが、2021年より適応は拡大された。

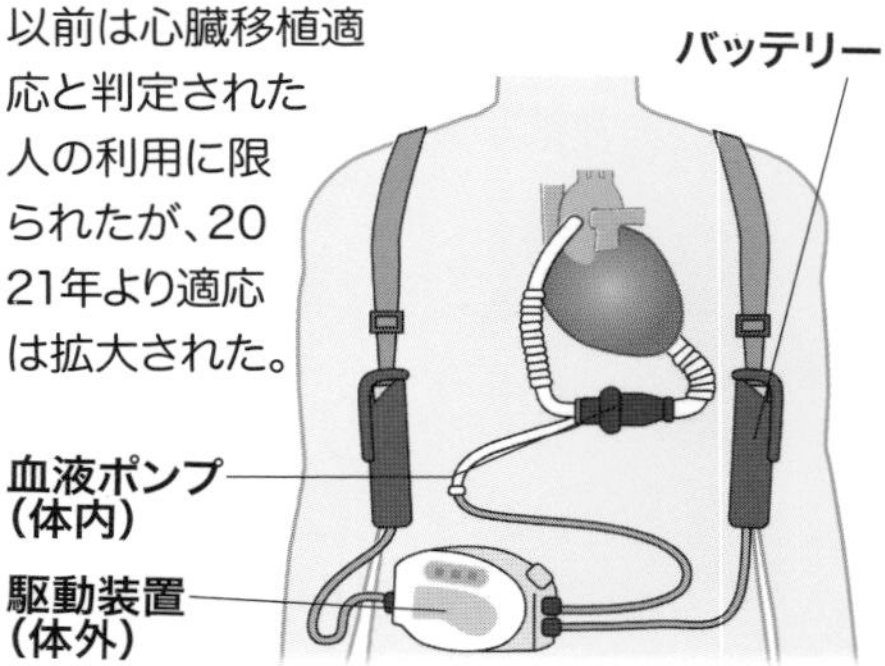

心臓移植までの待機期間は平均で5年以上であり、6年以上のことも増えています。

心不全の予防と克服を目指す 注目の最新治療薬とその働き

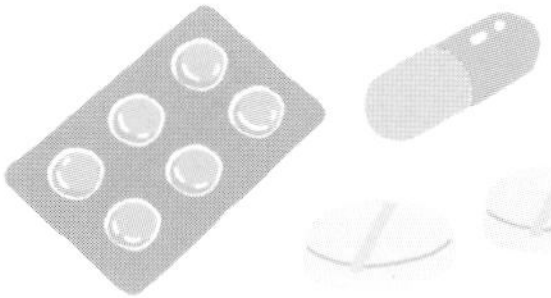

●SGLT2阻害薬　心不全の新しい治療薬として、すでに臨床に広く使用されています。糖尿病の治療薬として承認されている本剤を左室駆出率（LVEF）が低下した慢性心不全（HFrEF：107ページ）患者4744人に投与した試験で、心血管死亡者や、心不全が悪化して入院や予定外の受診をした人が、プラセボ（偽薬）を投与された人より26％低くなったと報告されています。HFpEFについても有効性が証明されました。

●イバブラジン（商品名コララン）

2019年11月に発売された、血圧に影響を与えず心拍数だけを低下させる新しいタイプの薬です。

日本人の重症心不全患者の多くを占める拡張型心筋症患者は低血圧になりやすいため、これまでβ遮断薬などによる心拍数の低下は難しい場合がありました。本剤は、そのような患者への投薬効果が期待されています。

●アンジオテンシン受容体・ネプリライシン阻害薬（ARNI）（商品名エンレスト）　心臓や腎臓などの臓器障害に対する保護作用が特長です。

息切れやふらつきなどの症状が改善せず、入退院を繰り返す慢性心不全患者の予後の改善と再入院の抑制、QOLの向上などが期待できます。「ACE阻害薬よりも有効である」という試験結果が報告されています。

欧米ではすでに心不全の標準治療の一つになり、日本でも2020年に承認されました。

●ベルイシグアト（商品名ベリキューボ）　可溶性グアニル酸シクラーゼ（sGC）を刺激する新しいタイプの薬剤です。

心不全患者は一酸化窒素を利用する能力に障害が起こり、sGCが刺激されなくなるため、急性増悪や血管障害が起こりやすくなります。このsGCを刺激して、心臓の機能を回復させる薬です。

●オメカムティブ・メカルビル

心筋ミオシン活性化薬とよばれる、心臓の収縮機能を改善する治療薬です。

これまでの強心薬と異なり、心臓への負荷や毒性が少ないという特長が注目されています。

カテーテル治療について

78歳 男性

カテーテルを血管に通して行う手術は痛くないのですか？

カテーテルを用いた治療自体に、痛みはありません。

痛みを感じるのは、カテーテルを送る「シース」という器具を最初に皮膚に刺すときだけです。注射針を血管に刺す、あのチクッという痛みです。

最初にシースを入れる際には、痛み止めに局所麻酔を注射してからカテーテルを挿入します。

血管の中をカテーテルが移動しても、痛みは感じません。

近年よく行われるようになったTAVI（経カテーテル大動脈弁植え込み術、115ページ）や僧帽弁閉鎖不全症を治療するマイトラクリップ（MitraCrip、115ページ）などで心臓の構造に手を加える治療では、より正確なカテーテル操作を実現するために、心臓の様子を食道から超音波（エコー）で確かめながら行います。

これは、太い管を口から食道に入れて行いますが、胃カメラを飲み込み続けているような苦しさを伴うので、静脈麻酔で眠っている間に進められます。

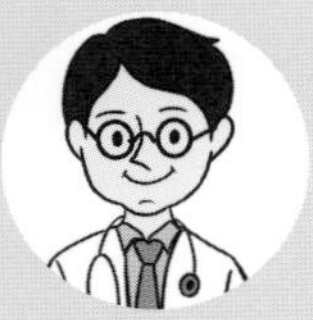

カテーテル治療自体で、体内の痛みを感じることはありません。TAVIやマイトラクリップは麻酔をかけて行います。

50歳 女性

85歳の母にTAVIの治療をすすめられています。子どもとしては、体力がもつか心配なのですが。

担当の医師が85歳のご母堂にTAVIを提案しているのは、カテーテルを用いた心臓病治療が体力が衰えた高齢者にも耐えられる治療法だからです。

カテーテル治療の技術が進歩したことで、心不全の治療はここ20年で大きく変わり、それに伴って患者さんの体にかかる負担も大きく軽減されました。

たとえば、胸を切り開いて行う心臓の外科手術では、術中に亡くなる人が3～5％います。それに対して、カテーテルによる弁膜症治療の死亡率は2％程度と報告されています。

最近の外科手術は、術後に早く動けるようになることが多いとはいえ、数日は寝たきりで安静を保つ必要があります。

しかし、カテーテル治療では、経過がよければその翌日から「歩いてください」と指示され、術後1～2週間で退院が可能となります。

この結果、ベッドで寝たきりとなったり、認知症が増悪したり、フレイル（加齢により心身が老い衰えた状態）が増悪したりするリスクを下げることができています。

カテーテル治療は、体力が落ちている方も十分検討できる治療法です。

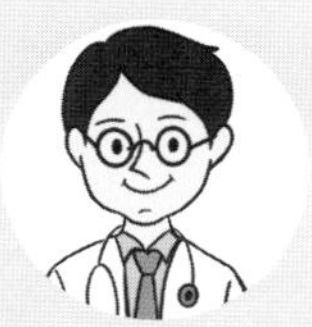

TAVIは体への負担が少ない治療法です。翌日には歩行を、1～2週間で帰宅できます。

3次予防

生活習慣の改善＋運動療法の心臓リハビリで再発を予防する

心臓リハビリは、運動療法と生活指導で予後を良くします。

心臓リハビリ実施で死亡率が25％低下

心不全で入院したあとは薬物・非薬物療法に加え、心臓リハビリテーション（心臓リハビリ）で心臓病を治療します。生活習慣の改善と運動療法を軸に、再発の予防、生活の質の向上、予後の改善を目指す包括的な治療です。

心臓リハビリには大きな効果が期待できます。たとえば、心筋梗塞のあとに心臓リハビリを実施すると、実施しなかった場合に比べて死亡率が25％ほど低下したという報告があります。これは、ＡＣＥ阻害薬やβ遮断薬の効果に匹敵する数字です。生活習慣の改善とともに行った運動療法には、動脈硬化の予防と解消、運動能力の向上、息切れの消退などさまざまな効果があることもわかっています。

生活習慣の改善とともに運動療法を継続する

心臓リハビリは急性期、回復期、維持期のそれぞれの状態に合わせたプログラムで進めます。具体的には医師・理学療法士からは患者に合った運動療法の処方箋を、看護師・薬剤師・栄養士からは生活指導と支援を受けるというチーム医療で進められます。

退院後の心臓リハビリには、かかりつけ医と循環器科の医師の緊密な連携も欠かせません。

心不全の再発を予防し悪化を食い止めるには、このように、患者自身が生活習慣を改善し、心臓リハビリというチーム医療でサポートするという取り組みが一般化しつつあります。

心臓リハビリテーションの流れ

主軸となる運動療法を退院後も続けることが、再発の予防につながる。

急性期 → 回復期 → 維持期

心不全を発症して入院

↓ 治療

心臓リハビリテーション

1 生活習慣の改善
- 禁煙
- 食事療法
- 睡眠
- ストレス解消

2 運動療法

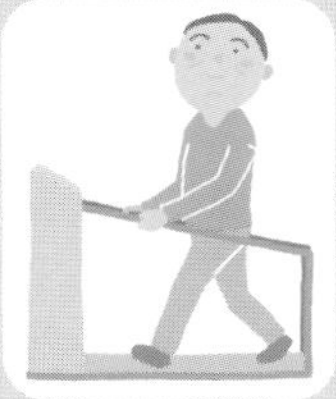

3 薬の内服

4 リハビリ指導やカウンセリング

期待できる効果

血糖値の低下	コレステロール値の低下	血圧の低下	動脈硬化を改善	運動能力の向上	運動中の心機能が改善
自律神経のバランス改善	息切れの消退	免疫能の改善	再入院率の低下	予後の改善	治療費の削減

↓

心不全の再発を防ぐ

↓

快適で質の高い生活の実現

家庭復帰　社会復帰　職場復帰

「日常生活への復帰」を目標に急性期の心臓リハビリを始める

「体を起こす」から「歩く」までの動作を自力で行います。

心臓リハビリは発症後なるべく早く始める

急性心不全で緊急入院した直後は、不整脈や肺水腫などの合併症を発症する恐れがあります。これらの発症の恐れがなくなったら、急性期の心臓リハビリを始めます。

急性期の心臓リハビリは1～2週間をめどに、一般病棟に移ってからはなるべく早く始めますが、ときにはＩＣＵやＣＣＵのベッドで治療しているときから、始めることがあります。

心臓リハビリは弱っている心臓にストレスをかける恐れがありますが、医師、看護師、理学療法士などが脇に立ち、心電図などを取りながら注意して行うため、心配はありません。

急性期の目標は「日常生活への復帰」

急性期の心臓リハビリは、日常生活への復帰を第一の目標とします。「日常生活への復帰」とは運動や食事、排泄といった身の回りのことを自力でできるようになること。そのためにまず「体を起こす」「座る」「立つ」「歩く」などの動作を自力で行い、洗顔や排泄を一人でできるようになることを目標にします。

それらが達成できたら、エルゴメーターなどを用いた運動に移行し、場合によっては運動負荷試験で適切な運動負荷量を確認します。患者さんの状態やデータの結果から適度な運動療法（運動の種類・頻度・強度・持続時間）のメニューを提案します。

心臓リハビリの時期的区分

症状が安定してきたら一般病棟に移り、回復期のリハビリを始める。

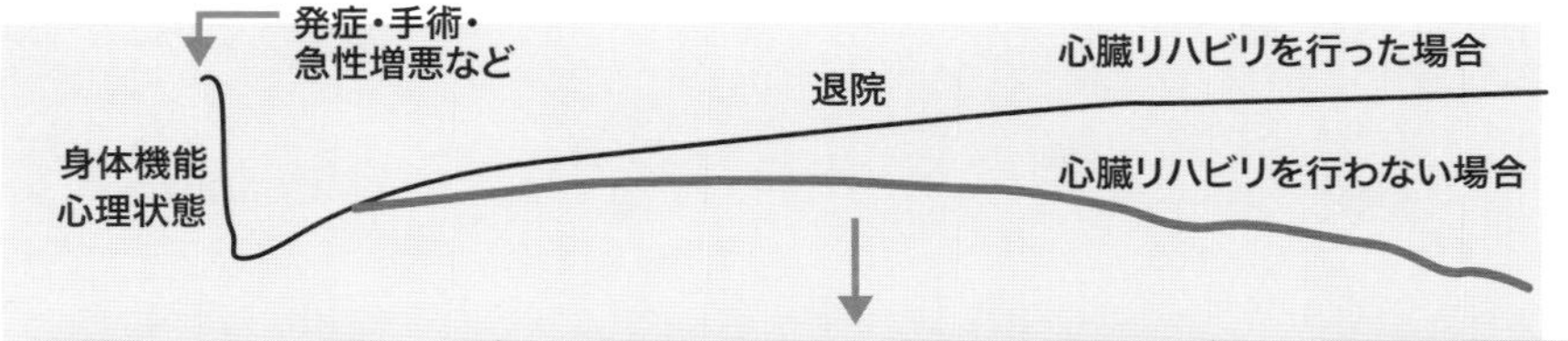

時期	急性期	前期回復期	後期回復期	維持期
期間	1～2 週間	2～3 カ月		生涯ずっと
場所	ICU／CCU（病院）	循環器病棟（病院）	通院する病院／自宅	地域の施設／自宅
目的	日常生活への復帰	社会生活への復帰	社会生活へ復帰 新しい生活習慣	快適な生活 再発予防

急性期の心臓リハビリの流れ（一部）

つねに看護師や理学療法士の立ち合いのもとで行われる。

❶ 体を起こす

ベッドを起こし、角度をつける

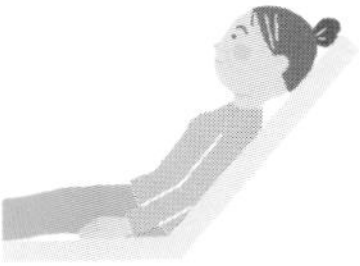

自力で体を起こす

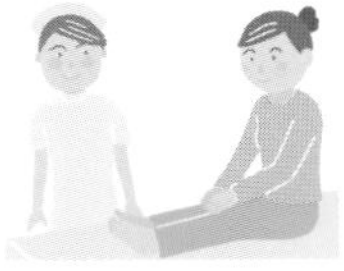

❷ 座る、立つ

ベッドの端に座る

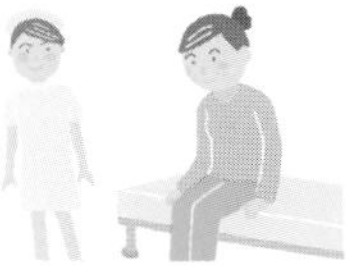

ベッドから降り、立ち上がる

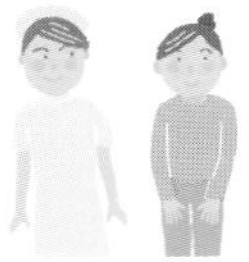

❸ 歩く

歩く距離を少しずつ増やす

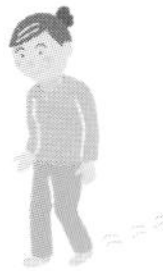

トイレや洗顔などを自力で行う

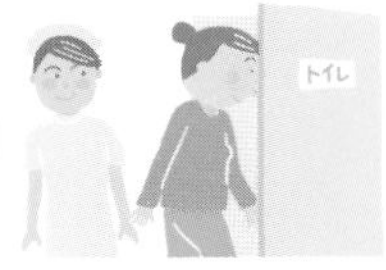

❹ 運動療法

エルゴメーターでのリハビリ

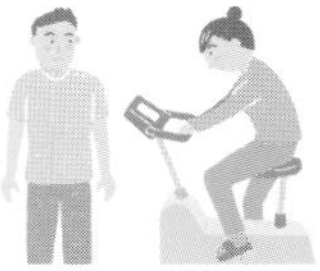

歩数の目標（目安）は術後4～5日で100～1500歩。6～9日で2000～3000歩です。

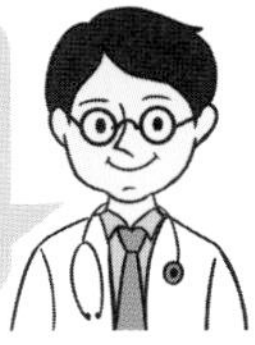

3次予防

回復期の心臓リハビリで社会生活に必要な運動能力回復を目指す

通院・自宅で行う後期の心臓リハビリが予後の改善に大きく貢献します。

社会生活に復帰し新しい生活習慣に慣れる

回復期の心臓リハビリは、ＩＣＵやＣＣＵから一般病棟へ移ったあとに始めます。回復期の目標は「社会生活への復帰」と、禁煙や食生活の改善を取り入れた「新しい生活習慣に慣れること」。機能が低下した心臓に負担をかけない形で、社会生活に必要な運動能力の回復を目指します。

回復期は入院中の前期と、退院後の後期に分けられます。

退院後のリハビリ継続が予後の改善に貢献

運動療法は、運動負荷試験の結果などをもとに決められた、負担のない強度で進められます。

具体的には歩行、トレッドミル、エルゴメーターなどのような有酸素運動やレジスタンストレーニング（筋トレ）を、心電図や血圧をチェックしながら進めます。退院前には食事、薬の服用、日常生活の注意点などの指導も受けます。

通院や自宅で進められる後期のリハビリは、とても重要です。心不全の再発防止や予後の改善は、退院後の心臓リハビリの継続で得られる成果だからです。

健康保険で外来の心臓リハビリが１５０日間カバーされるため、通院先の病院・施設で運動処方に従った運動療法を積極的に続けましょう。

通院リハビリを実施していない病院を退院した人は、外来の心臓リハビリを受け付けている医療機関を探し、そちらで心臓リハビリを継続しましょう。

回復期の心臓リハビリのメニュー

疑問や不安を医療者に積極的に質問し、在宅リハビリに備えるとよい。

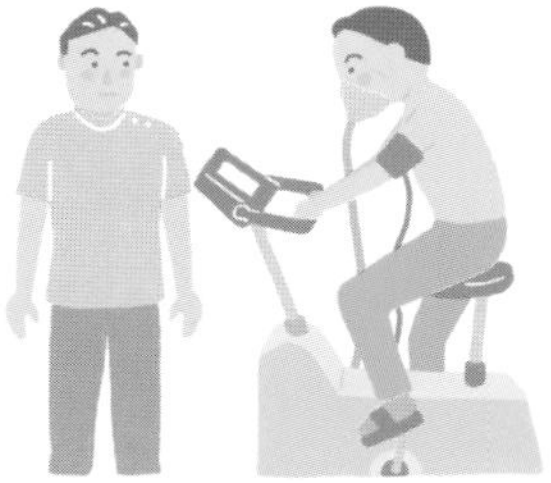

● 心肺運動負荷検査
運動中の酸素摂取量を測定。持久力と有酸素運動の限度を確認できる。CPXとよぶ。

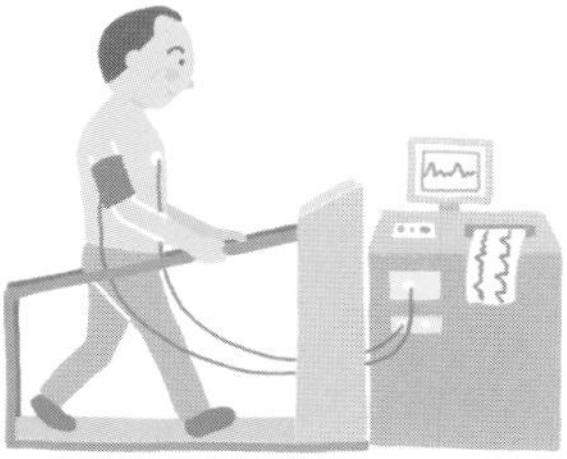

●トレッドミル
歩きながら心電図と血圧の測定ができる。CPXでも使われる。

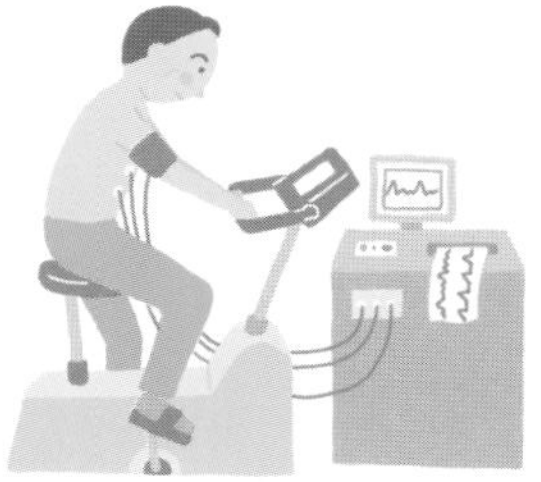

●エルゴメーター
ペダルをこぎながら心電図と血圧を測定できる。CPXでも使われる。

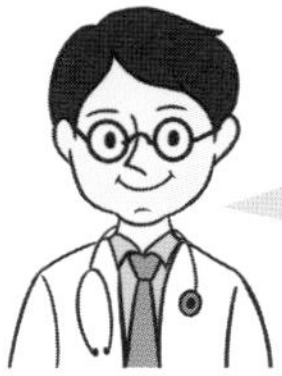

CPXでは、その人の有酸素運動から無酸素運動に切り替わる運動強度および心拍数がわかります。最大心拍数の70%程度が、心臓リハビリにおすすめの運動強度になります。医師はこの数値を参考に心臓リハビリに適切な運動の種類、運動量、時間、頻度を決めます。

運動強度を心拍数で確かめるには

運動が運動処方箋どおりの心拍数になっているかを調べるには、次のように脈を数えて確かめる。

●1分間の心拍数の求め方
①右のように手首に指を当て、10秒間の脈を測る。
②6倍して、1分間の心拍数を求める。
例）10秒間に14回の脈を打っていたら
14×6＝84（回）…1分間の心拍数

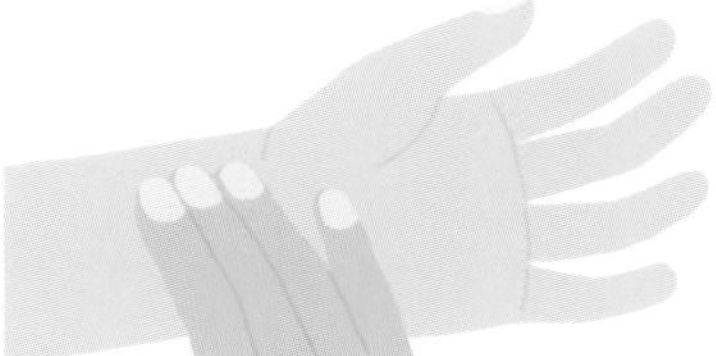

人さし指の真下の手首を3本の指でさわり、中指で脈をとる。

脈がうまくとれない場合は、心拍数が測れる腕時計などを利用してもよい。

●**外来を受け付ける心臓リハビリ施設**　下記サイトで、全国に約1300ある施設から検索できる。
NPO法人日本心臓リハビリテーション学会　https://www.jacr.jp/

運動療法を軸にした維持期の心臓リハビリ継続で心不全の再発を予防

まず、維持期の運動療法を始められる施設を探しましょう。

有酸素運動とレジスタンス運動

維持期の心臓リハビリテーションは、運動療法を軸に食事療法や禁煙を続け、心不全の再発を予防しながら快適な生活を送ることを目標として行います。まずは、維持期の運動療法を始められる、地域のスポーツ施設や外来リハビリテーション施設を探しましょう（下の「トピックス」を参照）。

維持期の運動療法は、有酸素運動とレジスタンス運動を中心に進めます。

有酸素運動とは、酸素を十分に取り込みながら継続して行える運動です。心臓への負担が少なく、動脈硬化を促す生活習慣病の改善にも効果がある、心臓疾患の患者さんに最適な運動です。

レジスタンス運動とは、筋肉に抵抗を加える筋肉トレーニングです。加齢や病気などで生じる筋肉量と筋力の低下を改善するために行います。心不全を発症した人が寝たきりになるリスクを減らすための運動です。

トピックス

維持期に通える心臓リハビリ施設を探すには

維持期の心臓リハビリ施設を探すなら、NPO法人ジャパンハートクラブ「メディックスクラブ」のホームページ(https://www.npo-jhc.org/medex_club/)を見てみましょう。北は宮城県から南は熊本県まで全国17の地域で既存の医療機関を利用したスポーツクラブを運営し、心臓リハビリテーション指導士が中心となって運動療法を中心とした心臓リハビリを案内しています。

フィットネスクラブなどで適切なコースを探すなら、「運動処方箋に従って指導できるスタッフがいるか」「提携する医療機関があるか」などを確認してから判断しましょう。

通院による維持期の心臓リハビリの流れ

通院によるリハビリと同時に、在宅でのリハビリも継続したい。

メディカルチェック

着替えたあと、測定した血圧と脈拍数、当日の体調をスタッフが確認する。

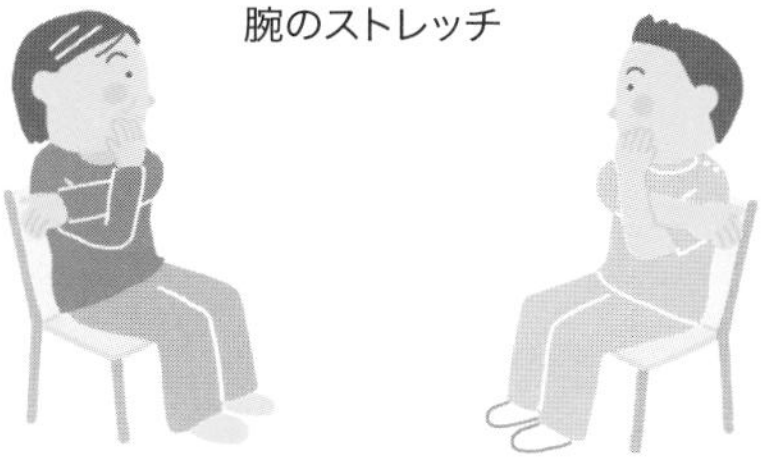

腕のストレッチ

準備体操［5〜10分］

呼吸筋ストレッチ体操と腕のストレッチを行う。

有酸素運動［20分前後×1〜2セット］

エルゴメーターでは、運動中の心拍数が医師が設定した目標心拍数に近づくように、ペダルの重さと強度を調整する。

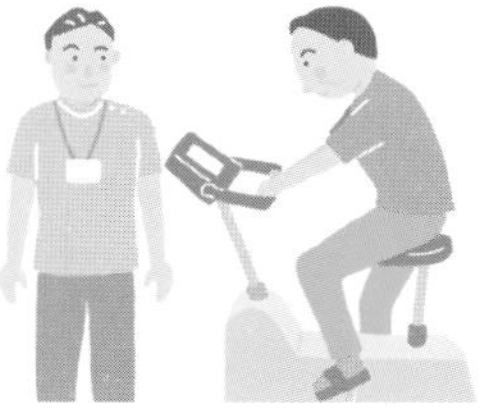

自転車こぎ（エルゴメーター）を採用している施設が多い。

レジスタンス運動［10〜20分］

いわゆる「筋トレ」。上腕や太ももに筋肉をつけ、心臓に対する運動時の負担を軽減するために行う。状態によっては対象にならない場合もある。

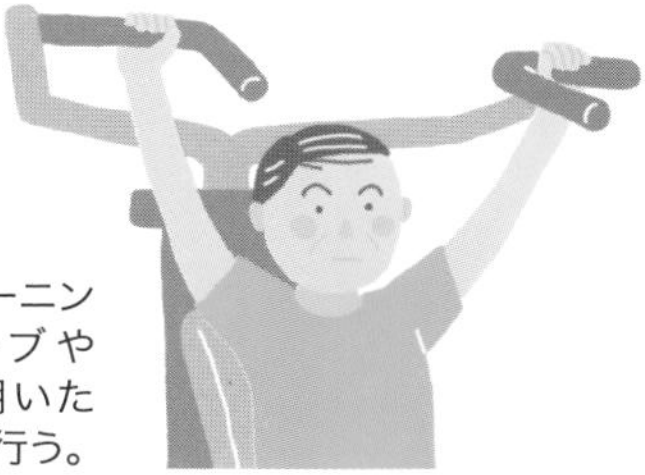

マシントレーニング、チューブやボールを用いた運動などを行う。

整理体操［5〜10分］

翌日に疲れを残さないためにストレッチで筋肉の緊張をほぐし、リラックスして呼吸を整える。

メディカルチェック

血圧と心拍数をチェックして、体に異常がないことを確かめる。

心臓リハビリテーションと健康保険

心臓リハビリに健康保険が適応される心疾患　①急性心筋梗塞、②狭心症、③開心術後、④慢性心不全、⑤大血管疾患（大動脈瘤・大動脈解離など）、⑥末梢動脈閉塞性疾患、⑦経カテーテル大動脈弁植え込み術（TAVI）

保険適応期間　リハビリ開始から150日間。150日以後も効果が望めると考えられるケースでは月13単位までであれば150日を超えて継続できることがある。

負担額（目安）　1単位＝20分間で、1回3単位を基本とする。20分（1単位）なら約2000円。60分実施した場合の負担額は、3割負担なら約1800円、1割負担なら約600円。

（2019年5月現在）

自己管理

急性増悪を防ぎ心臓の負担を軽くする生活のポイント18

服薬、体重・血圧・脈拍の計測など、積極的な自己管理を続けます。

心不全を引き起こした生活習慣のさらなる改善

急性心不全の入院での治療が終わり、退院できたからといって油断はできません。病院での治療は、命に直結する状態をさしあたり回避しただけ。目の前のピンチを脱したにすぎないからです。

心不全を発症しステージCに突入したら、心不全の再発を防ぎ、その進行を少しでも食い止め、自分の心不全を難治性のものに進行させないことが目標になります。

そのためにはまず、心不全を引き起こした生活習慣の改善が欠かせません。動脈硬化が原因で虚血性心疾患を発症したのなら、脂質異常症や高血圧、肥満を改善するために禁煙を徹底し、暴飲暴食を控え、運動不足を解消します。

積極的な自己管理と日常生活の見直し

そのうえで心不全の再発（急性増悪）リスクを下げるために、まず「薬を欠かさずに飲む」「体重・血圧・脈拍を毎日測る」といった積極的な自己管理がなにより大切になります。

また、心不全を悪化させやすい「カゼやインフルエンザ」や「水分の摂り過ぎ」に注意するといった日常生活の見直しも欠かせません。

次ページからお話しする小さなケアを毎日積み重ね、心不全の再発を予防しましょう。そのためには、ご本人はもちろんご家族にも急性増悪予防の重要性をご理解いただき、本人を支える態勢をつくってほしいものです。

心臓の負担を軽くする自己管理のポイント18

再発予防には、新しい生活習慣を身につけることが求められる。

1 薬を忘れずに飲む

2 水分の摂り過ぎに注意する

3 感染症を徹底的に予防する

4 暴飲暴食をやめ禁煙する

5 血圧・体重・体調を記録する

6 心理的ストレスに注意する

7 栄養不足や塩分過多に注意する

8 いきまない排便を心がける

9 適度に動いて活動量を増やす

10 社会参加で活動能力を維持する

11 庭仕事は時間帯を選び姿勢も意識

12 冬は寒暖差に注意する

13 心臓に配慮して入浴する

14 質のよい睡眠を十分にとる

15 歯磨きで心疾患を予防する

16 心臓に無理のない性行為を心がける

17 「元どおりに働くこと」を考えない

18 旅先でも急性増悪のリスクを忘れない

詳しくは、次のページから解説します。

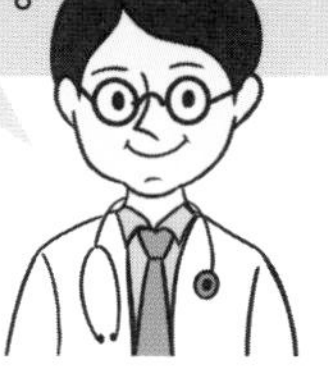

ポイント❶　薬を忘れずに飲む

薬の服用は、急性増悪の発症予防と健康維持に欠かせない。

　薬物療法は、再発予防の要です。薬を入れるポケットがついたカレンダーや、薬を1回分ずつ分けて入れるピルケースなどを利用して飲み忘れ防止に努めましょう。飲み忘れが多い人は「飲み忘れた場合にどうすればよいか」を、事前に医師か薬剤師に聞いておくとよいでしょう。

　狭心症の発作時に飲む即効性の硝酸薬などは、いつでもどこでも服用できるよう、かばんの中、寝室、リビング、職場の引き出しの中に置いておいたり、専用のネックレスに入れて身につけたりしておくとよいでしょう。

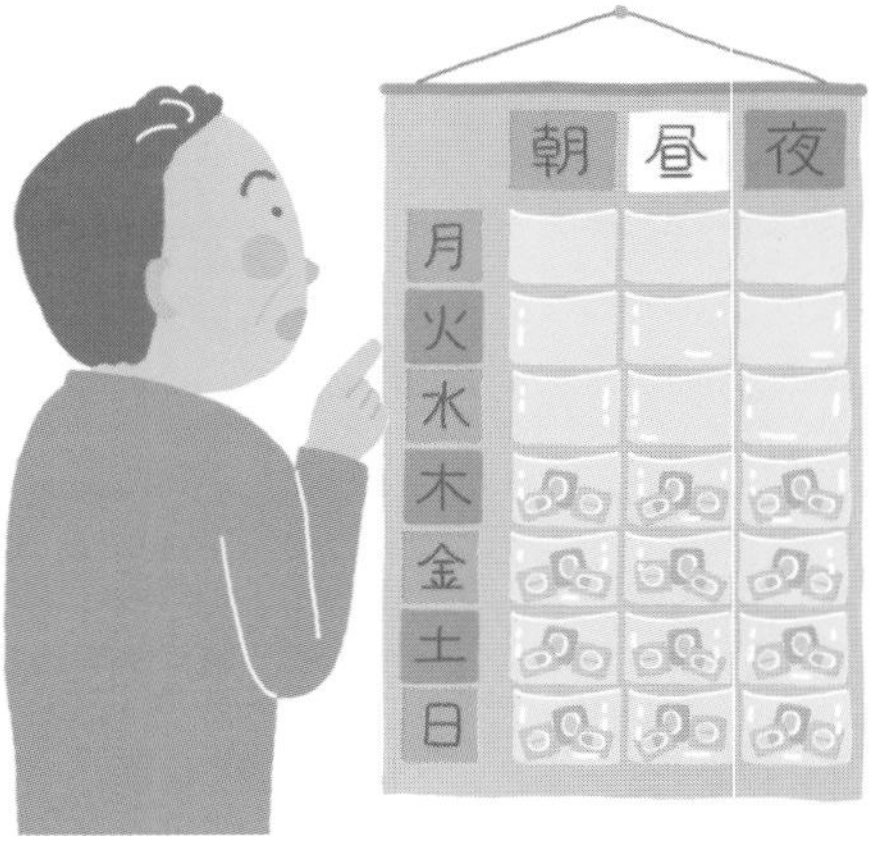

薬は、少し多めに出してもらうとよいでしょう。本人や医師・病院の都合で、次の受診日がズレる可能性もあるからです。

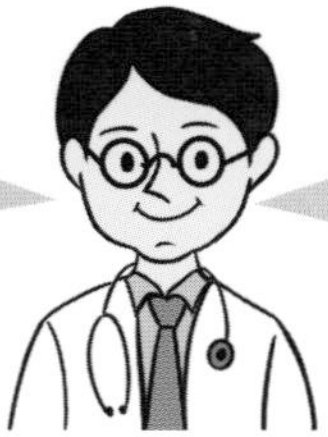

家族と同居しているなら、服薬の時間に、飲み忘れ防止の言葉かけをお願いしておきましょう。高齢者の場合は、特に重要です。

薬の情報はお薬手帳で一元管理する

　服用する薬の情報はお薬手帳などのノートに整理しておくとよい。薬局で購入時に渡される薬の情報を記したシール・紙片を貼るだけで、薬の名前・量・飲み方・効用・副作用などが確認できる。

　お薬手帳は、つねに携帯したい。出先での事故や治療の際にも役立つからだ。

●お薬手帳に紙片やシールを貼る

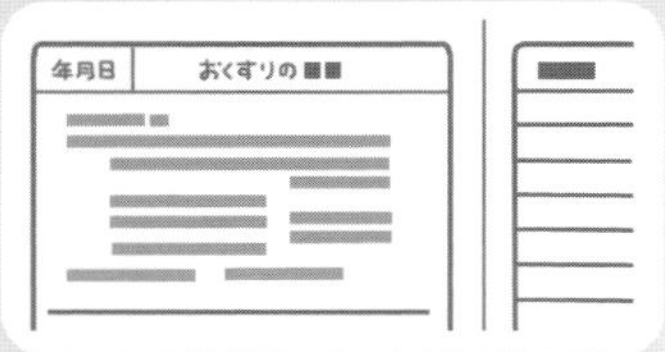

お薬手帳は薬局で入手できる（無料）。二次元コードを読み取って管理するスマートフォンのアプリもある。

●アプリを利用する

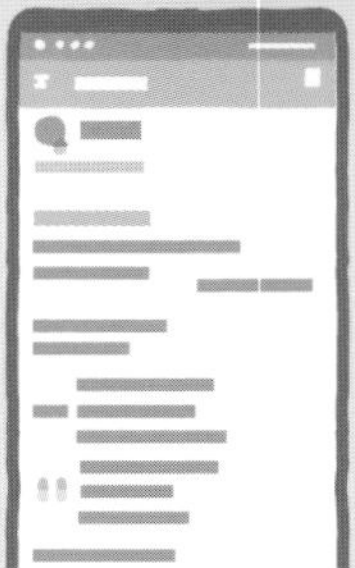

ポイント❷　水分の摂り過ぎに注意する

水分を摂り過ぎると、肺に血液がうっ滞し心不全症状が出やすくなる。

まずは、自分に水分制限が必要かどうかを、医師にお尋ねください。

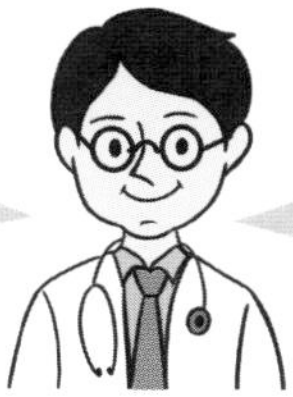

水分制限の量は心不全の重症度や年齢、体格などに加え、夏と冬や、汗のかき具合でも異なります。

心不全を発症した人で腎機能が低下していたり、重症の心不全だったり、心不全の管理が難しかったりする場合は、水分の摂り過ぎにより注意が必要です（軽度の心不全や、管理が十分にできる心不全には必須ではありません）。医師の指示の下で1日に飲んでよい水分量を決め、それを守った生活を続けます。

心不全では心臓のポンプ機能が低下しているため、血液量が少し増えただけで心臓に負担がかかりやすくなります。水分の摂り過ぎは血液量を増やし、急性増悪を引き起こす可能性があるからです。

●制限量を守って水を飲む工夫

飲んでよい水分を毎日ペットボトルに入れておき、その水を飲む。

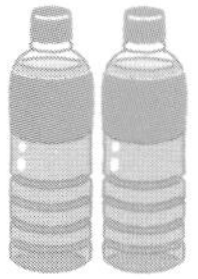

例：
2本で
1000mℓ。

水を飲む容器を決め、その容器で1日に何杯飲めるかを知っておく。

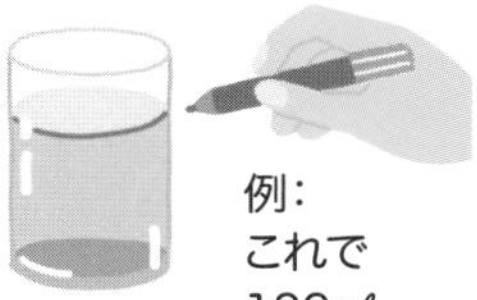

例：
これで
100mℓ。

注意　下の水分も「1日に飲んでよい水分量」として数える

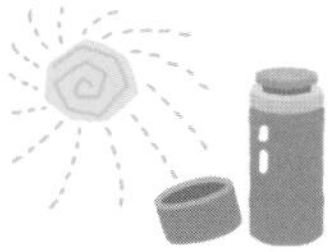

熱中症予防のための水分

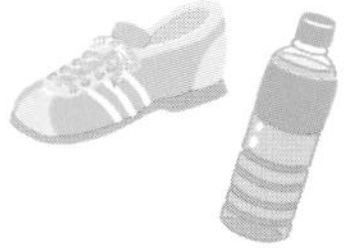

スポーツの前後の水分

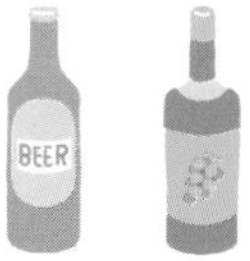

アルコールの水分

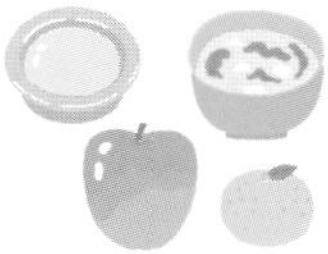

食品や果物に含まれる水分

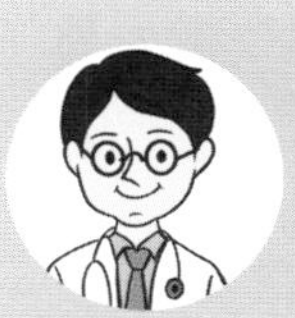

利尿剤を飲むと、のどが渇きます。しかし、これは、治療の一環であることを理解しておきましょう。
のどが渇くときは、小さな氷を口にほおばると渇きが癒やされ、最低限の水分を補うことができます。

ポイント❸　感染症を徹底的に予防する

手洗いやうがいなどの徹底で、まずカゼ予防を心がける。

感染症は、心不全の急性増悪を引き起こす大きな原因の一つです。

心不全を発症したら、まずカゼをひかないようにいつも注意しましょう。手洗いや外出時のマスクの着用などで、予防を徹底させるのです。新型コロナウイルス、インフルエンザや肺炎（肺炎球菌）にも同様の注意が必要です。インフルエンザや肺炎のような、ワクチンがある感染症は、心不全を悪化させないために予防接種を受けましょう。

カゼで37℃の微熱が出るだけでも、心不全を発症した心臓には負担になります。

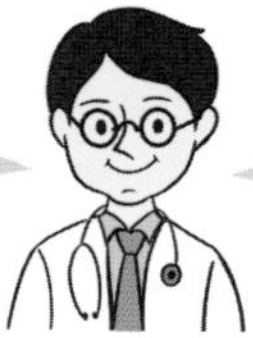

60代以上の世代は感染症が特に重症化しやすいので、決して油断してはいけません。

感染症を予防するポイント

● 手洗いをする
- 腕時計や指輪を外して洗う。
- 手の甲、指先、ツメの間、指の間、親指、手のひら、手首を丁寧に洗う。
- 水分を清潔なタオルで拭きとる。

● うがいをする
- 口を閉じ、少し強めに口の中をゆすいで吐き出す。これを数回繰り返す。

● 外出時はマスクを着用する
- 鼻と口を確実に覆い、すきまがないようにつける。同じマスクは使い回さない。
- マスクの表面にはさわらない。
- 捨てるときは、小さな袋に入れて、袋の口をしっかり締める。

● 食事で免疫力を高める
- 善玉菌とよばれる腸内細菌は、腸の活動を活発にし、免疫機能によい影響を与える可能性が報告されている。善玉菌はヨーグルトや乳酸菌飲料、発酵食品などに多く含まれている。

● 人混みを避ける
- 感染リスクの軽減をつねに意識する。

● 部屋の湿度を50〜60％に保つ
- 気道の粘膜の防御機能が高まる。

● インフルエンザワクチンを接種する
- 毎年12月中旬までに接種を終えたい。
- 100％の予防はできないが、発症を減らし、重症化の予防は期待できる。

● 肺炎球菌ワクチンを接種する
- 65歳、70歳、75歳、80歳、85歳、90歳、95歳、100歳の人は定期接種が受けられる。自治体に問い合わせるとよい。

ポイント❹　暴飲暴食をやめ禁煙する

食生活の見直しは、心不全再発予防の土台になる。

心不全を発症したら、暴飲暴食は禁止。好きなときに好きなだけ飲み、食べたいときに食べるという悪い食習慣をピシャリと断ちましょう。毎回の食事に気を配り、悪玉コレステロールや血糖値、血圧の値をコントロールして、心不全が再発しづらい体をつくるのです。

心臓リハビリで入院中は、医師やリハビリスタッフからの食生活に関する指示を忠実に守ります。退院後は定期的に毎日の食事を記録して、食事の指導を受けるとよいでしょう。

暴飲暴食
飲み過ぎ、ドカ食い、甘味などの間食、脂っこい食事、野菜不足など

↓

高カロリー　塩分過多
栄養バランスの偏り

↓

生活習慣病や既往症の悪化

↓

心不全の発症と再発

●時間帯と量を意識して食生活を改善する

ゆっくり食べ、腹八分目で終わらせる

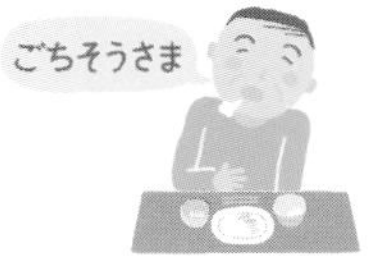

噛む回数を増やし、食べ過ぎない。

食事は1日3食とし、間食は控える

間食をとったら、次に食べる量を減らす。

夕方～夜に甘いものを食べない

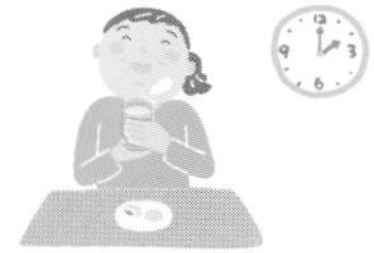

昼の間に摂取エネルギー内で食べる。

食べたものや間食を毎回記録する

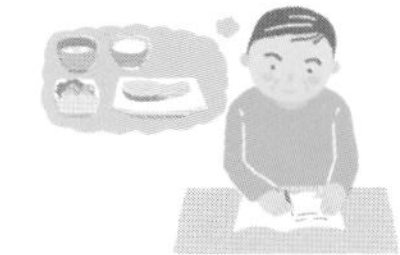

自分で見直し、専門家にも相談しやすくなる。

タバコは電子タバコを含めて止め、お酒も控えます。

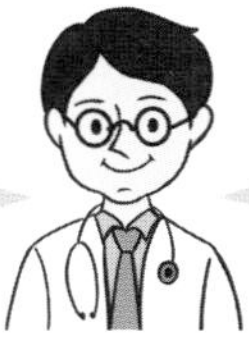

自分の持病を改善する食事（下記）のとり方もおさらいしましょう。

肥満を解消する食べ方　44ページ
塩分を減らす工夫　48ページ
外食を食べるときの工夫　52ページ
禁煙の始め方　54ページ
アルコールとの付き合い方　56ページ
脂質異常を改善する食生活　64ページ
高血圧を改善する食生活　68ページ
糖尿病を改善する食生活　72ページ
慢性腎臓病を改善する食生活　76ページ

ポイント❺　血圧・体重・体調を記録する

毎日の記録は、急性増悪のサイン（前兆症状）発見に役立つ。

急性増悪の予兆を早く発見するため、体重を毎朝、血圧や脈拍を毎朝・毎夜測り、心不全手帳（下記）などに記録します。当日の自覚症状や、薬の飲み忘れがないかなども確認。受診時にこれらの記録を持参し、医師の診断に役立ててもらいましょう。

● 血圧の正しい測り方

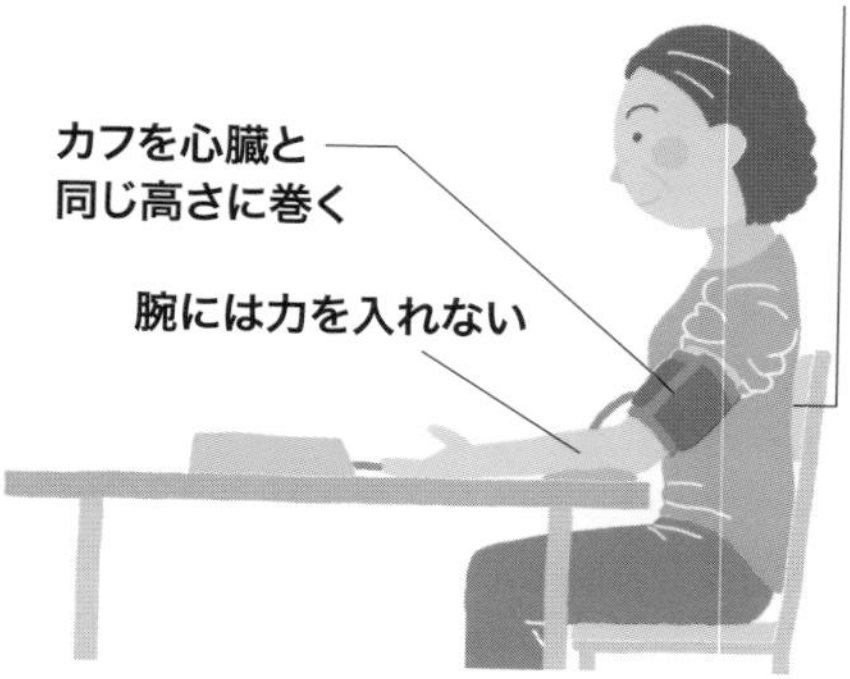
いすに背筋を
伸ばして座る
カフを心臓と
同じ高さに巻く
腕には力を入れない

シャツをたくし上げることで、測る腕の血管を圧迫してはいけない。薄手のシャツなら、カフはシャツの上から巻いてもよい。

● 血圧を測るタイミング

5分、安静にしてから測るとよい。

朝	起きてから1時間以内。 トイレのあと。朝食の前。薬をのむ前。
夜	寝る前。 入浴・食事・飲酒の直後は避ける。

● 数値のとり方

朝夕それぞれ2回測って、その平均値を記録する。

「心不全手帳」で自分の体調を記録・管理する

日本心不全学会が頒布している「心不全手帳第3版」では、毎日の体重・血圧（朝と寝る前）・自覚症状・運動・服薬チェックなどを記録できる。さらに「心不全の悪化を防ぐために」「日常生活の心がけ」といった情報もコンパクトにまとめられており、心不全治療の全体像が理解できる。

「心不全手帳」の入手法

①学会のサイト（下記）からダウンロードする
http://www.asas.or.jp/jhfs/

②かかりつけ医に入手を希望する。

本書でも、毎日の体調を記録できる「急性増悪を予防するための健康管理記録」を制作し掲載している。（155ページ）

起床後の血圧を測る理由は、早朝の血圧上昇が脳卒中、心筋梗塞の発症の引き金になることが多いので、それを予防するためです。

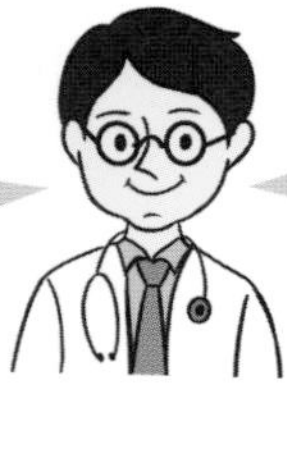

体重の急激な増加は体に水がたまった危険なサインかも。食べ過ぎた覚えがなければ、医療機関を受診しましょう。

ポイント❻ 心理的ストレスに注意する

ストレスは解消するか、ストレスのもとに近づかないことが肝心。

心不全で体調不良が続くと、それが原因で心のバランスが崩れることがあります。反対に日常生活のストレスが蓄積して心のバランスが崩れると、心拍数や血圧が高くなり、急性増悪を起こすこともあります。

「イライラする」「集中できない」「食欲が落ちた」「自分を大切に思えない」などのストレスのサインを感じたら、工夫してストレスを解消するか、医師・臨床心理士などに相談しましょう。

● 急性増悪の引き金になるストレスや行為

ギャンブル	緊張や興奮	浮気相手との性交
暴飲暴食	喫煙	けんかや口論
熱い湯での入浴	寒暖差、暑さ寒さ	過度の運動
長時間労働	気分の落ち込み	疲労
排便時のいきみ	災害	事故や病気

対人関係で疲れたら、その人・集団との接触機会を減らしましょう。ストレスのもとや原因と距離をとると、ストレスが少なくなります。

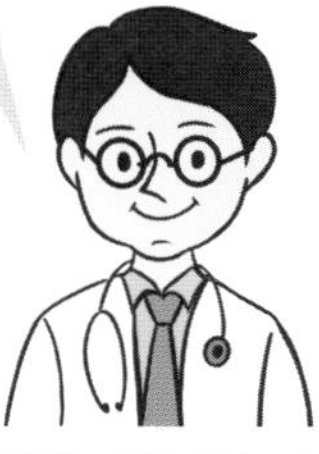

● ストレス解消になること

- 生活に笑いを取り入れる
- 趣味で気分を変える
- 友人と話をする
- ぐっすり眠る
- 家事や仕事は一つずつ進める

心不全になると気分がふさぎがちになり、投薬治療や運動療法をサボってしまうことがあります。そのようなときは、生活習慣を変えるために軽い運動を始めてみましょう。夕方の散歩や短時間の自転車乗りなどなんでもいいので、時間を決めて定期的に行うと、気分転換のきっかけになります。

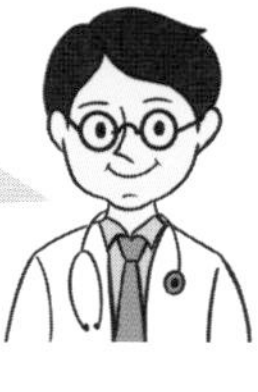

ポイント⑦　栄養不足や塩分過多に注意する

食が細い高齢者は、再発予防のためにも積極的に栄養を摂りたい。

　心不全患者に、栄養不足は大敵です。心不全を発症すると食欲低下から低栄養状態になり筋力が低下、体重が減少することがあります。「カヘキシー（心臓悪液質）」とよばれるこの状態を放っておくと、心不全がさらに悪化します。心不全患者はカヘキシーを合併しないよう、タンパク質をしっかり摂り必要な栄養量を摂取する必要があります。

　しかし塩分の摂り過ぎにも注意が必要です。食べ方、メニュー、調味料を変えるなどして減塩を心がけましょう。

●1日に摂りたいエネルギー量

下は、1日の身体活動レベルが通常の人（自立している人）に必要とされるエネルギー量。

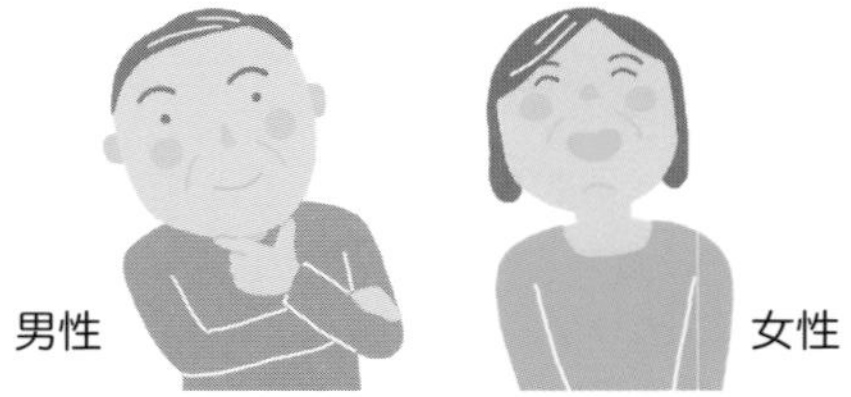

男性		女性
2400kcal	65〜74歳	1850kcal
2100kcal	75歳以上	1650kcal

（厚生労働省「日本人の食事摂取基準（2020年版）」から）

ACE阻害薬やβ遮断薬の服用が、体重減少を抑制することが報告されています。

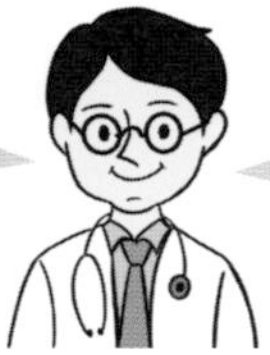

医師の判断で、塩分制限より栄養摂取を優先する場合もあります。

ポイント⑧　いきまない排便を心がける

日本ではトイレでの心筋梗塞が多い。油断はできない。

　排便時のいきみは血圧を上げ心臓への負担を増加させます。いきんだ後に高血圧が1時間も持続する高齢者もいます。心不全を発症したら、少なくとも1、2日に1度は排便があるよう便通を整えます。便通に不安がある人は食物繊維を含む食品をたくさん食べます。解消できない場合は、医師に相談しましょう。便意や尿意をがまんすると、心臓に負担がかかります。冬場のトイレは暖かくしておきましょう。寒い個室に入ると、血圧が上がるからです（138ページ）。

●便が出やすい姿勢

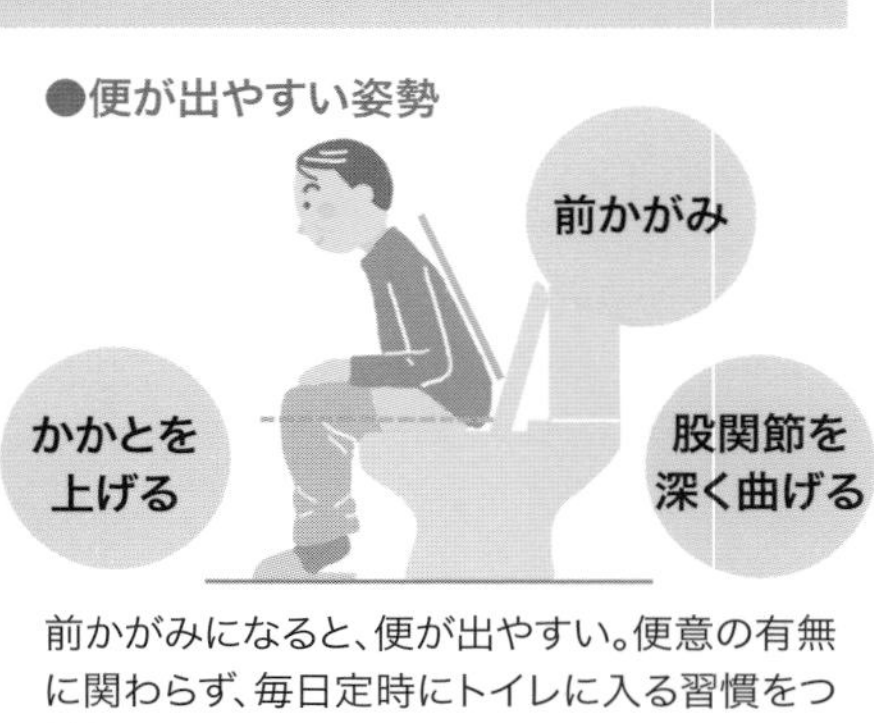

前かがみになると、便が出やすい。便意の有無に関わらず、毎日定時にトイレに入る習慣をつけたい。

ポイント❾ 適度に動いて活動量を増やす

少しずつ体を動かし、心臓のポンプ機能を回復させる。

運動は心肺機能を向上させ、心不全の再発防止にも効果があります。しかし、無理は禁物。心臓のポンプ機能が衰えている人は、まず下のような適度な運動を積み重ねて、活動量を少しずつ増やしていきましょう。

転倒に注意して戸外を散歩する

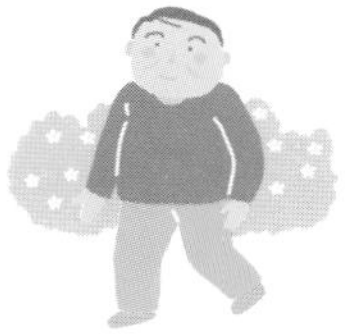

はじめは暑くも寒くもない時間帯に行う。

無理のない範囲で階段を使う

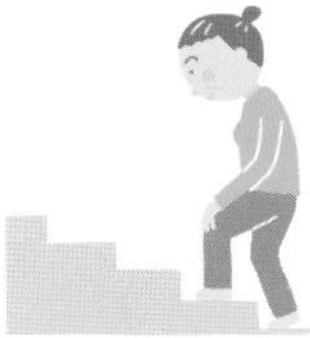

まず、家の玄関や階段などで試してみる。

歩いて行う用事を増やす

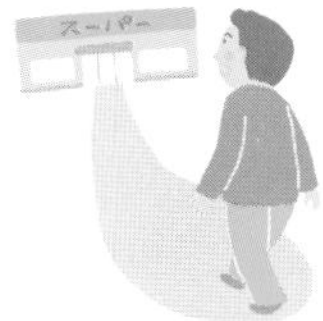

近所の買い物には、歩いて出かける。

少しずつ家事を増やす

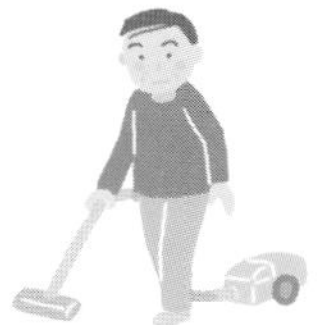

掃除や洗濯は運動の代わりになる。

狭心症などの発作を必要以上に恐れ、日常生活の動作を制限すると、活動量の減少が肥満を招き、動脈硬化を起こしやすくなります。

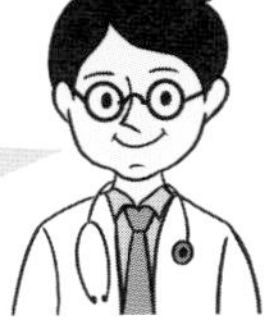

ポイント❿ 社会参加で活動能力を維持する

人に会う機会が増えると、活動能力の維持につながる。

趣味のグループや地域の集まりに参加すると、人と会う機会が増え、自然と体を動かす機会が増えます。このような活動の継続は、肉体的・精神的な活動能力（やる気）の維持につながります。医師と相談しながら、心臓に無理のない範囲で挑戦してみましょう。

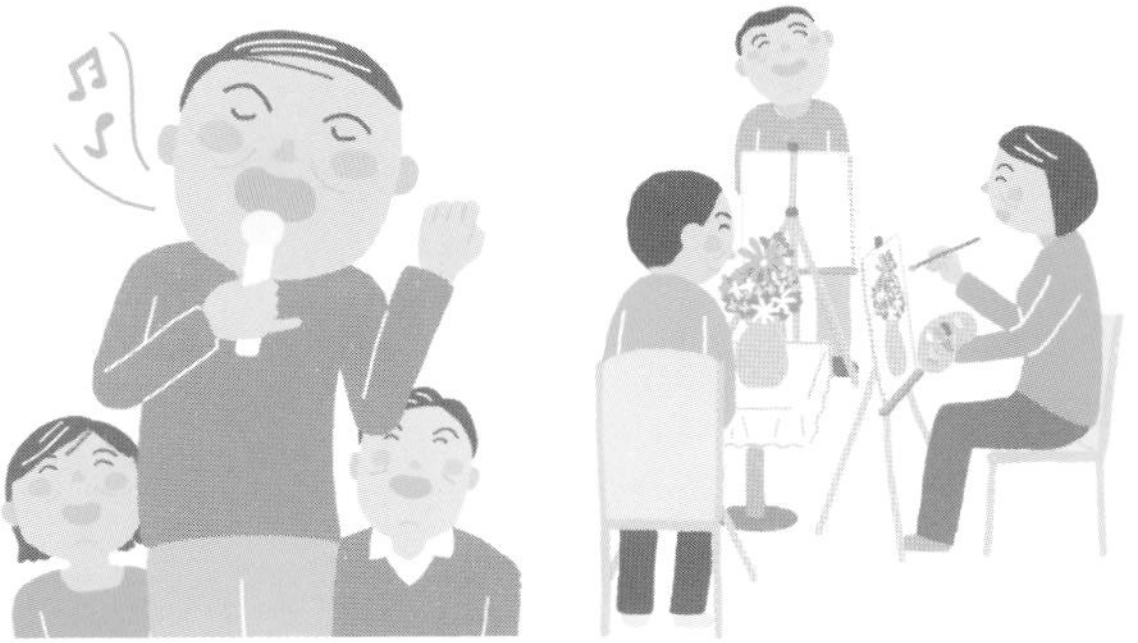

勝敗を争うことを避け、マイペースで楽しむ集まりがよい。

ポイント⑪　庭仕事は時間帯を選び姿勢も意識

心臓に負担をかける強い日差しや寒気には注意が必要。

庭仕事や農作業はよい心臓リハビリになりますが、長時間連続しての作業は心臓に負担をかけます。医師に相談し、1日に許される作業量を事前に決めてから、始めましょう。作業時は、1時間に10分以上の休憩をとり、作業は外気が暑くも寒くもない、心臓に負担のかかりにくい時間帯に行います。心臓に負担がかかる作業は控え、冷水との接触も避けましょう。

● 適切な温度のもとで作業する

強風や寒い日の作業は控える

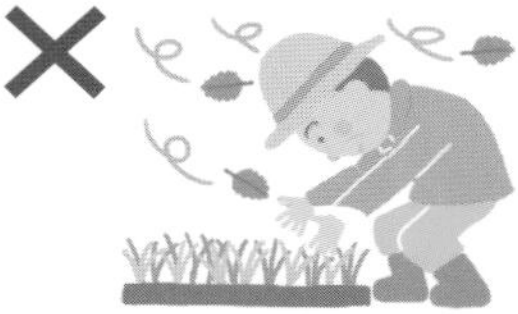

⇒日の当たる日に作業する。

強い日差しの下での作業は控える

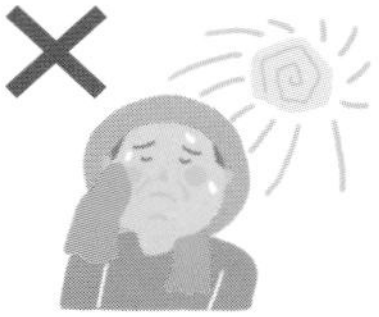

⇒涼しい時間帯に行う。

ポイント⑫　冬は寒暖差に注意する

冬は家全体を暖め、屋内に寒暖差をつくらないことがベスト。

寒暖の差は、血圧上昇を招きます。冬に暖かい室内から寒い戸外に出たり、暖かい居間から寒いトイレや脱衣所に移動したりすると、寒暖差によって血圧や心拍数が急激に上がり、心臓に負担がかかることがあります。

冬は家全体を暖め、寒い部屋をつくらないことがベスト。暖かい所から寒い所に移動するときは、重ね着などで急激な寒暖差を感じないように工夫しましょう。

●心不全患者のための防寒対策

トイレ
- 室内を事前に暖めておく。
- 便座を暖めておく。
- 温水を使う。

脱衣所
- 入浴前に暖めておく。

浴室
- 事前に浴室暖房で暖めるか、ドアを開け脱衣所と同時に暖める。
- 入浴前に、温水シャワーを壁にかけておく。
- 入浴前に、湯船の湯気で暖めておく。

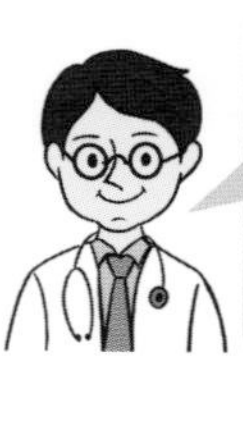

冬は外出時に首・手首・足首をしっかり防寒し、感染症対策も兼ねてマスクで皮膚の露出部分を少なくするとよいでしょう。

ポイント⑬　心臓に配慮して入浴する

家の中での突然死は入浴時に多い。家族の協力も得て、注意して入浴しよう。

入浴は血圧を低下させると同時にストレス軽減にもなるので、急性増悪の予防に役立ちます。しかし、入り方をまちがえると心臓に負担をかけ、最悪の事態を招くことも。心不全を発症した人は、下のポイントを守って入浴しましょう。

● 心不全の人が入浴時に注意すべきポイント

- 冬は脱衣所や浴室も暖める
- かけ湯を浴びてから入浴する
- 40〜41℃のぬるめのお湯に
- 浅めにつかる
- 湯につかる時間は10分以内
- 入浴後は安静に
- 湯冷めに注意する

同居人がいる人は入浴中、声をかけてもらうとよいでしょう。

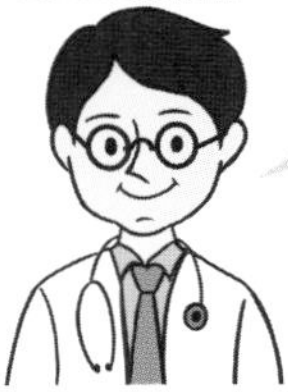

ポイント⑭　質のよい睡眠を十分にとる

質のよい睡眠がとれると、血管の健康を保つことができる。

質のよい眠りが十分にとれると体の筋肉が弛緩して血圧が下がり、心拍数も減少。ホルモンバランスの乱れや代謝異常も改善されるので、心不全につながる脂質異常や高血糖も抑制されます。しかし、眠りの質がよくないと、交感神経の活動が優位になって血圧や心拍数が上がるため、不整脈や狭心症の発作が起こりやすくなります。

質のよい眠りを得るためには、早寝早起きで規則正しい生活を送り、日中は積極的に体を動かして生活にメリハリをつけるとよいでしょう。

● 質のよい眠りをつくる環境

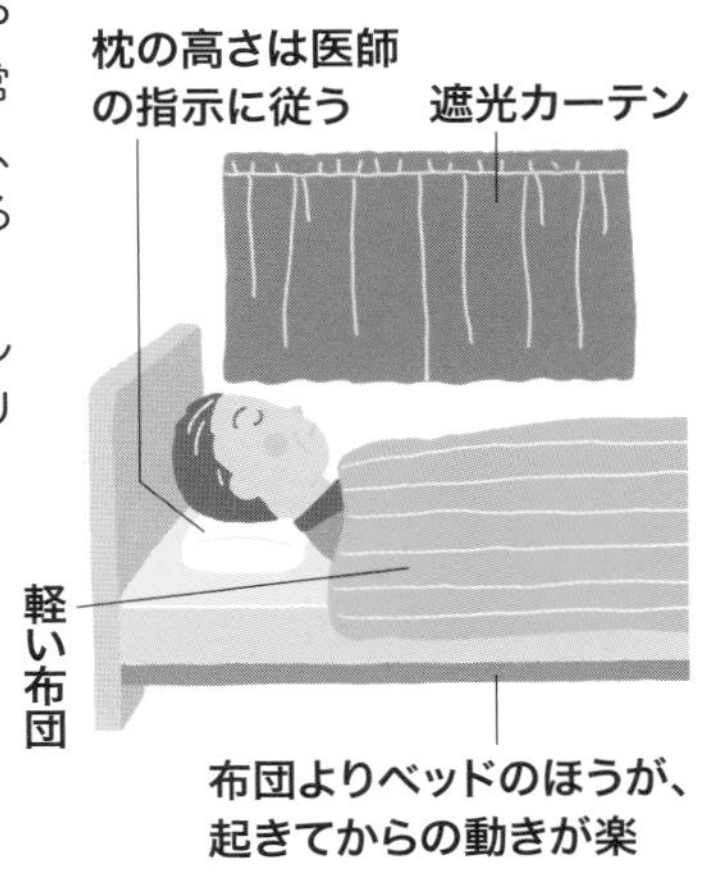
枕の高さは医師の指示に従う
遮光カーテン
軽い布団
布団よりベッドのほうが、起きてからの動きが楽

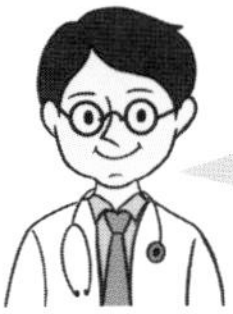

朝起きて「ぐっすり眠れた」と思えたら、質のよい眠りです。
夕食は就寝の4時間以上前に食べておきましょう。

ポイント⑮　歯磨きで心疾患を予防する

歯周病菌は動脈硬化を進行させ、糖尿病も悪化させる。

近年、歯と歯茎のすき間にすみつく歯周病菌が血液の中に入ると動脈硬化が進行し、心筋梗塞や狭心症の原因になることが報告されています。重度の歯周病になると、糖尿病も悪化します。

歯磨きは歯周病菌のかたまりであるプラークを残さないよう丁寧に行いましょう。歯の細菌は寝ているときに増えるので、寝る前の歯磨きを習慣づけます。

うまく磨けない人は、歯科医院で定期クリーニングを受けるのもよいでしょう。

●歯と歯肉の境目の磨き方

歯ブラシの先を歯と歯肉の間に45度の角度で当て、小刻みに20回ほど2～3㎜幅で前後させる。

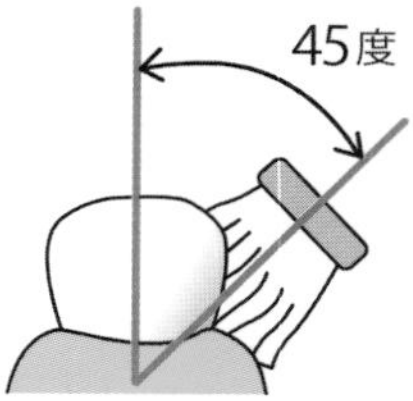

●歯間の歯垢はブラシやフロスでとる

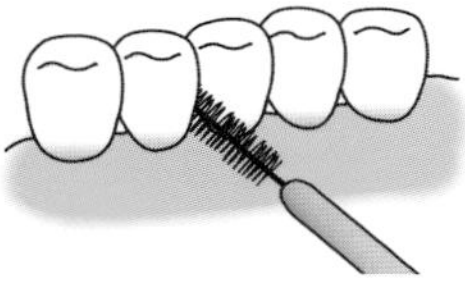

広い歯間には、歯間ブラシを使う。

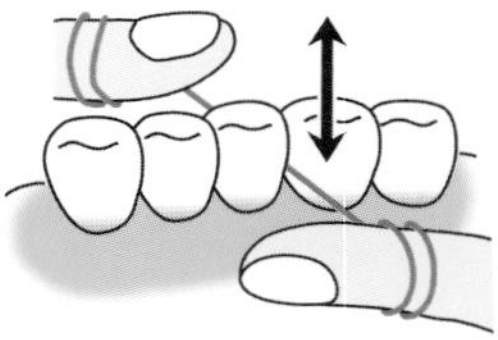

狭い歯間には、フロスを使う。

ポイント⑯　心臓に無理のない性行為を心がける

寒い部屋での性行為や早朝の性行為は、控えるほうがよい。

性行為は血圧や心拍数を上げ、心不全のリスクを高めます。飲酒後や過労時の性行為も危険なので、避けるほうがよいでしょう。

β遮断薬を服用して性欲減退や勃起不全の症状が出たら、医師に相談してみましょう。

薬物治療中は、バイアグラの使用は認められていません。自己判断によるバイアグラの使用も、血圧が低下して危険な状態になる可能性があるので、心不全患者にはおすすめできません。

心不全治療薬の多くは、妊娠中の投与が認められていません。妊娠を希望する人は、医師に相談しましょう。

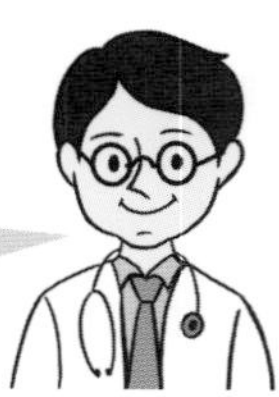

ポイント⑰ 「元どおりに働くこと」を考えない

退院後は、可能なら2、3カ月は仕事を休みたい。

維持期に入るとほとんどの人が社会に復帰しますが、元どおりの働き方を求めてはいけません。元どおりに働いたら、心不全を再発させる危険性が高くなるからです。

職場復帰の際は、職場での心不全の再発を予防するため、医師の診断書を勤め先に提出。心臓に負担の少ない業務で、短時間勤務から職場復帰できないか、勤務先と相談しましょう。できるなら勤務時間を変えて、満員電車での通勤も避けたいものです。

●通勤で避けたいこと

- 駅までダッシュ。
- 階段の駆け上がり。
- 満員電車での通勤。
- 立ったままの移動。
- 服薬しての運転。

●職場で避けたいこと

- 力のいる仕事。
- イライラする仕事。
- 長時間続く仕事。
- 運転を伴う仕事。
- 夜の会議や残業。

復職したら通勤も仕事も、時間と気持ちの余裕を持って進めるように工夫しましょう。

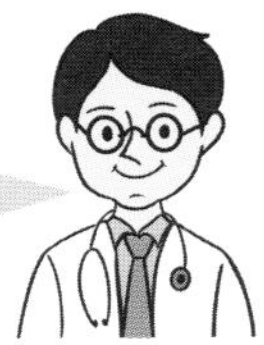

ポイント⑱ 旅先でも急性増悪のリスクを忘れない

時間にゆとりを持つ。マイペースで行動する。

旅行はストレス解消になりますが、塩分量のわからない食事や、薬の飲み忘れなどによって心不全が悪化する可能性も高まります。旅先でも塩分量の多い食事は避け、薬は忘れずに服用しましょう。移動の際は時間にゆとりを持ち、マイペースで行動することが大切。疲れたら途中で休み、重いものがあったら宅配便を利用するなどして、つねに心臓に負担をかけない行動を意識します。海外で具合が悪くなったときは、既往症や服用中の薬などを明記した英文の診断書が役に立ちます。旅行前に医師に相談してみましょう。

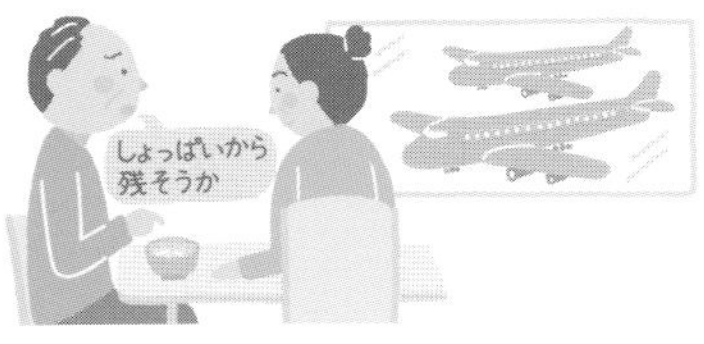

旅先でも、食事内容を心不全手帳などに記録し続けるとよい。

旅先での運転はできるだけ控えましょう。思った以上に精神的な緊張を強いられ、心拍数や血圧が上がるからです。

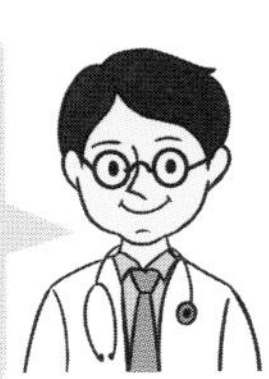

心不全が再発し身体が衰えてきたら薬物療法とともに緩和ケアを行う

従来の治療を進めながら緩和ケア治療でＱＯＬを改善・維持します。

緩和ケアで慢性期のＱＯＬを改善する

昨今、度重なる急性増悪によって入退院を繰り返す慢性心不全の患者に、「緩和ケア」を実施する医療機関が増えています。

緩和ケアと聞くと「がんの末期に受けるケア」＝「治療の停止」と誤解する人もいますが、心不全の緩和ケアはちがいます。薬物療法などを継続しながら行う、ＱＯＬ（生活の質）改善のための治療行為です。

具体的には、医師・看護師・薬剤師などがチームを組んで、患者の身体的・社会的・心理的な苦痛や、病気のために自分らしく生きられなかった辛さ（スピリチュアルペイン）に気づき、患者のＱＯＬ改善に努めるという取り組みです。２０１８年から保険診療の対象にも加えられました。

ＡＣＰで「もしものとき」のふるまいを考える

緩和ケアにおいては、強心薬の持続点滴など従来の治療を継続しながら「もしものときにどう過ごしたいか」を考える「アドバンス・ケア・プランニング」（ＡＣＰ）の取り組みが重要視されています。

病状が悪くなったら「どんな治療を受けたいか」「なにを大切にしたいか」などを、患者が家族や医療従事者、介護スタッフなどと何回も相談し続け、本人の意思決定を支えていく。これが、本人と家族のＱＯＬを改善し、最後までよりよく生きることにつながると考えられているからです。

緩和ケアの必要性が増す時期

緩和ケアは、心不全の症状緩和につながる原疾患の治療を続けながら行われる。

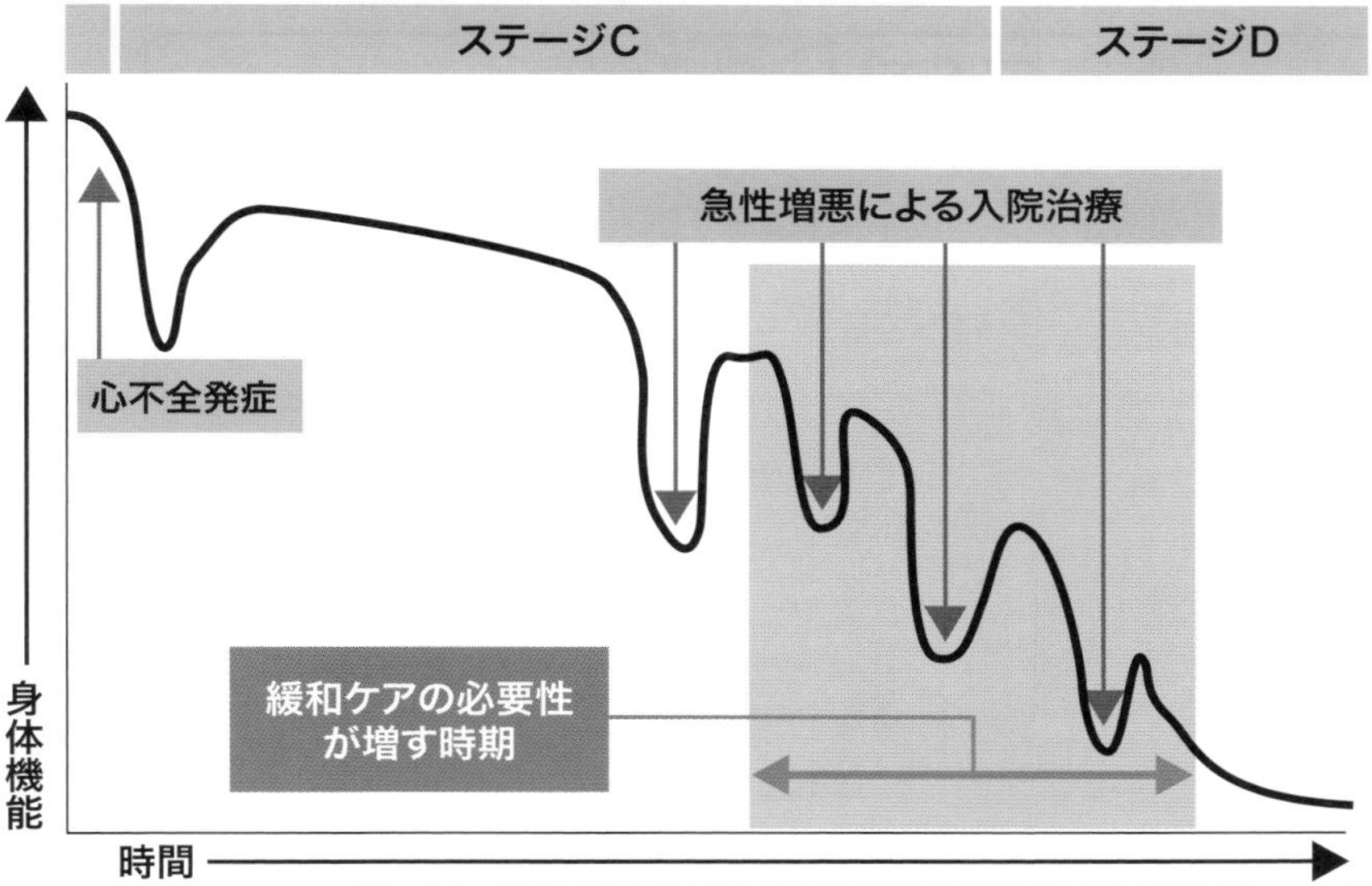

（Circulation.2012；125（15）：1928-52、厚生労働省「循環器疾患における緩和ケアについて」から）

心不全患者の終末期における代表的な苦痛

円の大きさは頻度の目安。

呼吸困難
倦怠感
疼痛
不安
うつ
混乱

緩和ケアによって、それぞれの苦痛の治療と改善を目指す。

（J Pain Symptom Manage.2006;31:58-69から）

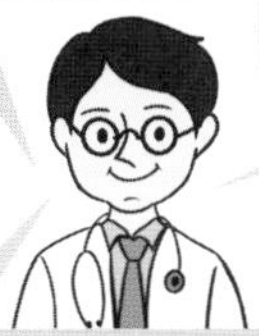
通常の心不全治療で取れない苦痛が、緩和ケアの対象となります。
心不全は終末期の見極めが難しいため、早い段階で緩和ケアを始めることが大切です。
海外では、多職種の医療・介護関係者が緩和ケアにかかわると、再入院が2割以上減ったうえに在院日数も減り、患者のQOLが改善したという研究もあります。

退院後の自己管理について

78歳男性

ペースメーカやＣＲＴ‐Ｐを体に植え込んだ場合、携帯電話を使っても安全ですか。

これについては以前かなり議論されましたが、最近は「ペースメーカやＣＲＴ‐Ｐなどのデバイスは、そのような機器にほとんど影響されない」というコンセンサスが出来上がっています。

しかし、リスクを最小限に抑えるために、念のため、携帯電話やスマートフォンはペースメーカやＣＲＴ‐Ｐなどの植え込み部位から15㎝以上離し（胸ポケットには入れない）、通話する場合はデバイスの植え込み部位と反対側の耳に当てて話すことが推奨されています。

ペースメーカやＣＲＴ‐Ｐなどを植え込んだ人は、念のため、次の点にも注意しておきましょう。

- ●ＩＨ調理器やＩＨ炊飯器などを抱きかかえない。
- ●マッサージチェア、電気自動車の急速充電器、ＡＥＤ（体外式除細動器）、発電・変電施設などに近づかない。
- ●病院などでＭＲＩ、放射線治療装置などには近づかない。
- ●店の出入り口にある金属探知機、万引防止装置（ＥＡＳ）には近づかない。

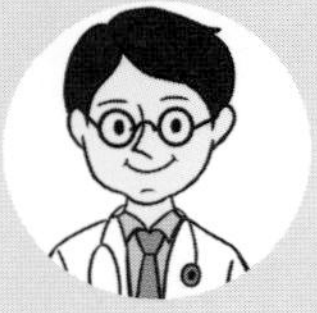

携帯電話は念のため、胸ポケットなどには入れず植え込んだ機器と反対側の耳に当てて話しましょう。

50歳
女性

心臓リハビリのために、避けるべき運動ややってはいけない運動はあるのですか？

短距離走や筋力トレーニング、重量挙げ、競技水泳などのような無酸素運動は、心臓病のリハビリテーションに適していません。

無酸素運動とは、酸素を使わず、おもに体内の糖を代謝して体を動かす運動を指します。

具体的には「力を入れる運動」「息が切れるような運動」です。

無酸素運動は血圧を激しく上昇させるため、心臓リハビリに向いていないだけでなく心臓に負担をかけてしまいます。

無酸素運動と有酸素運動は、運動の種目ではなく、運動の強度で分けられます。たとえば、ウォーキングやスイミングも速く歩き過ぎたり泳ぎ過ぎたりすると、無酸素運動になってしまいます。注意しましょう。

●控えたい無酸素運動

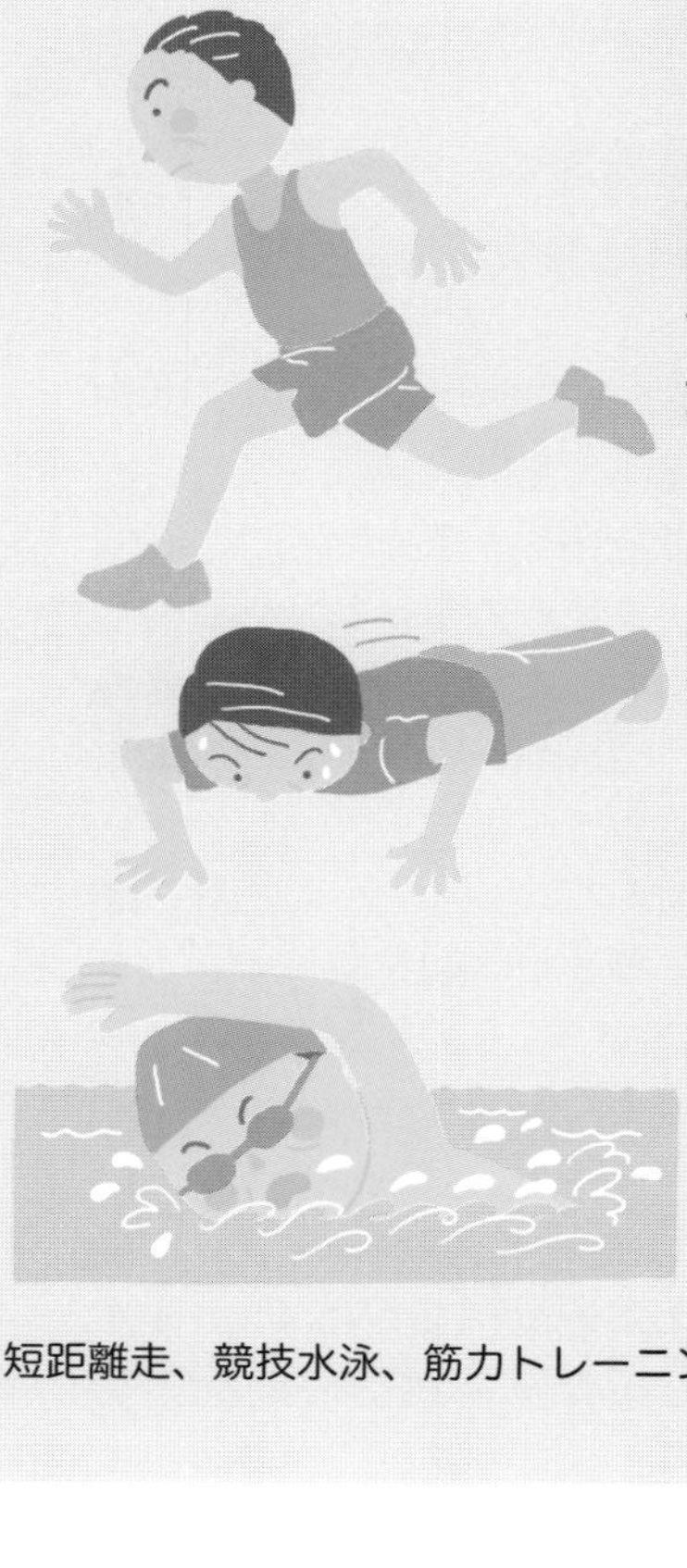

短距離走、競技水泳、筋力トレーニングなど。

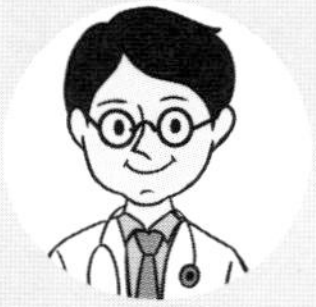

力を入れたり息が切れたりする無酸素運動は心臓の負担になるので避けましょう。

ウイルス感染症にかからないために心不全患者は予防対策を徹底する

ウイルス感染症の予防策

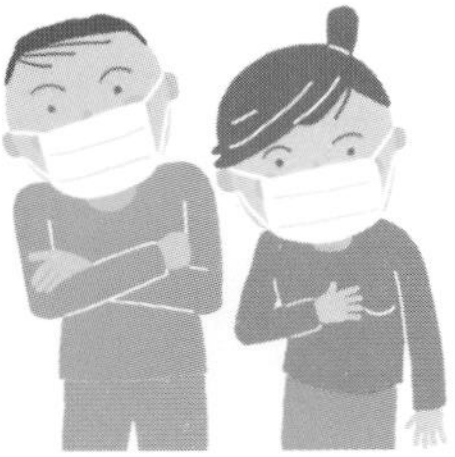

マスク着用

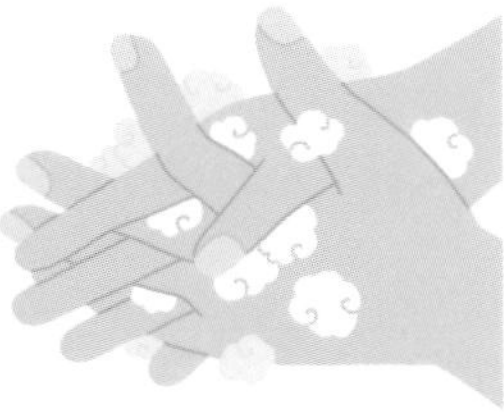

手洗いの徹底

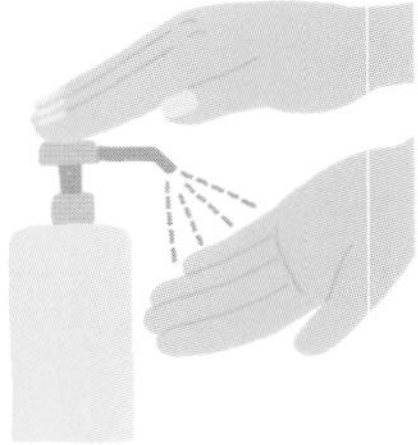

アルコール消毒

密集回避　密接回避　密閉回避　換気　咳エチケット

＋

心不全の治療継続（服薬）　適度な運動　バランス良い食生活

心不全患者がウイルス感染症に罹患して肺炎を起こすと、重症化する危険性が高くなります。新型コロナウイルス流行時、中国では感染して集中治療室に入った人の4人に1人が心臓病をもっていたと報告されています。

ウイルスが体内に入ると、肺に感染して血液中の酸素濃度が下がり、血圧が低下。その結果、心臓に無理がかかり心不全を深刻化させます。

特に高齢者、糖尿病患者、加齢のために運動機能が低下している人、心不全や拡張型心筋症の治療を受けている人などは、その危険性が高まるので、感染症予防対策を徹底し、ウイルスに感染しないようにしましょう。

ウイルス感染症の症状である咳や発熱、倦怠感、味覚・嗅覚の消失などが生じたら、かかりつけ医か地域の医療機関に相談してください。

季節性ウイルス感染症の流行中などに、運動時の胸痛の悪化や安静時の胸痛、息切れ、動悸、失神などの心不全の症状が現れたら、すぐに病院を受診してください。

第5章

家族が患者にできること

家族は心不全の身内に寄り添い、サポートを心がけましょう。経済的な負担軽減のための情報収集と手続きも、患者の苦痛軽減に貢献します。

家族は心不全を正しく知り患者への寄り添いとサポートの継続を

患者が前向きな気分で、心臓リハビリを続けられるために。

患者とともに再発予防のために「できること」を

心不全はだんだん悪くなり、命を縮めると同時に、患者にさまざまな苦痛を強いる病気でもあります。「さまざまな」とは、息苦しさや痛みなどの身体的苦痛であり、不安や恐れなどの精神心理的苦痛、仕事や家庭の中で生じる社会的苦痛、そして自分の生きる意味などを問い直すスピリチュアルな苦痛です。

心不全患者はそのような苦痛と戦いながら、心臓リハビリを継続します。患者は、まわりが想像する以上に大変な戦いを強いられているのです。

私は、心不全患者の家族のみなさんが、本書を読んで心不全を正しく知り、患者とともに心不全の再発予防のために「できること」を実践・継続してほしいと考え、このページを設けました。

だれだって「がんばれ」と励まされてばかりでは、疲れます。たとえば、食事や生活を見直す心不全患者のトライアルを見守り手伝う。ときには減塩食をいっしょに調理して味わう。ともにウォーキングを楽しみ、汗を流す。家族のこんな寄り添いとサポートがあれば、患者も前向きに心臓リハビリを続けられます。

急性増悪への備えも大切です。患者の呼吸が激しくなったり、咳や痰が出て「ゼーゼーと息苦しい」「全身にむくみが広がる」といった症状が見られたりしたら主治医に相談しましょう。必要時は119番に通報し、上半身を起こした状態で救急車を待ちましょう。

寄り添いとサポートで患者が前向きに

心臓リハビリの継続は、退院後の毎日の自己管理にかかっている。

家族が、心臓に無理の少ない生活をサポート

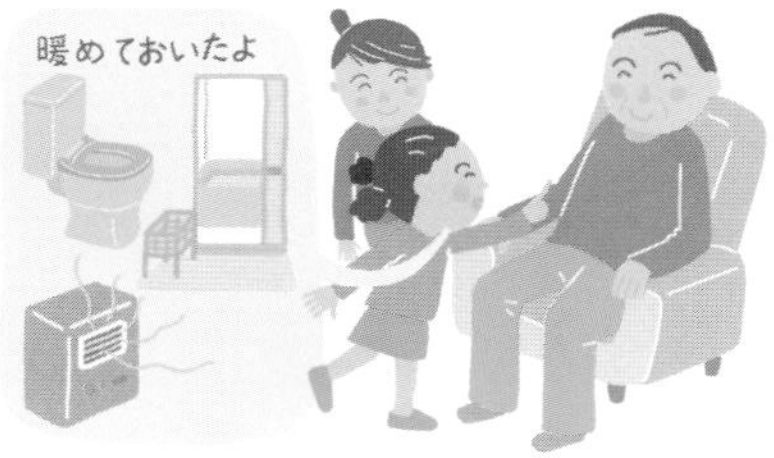
暖めておいたよ

家族も、心臓リハビリのある暮らしを楽しむ

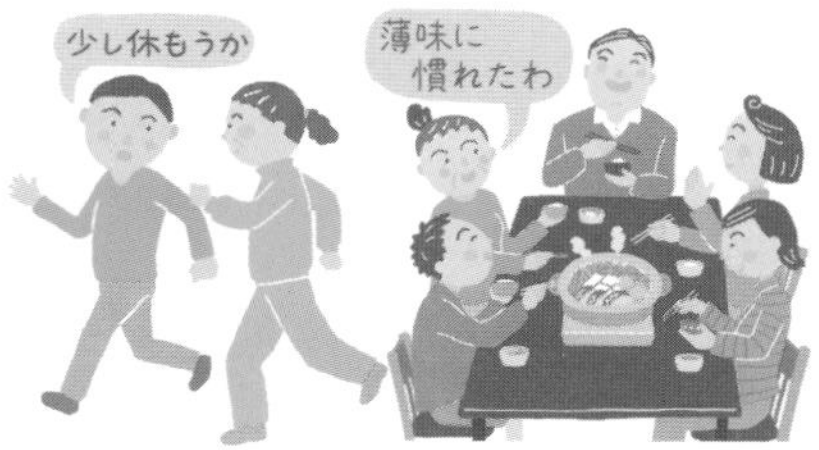
少し休もうか
薄味に慣れたわ

緊急時の対応を知っておく

心不全が再発したときの対応は、前もって必ず、医師と相談しておく。

「ゼーゼーと息苦しくて動けなくなった」。あるいは「突然、倒れた」。

↓

声をかけて、意識と呼吸を確認。「119」に通報して住所と今の症状を伝える。

意識がある場合（うっ血性心不全などによる）

↓

着衣をゆるめて上半身を起こすなどして、楽な姿勢をとらせる。

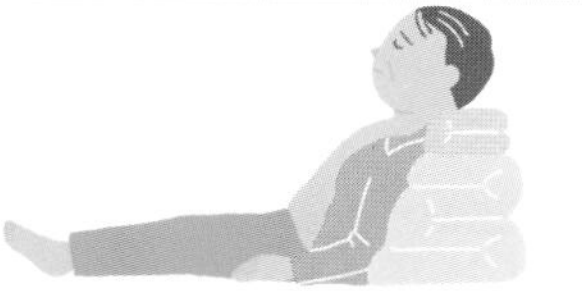

意識を失い、呼吸がない場合（虚血性心疾患、心筋梗塞、不整脈などによる）

↓

「AED＊を持ってきて」とだれかに頼む。

↓

心臓マッサージを行う。

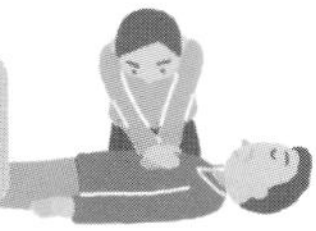

↓

AEDで除細動を行う。

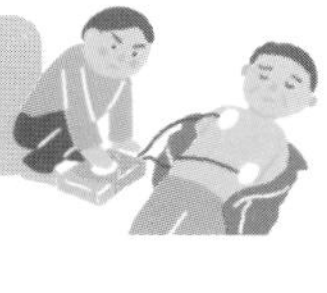

＊AEDは駅や空港、病院、公共施設、大規模商業施設、大きな会社、スポーツジム、コンビニエンスストアなどに設置されている。

高額療養費制度を利用して、医療費の負担を減らす

自己負担上限額を超えた医療費が払い戻されます。

入院前に限度額適用認定証を入手して入院時に提示

　心不全や心疾患の治療では、入院や薬剤などの医療費が高額になることがあります。そのような場合は、医療費の一部が払い戻される「高額療養費制度」を利用して、経済的な負担を減らすことができます。

　高額療養費制度とは、所得に応じて設定された1カ月の医療費の自己負担上限額（左ページ）を超えた医療費が、払い戻される制度です。

　入院などで医療費が高額になることがわかっている場合は、入院前に自分の健康保険の窓口で「限度額適用認定証」を予め入手。入院時にこれと健康保険証を病院に提示すると、自己負担上限額を超えた当月の入院費用を支払う必要はなくなります（月をまたぐ入院では月単位で計算される。差額ベット代や食事代などは別）。

　70歳以上の場合は、所得区分によっては手続きが不要になる場合もあります。

　緊急入院で治療を受けた場合は、退院時に一度自己負担額を支払い、後日健康保険の窓口に申請することで自己負担上限額を超えた分の払い戻しを受けることができます。

　退院時の支払いが困難な場合は、払い戻し額の8割ほどを無利子で貸し付ける市区町村や健康保険組合もあります。高額療養費は、2年前まで遡って申請することもできます。

　不明点があれば、まずは、自分の健康保険窓口に問い合わせてみましょう。

（編集部）

医療費が一部払い戻される高額療養費制度

国民健康保険や社会保険、共済などが適用される医療費が対象になる。

(例)70歳以上・年収約370万円～770万円の場合(3割負担)
100万円の医療費で、窓口の負担(3割)が30万円かかる場合

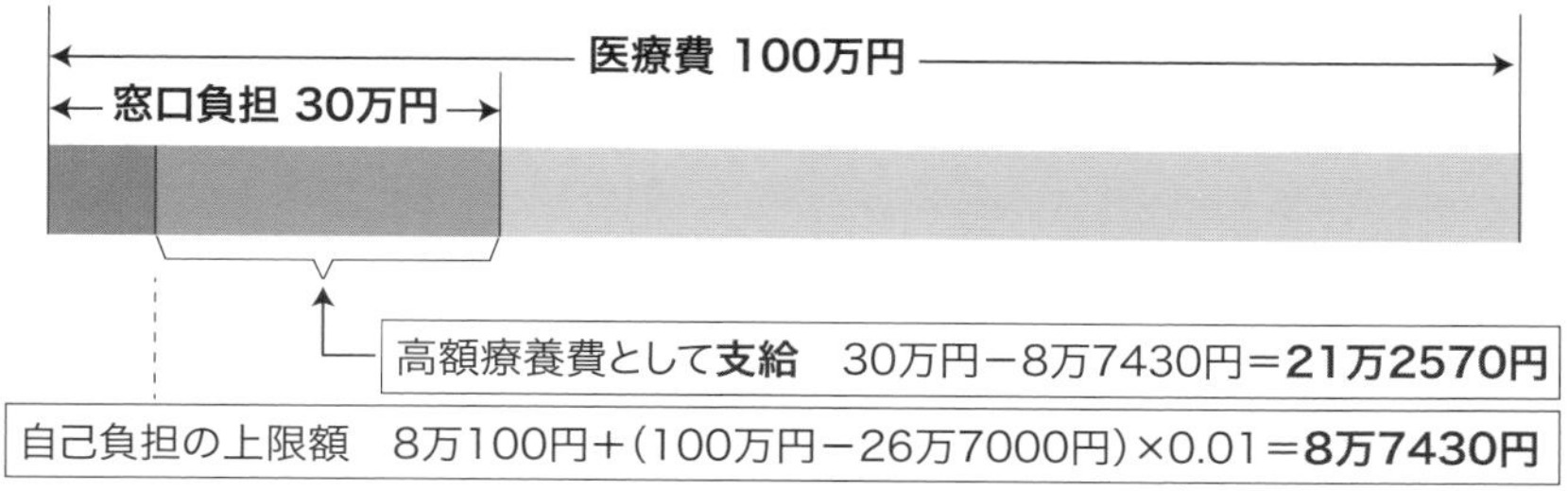

21万2570円が高額療養費として支給され、実際の自己負担額は8万7430円となる。

自己負担上限額の計算方法

医療費は10割分の金額。過去12カ月以内に3回以上、上限額に達した場合は、
4回目から「多数回該当」となり、上限額が下がる。

70歳以上　平成30年8月診療分から(下も同じ)

適用区分	ひと月の上限額(世帯ごと)	外来(個人ごと)	多数回該当
年収約1160万円以上	25万2600円＋(医療費－84万2000円)×0.01		14万100円
年収約770～1160万円	16万7400円＋(医療費－55万8000円)×0.01		9万3000円
年収約370～770万円	8万100円＋(医療費－26万7000円)×0.01		4万4400円
年収約156～370万円	5万7600円	1万8000円(年14万4000円)	4万4400円
住民税非課税世帯	8000円	8000円	なし
住民税非課税世帯(年金収入80万円以下など)	8000円	1万5000円	なし

69歳以下

適用区分	ひと月の上限額(世帯ごと)	多数回該当
年収1160万円以上	25万2600円＋(医療費－84万2000円)×0.01	14万100円
年収約770～1160万円	16万7400円＋(医療費－55万8000円)×0.01	9万3000円
年収約370～770万円	8万100円＋(医療費－26万7000円)×0.01	4万4400円
年収約370万円以下	5万7600円	4万4400円
住民税非課税世帯	3万5400円	2万4600円

心不全治療に役立つサイト

病気・禁煙・救急医療について

日本循環器学会　https://www.j-circ.or.jp/
「ガイドライン」のページでは、急性・慢性心不全の診療ガイドラインはもちろん、冠動脈疾患や不整脈、弁膜症などのガイドラインも確認できる。

日本循環器協会　https://j-circ-assoc.or.jp/
心不全をはじめ循環器病に関する、わかりやすく正しい知識についても紹介している。

日本心不全学会　http://www.asas.or.jp/jhfs/
「BNP検査 一般市民向けパンフレット」など、一般の人向けの情報も発信している。

公益財団法人日本心臓財団　https://www.jhf.or.jp/
「心臓病の知識」内の「高齢者の心不全」ページはわかりやすい。

禁煙は愛（日本医師会）　https://www.med.or.jp/forest/kinen/
タバコの健康被害から禁煙の始め方など、健康と禁煙にまつわる情報を簡潔かつ横断的に解説。

日本禁煙学会　http://www.jstc.or.jp/
「禁煙治療に保険が使える医療機関情報最新版」ページで、全国の禁煙外来・禁煙クリニックの住所や連絡先、ホームページアドレスなどが確認できる。

日本救急医学会　市民のための心肺蘇生　http://aed.jaam.jp/
心肺蘇生（心臓マッサージ）の手順と、AEDの使い方をわかりやすく解説している。

保険料について

高額療養費制度を利用される皆さまへ（厚生労働省）
https://www.mhlw.go.jp/stf/seisakunitsuite/bunya/kenkou_iryou/iryouhoken/juuyou/kougakuiryou
高額療養費制度は複雑だが、利用方法を熟知しておけば、医療費の支払いを効果的に軽減できる。入院する場合は、事前に一読しておきたい。

心臓リハビリについて

日本心臓リハビリテーシュン学会　https://www.jacr.jp/
保険適応で外来の心臓リハビリテーションが受けられる全国の医療機関・施設を紹介している。

NPO法人ジャパンハートクラブ　https://www.npo-jhc.org/
関連団体「メディックスクラブ」が、保険適応が切れたあとに運動療法や心臓リハビリが行える各地の施設を紹介している。

●A4に拡大コピー(140%)してから書き込むと便利。

自分の目標体重を決める

「肥満」の人は、減量する。「低体重」の人は、ある程度まで体重を増やす。

❶自分の肥満度を示すBMIを知る

下の式から自分のBMI(体格指数)を割り出し、肥満度を確かめる。

体重(kg)**÷身長**(m)**÷身長**(m)

＝ [　　　　] ←**自分のBMI**

[例]体重90kgで身長が170㎝(1.7m)なら、BMIは90÷1.7÷1.7≒31.14…で「肥満度2」になる。

BMI(kg/m^2)	判定
18.5未満	低体重
18.5以上 25未満	普通体重
25以上 30未満	肥満度1
30以上 35未満	肥満度2
35以上 40未満	肥満度3
40以上	肥満度4

❷年齢に合わせた体重まで減量・増量する

上の式で「肥満度1」「肥満度2」などと判定された人は、生活習慣病の発症予防のために下の式で「減量目標」までダイエットする。反対に、65歳以上で「低体重」と判定された人は、フレイル(高齢者で筋力や活動が低下している状態)にならないよう「増量目標」まで体重を増やしたい。

年齢(歳)	目標とするBMI(kg/m^2)
	下限のBMI　上限のBMI
18～49	**18.5～24.9**
50～64	**20.0～24.9**
65～74	**21.5～24.9**
75以上	**21.5～24.9**

(「日本人の食事摂取基準」[2020年版]から)

●「肥満」と判定された人は

身長(m)**×身長**(m)**×[上限のBMI]＝** [　　　　] ←**減量目標**

●「低体重」と判定された人は

身長(m)**×身長**(m)**×[下限のBMI]＝** [　　　　] ←**増量目標**

コピーして自分のBMIと目標体重を書き込み、目立つ所に貼って、運動や、生活習慣改善の励みにしましょう。

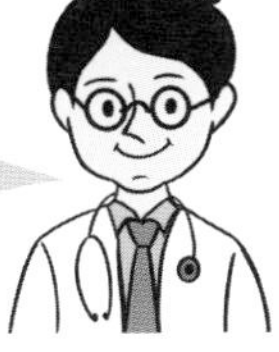

メモ

月	火	水	木	金	土	日
／	／	／	／	／	／	／
□ □ □	□ □ □	□ □ □	□ □ □	□ □ □	□ □ □	□ □ □
.	.	.	.	.	.	.
—	—	—	—	—	—	—
—	—	—	—	—	—	—

コピーして毎日書き込み、受診時に持参して医師に見せましょう。

●原寸でA4にコピーして書き込むと、便利です。

急性増悪を予防するための健康管理記録

目標血圧	／ mmHg	目標体重	. kg

		月	火	水	木	金	土	日
月日		／	／	／	／	／	／	／
服薬	朝	□	□	□	□	□	□	□
	昼	□	□	□	□	□	□	□
	夜	□	□	□	□	□	□	□
体重（kg）		.	.	.	.	.	.	.
脈拍（回）	朝							
	昼							
血圧（mmHg）	最高 朝 最低	—	—	—	—	—	—	—
	最高 夜 最低	—	—	—	—	—	—	—
歩数（歩）								
症状メモ（自覚症状とその時間、体調を記録）								

●コピーして書き込み、携帯する。個人情報なので取り扱いは慎重に。

緊急連絡先と治療中の病気

携帯していると旅行先や災害時などでも、治療がスムーズに進みます。

本人の情報	氏名	
	性別／血液型	男　女　／　A　B　AB　O
	生年月日	T・S・H　　年　　月　　日
	住所	
	電話番号	

緊急連絡先①	氏名	（続柄）
	電話番号	

緊急連絡先②	氏名	（続柄）
	電話番号	

	病名	医療機関・診察料・担当医
治療中の病気		・　・
		・　・
		・　・
		・　・
		・　・
		・　・

	病名	治療した医療機関（時期）
治療した病気		・　（　年ころ）
		・　（　年ころ）
		・　（　年ころ）
		（　年ころ）

	医療機関名	薬の名前・量・飲み方
服用中の薬		・
		・
		・

その他（特記事項）

●A4に拡大コピー(140%)してから書き込むと便利。

自分の気持ちを確かめるシート

将来の変化に備えて自分の気持ち書き込み、自分の意志が尊重された医療とケアを話し合うアドバンス・ケア・プランニング(ACP)のために用いる。
※自分の気持ちの整理用に記してもよい。

名前　　　　　　　　　　　　　　　　年　　月　　日

①これまで私が大切にしてきたことは……

②大切な人に私が伝えておきたいことは……

③病気の治療やケアで望むことは……

④生き続けることが大変な状況になったら……

⑤私の代わりに治療やケアを判断してほしい人は……

名前	続柄	電話
名前	続柄	電話

⑥最期まで暮らしていたい場所は……

自分のこれからの人生について家族や医療・介護者と話し合ってみましょう。

索引

◆著者紹介

小室一成（こむろ いっせい）

日本循環器協会代表理事、国際医療福祉大学副学長、
東京大学大学院先端循環器医科学講座特任教授、東京大学名誉教授。
1982年、東京大学医学部医学科卒業
1989年、ハーバード大学医学部博士研究員
1993年、東京大学医学部第三内科助手
1998年、東京大学医学部循環器内科講師
2001年、千葉大学大学院医学研究院循環病態医科学教授
2009年、大阪大学大学院医学系研究科循環器内科学教授
2013年、東京大学大学院医学系研究科循環器内科学教授
2023年より現職

◆協力

網谷 英介

東京大学大学院医学系研究科循環器内科・重症心不全治療開発講座
特任准教授

◆料理指導（登場順・敬称略）

秋山里美●管理栄養士
金丸絵里加●管理栄養士 料理家
検見﨑聡美●管理栄養士　料理研究家
植木もも子●料理研究家　管理栄養士　国際中医師　国際中医薬膳管理師
菰田欣也●「ファイヤーホール4000」オーナー
野口律奈●帝京平成大学健康栄養学科准教授
森下千波、瀧川由利子、一柳高湖●ふくだ内科クリニック管理栄養士
佐藤史織、山崎奈々花、小鳥井あおい●糖尿病・内分泌内科クリニックTOSAKI管理栄養士
落合貴子●フードコーディネーター　栄養士

（栄養計算）田村香苗●管理栄養士

心《しん》不《ふ》全《ぜん》と重症《じゅうしょう》化《か》の予《よ》防《ぼう》

令和６年４月30日　第１刷発行

著　者　小《こ》室《むろ》一成《いっせい》
発行者　平野健一
発行所　株式会社主婦の友社
　　　　〒141-0021　東京都品川区上大崎3-1-1 目黒セントラルスクエア
　　　　電話03-5280-7537（内容・不良品等のお問い合わせ）049-259-1236（販売）
印刷所　大日本印刷株式会社

©Issei Komuro 2024　Printed in Japan　ISBN978-4-07-457082-9

■本のご注文は、お近くの書店または主婦の友社コールセンター（電話0120-916-892）まで。
*お問い合わせ受付時間　月～金（祝日を除く）　10:00～16:00
*個人のお客さまからのよくある質問のご案内　https://shufunotomo.co.jp/faq/

Ⓡ〈日本複製権センター委託出版物〉
本書を無断で複写複製（電子化を含む）することは、著作権法上の例外を除き、禁じられています。本書をコピーされる場合は、事前に公益社団法人日本複製権センター（JRRC）の許諾を受けてください。
また本書を代行業者等の第三者に依頼してスキャンやデジタル化することは、たとえ個人や家庭内での利用であっても一切認められておりません。
JRRC〈https://jrrc.or.jp　eメール:jrrc_info@jrrc.or.jp　電話:03-6809-1281〉